Dr. Henry Cloud – Dr. John Townsend
Nein sagen ohne Schuldgefühle

Dr. Henry Cloud
Dr. John Townsend

Nein sagen ohne Schuldgefühle

Gesunde Grenzen setzen

Aus dem amerikanischen Englisch
von Janet Reinhardt

SCM
Hänssler

SCM

Stiftung Christliche Medien

SCM Hänssler ist ein Imprint der SCM Verlagsgruppe die zur Stiftung Christliche Medien gehört, einer gemeinnützigen Stiftung, die sich für die Förderung und Verbreitung christlicher Bücher, Zeitschriften, Filme und Musik einsetzt.

FSC www.fsc.org
MIX
Papier | Fördert gute Waldnutzung
FSC® C083411

5. Auflage 2024 (20. Gesamtauflage)

SCM Hänssler im SCM-Verlag GmbH & Co. KG · 71088 Holzgerlingen
Internet: www.scm-haenssler.de; E-Mail: info@scm-haenssler.de

Dieser Titel erschien zuletzt unter der ISBN 978-3-7751-4953-2.

Originally published in the U.S.A. under the title: *Boundaries*

Published by arrangement with the Zondervan Corporation L.L.C.
a subsidiary of HarperCollins Christian Publishing, Inc.

Die Bibelverse sind, wenn nicht anders angegeben,
folgender Ausgabe entnommen:
Lutherbibel, revidierter Text 1984, durchgesehene Ausgabe in neuer Rechtschreibung 2006, © 1999 Deutsche Bibelgesellschaft, Stuttgart.

Übersetzung: Janet Reinhardt
Umschlaggestaltung: Kathrin Spiegelberg, Weil im Schönbuch
Satz: typoscript GmbH, Walddorfhäslach
Druck und Bindung: CPI books GmbH, Leck
Gedruckt in Deutschland
ISBN 978-3-7751-5616-5
Bestell-Nr. 395.616

Inhalt

Teil 1
Was sind Grenzen?

1. Ein Tag in einem Leben ohne Grenzen

6.00 Uhr

Der Wecker schrillte. Schlaftrunken und unausgeschlafen stellte Sandra das Gepiepse ab, machte die Nachttischlampe an und setzte sich im Bett auf. Eine Weile lang starrte sie einfach nur die Wand an.

Warum möchte ich diesen Tag gar nicht erst anfangen? Hast du mir nicht ein Leben der Freude verheißen, Herr? dachte sie als Erstes. Als die Nachtgespinste in ihrem Kopf sich lichteten, erinnerte sich Sandra an den Grund für ihre Angst vor diesem Tag: den Gesprächstermin um 16 Uhr mit der Lehrerin von Todds dritter Klasse. Sie musste noch einmal an das Telefonat denken: »Sandra, hier ist Janine Russell. Könnten wir uns treffen, um über Todds Leistungen und sein Verhalten zu sprechen?«

Todd, ihr Sohn, konnte einfach nicht stillsitzen und seinen Lehrern zuhören. Er hörte ja nicht einmal auf seine Eltern. Todd hatte einen so starken Willen, und sie wollten seinen Geist nicht zerbrechen. War das nicht auch wichtiger? »Jetzt habe ich keine Zeit, darüber nachzudenken«, dachte Sandra und schlurfte ins Bad. »Es gibt genug anderes, um das ich mir bis dahin noch Gedanken machen muss.«

Unter der Dusche begannen ihre Gedanken schneller zu kreisen. Sie überschlug die Aktivitäten, die an diesem Tag noch anstanden. Der neunjährige Todd und die sechsjährige Amy hätten sie auch ohne ihre Berufstätigkeit ausgelastet. »Also, – Frühstück machen, zwei Pausensnacks einpacken, und Amys Kostüm für die Schulaufführung fertig nähen. Das wird bestimmt lustig – das Kostüm bis Viertel vor acht fertig zu haben, wenn sie zur Schule muss.«

Sandra dachte wehmütig an den vorherigen Abend. Sie hatte geplant, Amys Kostüm dann in aller Ruhe fertigzumachen, sodass es etwas ganz Besonderes werden würde. Aber ihre Mutter war unerwartet zu Besuch gekommen. Gute Manieren verlangten, dass sie den Abend damit verbrachte, die Gastgeberin zu spielen. Damit war der Abend im Eimer. Sie hatte versucht, die Zeit trotzdem herauszuholen, und die Erinnerung daran war nicht schön. In dem Versuch, diplomatisch vorzugehen, hatte Sandra zu ihrer Mutter gesagt: »Ich freue mich, wenn du so spontan vorbeischaust, Mutter! Würde es dir etwas ausmachen, wenn ich an Amys Kostüm nähe, während wir miteinander reden?« Innerlich hatte sie sich schon gekrümmt, weil sie die Reaktion ihrer Mutter eigentlich ahnte.

»Sandra, du weißt genau, dass ich die Letzte wäre, die dir Zeit mit deiner Familie wegnähme.« Sandras Mutter, die seit zwölf Jahren verwitwet war, hatte diesen Stand zu einem Märtyrertum erhoben. »Ich meine, seitdem dein Vater gestorben ist, ist mir alles so leer vorgekommen. Ich vermisse unsere Familie sehr. Wie könnte ich dir das wegnehmen?«

Ich wette, dass ich das gleich erfahren werde, dachte Sandra. »Deswegen verstehe ich auch, warum du Walter und die Kinder nicht mehr so oft zu Besuch bringst. Wie könnte ich für sie interessant sein? Ich bin ja nur eine einsame alte Frau, die ihr Leben für ihre Kinder gegeben hat. Wer würde schon mit mir Zeit verbringen wollen?« »Nein, Mutter, nein, nein!« machte Sandra bei dem emotionalen Spielchen, das sie seit Jahrzehnten mit ihrer Mutter gespielt hatte, mit: »So habe ich das überhaupt nicht gemeint! Ich meine, es ist schön, dich hier zu haben. Wir würden wirklich gerne mit dir mehr Kontakt pflegen. Aber mit unserem Terminkalender ist das einfach nicht möglich! Deswegen bin ich so froh, dass du die Initiative ergriffen hast.« Herr, strafe mich bitte nicht für diese kleine Lüge! betete sie still. »Ach weißt du, ich kann das Kostüm ein anderes Mal zu Ende machen. Komm, ich mache uns einen Kaffee!«

Ihre Mutter seufzte: »Na gut, wenn du darauf bestehst. Aber ich glaube trotzdem, dass ich dich störe.« Der Besuch hatte weit in den Abend hinein gedauert. Als ihre Mutter endlich gegangen war, hatte Sandra das Gefühl, dass sie gleich den Verstand verlieren würde, aber sie rationalisierte die Sache vor sich selbst. Wenigstens habe ich ihren einsamen Tag etwas schöner machen können. Dann meldete sich eine kleine störende Stimme: Wenn du ihr so geholfen hast, warum sprach sie, als sie ging, immer noch von ihrer Einsamkeit? Sandra ging ins Bett und versuchte, diesen Gedanken zu ignorieren.

6.45 Uhr

Sandra kehrte in die frühmorgendliche Gegenwart zurück. »Hat wohl keinen Sinn, über verschüttete Milch zu klagen«, murmelte sie vor sich hin, als sie versuchte, den Reißverschluss an ihrem Lieblingsrock hochzuziehen. Ihr schwarzes Kostüm war, wie so vieles in ihrer Garderobe, in letzter Zeit ein wenig eng geworden. Mit fünfunddreißig schon aus dem Leim gehen? Diese Woche muss ich wirklich anfangen, weniger zu essen und mich mehr zu bewegen, sinnierte sie. Die nächste Stunde war, wie üblich, eine Katastrophe: Die Kinder beschwerten sich, dass sie aufstehen mussten, und Walter war ihr böse, weil sie die Kinder nicht rechtzeitig an den gemeinsamen Frühstückstisch bekam.

7.45 Uhr

Wie ein Wunder schafften es die Kinder, rechtzeitig zur Schule aus dem Haus zu kommen, Walter fuhr mit seinem Auto zur Arbeit, und Sandra verließ das Haus in Richtung Büro. Mit einem tiefen Seufzer betete sie innerlich: *Herr, ich freue mich nicht auf diesen Tag. Gib mir bitte etwas, auf das ich hoffen kann.* Sie schaffte es immerhin, im Stau auf der Schnellstraße ihr Make-up fertig aufzutragen.

8.45 Uhr

Während sie eiligst in das Gebäude der McAllister Enterprises, wo sie als Modedesignerin arbeitete, hineinlief, schaute Sandra auf die Uhr. Nur ein paar Minuten zu spät. Vielleicht verstanden ihre Kollegen inzwischen, dass das Zuspätkommen bei ihr eine Folge ihres Lebensstils war, und erwarteten nicht, dass sie pünktlich käme. Sie irrte sich. Sie hatten bereits mit dem wöchentlichen Abteilungsleitermeeting ohne sie angefangen. Sandra versuchte hineinzuschlüpfen, ohne dass jemand sie bemerkte, aber das klappte natürlich nicht – alle Augen waren auf sie gerichtet, als sie sich setzte. Sie schaute sich flüchtig um, lächelte kurz und murmelte etwas über »den verrückten Verkehr.«

11.59 Uhr

Der weitere Morgen verlief ziemlich gut. Sandra hatte Talent für modische Entwürfe und ein gutes Auge für attraktive Bekleidung. Die Firma profitierte enorm von ihrem Talent. Das einzige Problem stellte sich kurz vor dem Mittagessen ein. Ihr Telefon klingelte: »Sandra Phillips.« »Gott sei Dank, dass du da bist, Sandra! Ich weiß nicht, was ich getan hätte, wenn du schon zu Mittag gegangen wärst!« Diese Stimme erkannte Sandra sofort. Seit ihrer Grundschulzeit gab es Luise. Luise war eine nervöse Frau und steckte permanent in der Krise. Sandra hatte sich immer bemüht, für sie da zu sein. Aber Luise fragte nie danach, wie es Sandra ging, und wenn Sandra mal ihre eigenen Probleme ansprach, wechselte sie entweder das Thema oder musste gleich gehen.

Sandra hatte Luise wirklich lieb und sorgte sich um ihre Probleme, aber Luise kam ihr mehr wie eine Klientin und nicht wie eine Freundin vor. Sandra fing langsam an, sich über das Ungleichgewicht in ihrer Beziehung zu ärgern. Wie immer hatte Sandra jedoch Schuldgefühle, wenn ihr Zorn auf Luise hochkam. Ihr war wichtig, welchen Wert die Bibel auf das Lieben und Helfen legte. – Jetzt geht das schon wieder los, ich denke mehr an mich selbst als an andere. Bitte, Herr, lass mich mehr an Luise denken und nicht so sehr an mich selber. Also fragte Sandra: »Was ist los, Luise?«

»Es ist furchtbar, einfach furchtbar«, sagte Luise. »Anne wurde heute aus der Schule nach Hause geschickt, Tom hat seine Beförderung nicht bekommen, und mein Auto hat auf der Autobahn seinen Geist aufgegeben!«

Jeder Tag meines Lebens ist so! dachte Sandra und fühlte ihren Ärger wachsen. Aber sie sagte nur; »Luise, du Arme! Wie wirst du mit all dem fertig?« Luise beantwortete Sandras Frage bis ins kleinste Detail – mit so vielen Einzelheiten, dass Sandra die Hälfte ihrer Mittagspause damit zubrachte, nur ihre Freundin zu trösten. Na ja, dachte sie, die Imbissbude nebenan ist besser als gar kein Essen.

Während sie an der Imbissbude auf ihr Essen wartete, dachte Sandra über Luise nach. Wenn die ganze Zuhörerei, Trösterei und der Rat in den vielen Jahren auch nur einen kleinen Unterschied gemacht hätten, dann wäre es das alles vielleicht wert gewesen. Aber Luise macht immer noch dieselben Fehler, die sie vor zwanzig Jahren gemacht hat. Warum tue ich mir das an?

16.00 Uhr

Sandras Nachmittag ging ruhig vorbei. Sie war gerade dabei, ihr Büro zu verlassen und zu dem Treffen mit der Lehrerin zu fahren, als ihr Chef, Frank, sie erwischte. »Ich bin froh, dass ich dich noch angetroffen habe, Sandra«, sagte er. Frank war bei McAllister Enterprises sehr erfolgreich, ein Typ, der Dinge in Bewegung setzte. Das einzige Problem war, dass er oft andere Menschen benutzte, um »Dinge in Bewegung zu setzen«. Sandra wusste, dass jetzt die hundertste

Strophe des selben alten Liedes kommen würde. »Hör mal«, sagte Frank und übergab ihr dabei einen Stapel Papiere, »ich stehe unter Zeitdruck. Das sind die gesamten Unterlagen für das Kimborough-Projekt. Bis morgen sind die letzten Vorschläge fällig. Es muss nur noch ein bisschen durchgesehen und umgeschrieben werden. Ich bin sicher, es ist für dich kein Problem, das für mich fertigzumachen.« Und er lächelte auf sie herab.

Sandra geriet in Panik. Das »bisschen« Schreibarbeit, von dem Frank immer redete, war in der Firma schon ein geflügeltes Wort. Sie wog den Stapel Papiere in der Hand und schätzte, dass es mindestens fünf Stunden Arbeit bedeutete. Ich hatte diese Unterlagen schon vor drei Wochen auf seinem Schreibtisch gesehen. Wer denkt er denn, dass er ist, mir die Verantwortung für seine Termine zuzuschieben? In Sandra stieg die kalte Wut hoch. Schnell brachte sie ihre Wut unter Kontrolle. »Klar Frank, das ist gar kein Problem. Ich bin froh, dass ich dir helfen kann. Wann brauchst du es?« »Neun Uhr wäre wunderbar. Und vielen Dank auch, Sandra. Ich denke immer zuerst an dich, wenn ich in Schwierigkeiten bin. Du bist immer so verlässlich.« Frank wanderte davon.

Verlässlich – treu – zuverlässig, überlegte Sandra. *So haben mich immer die Leute beschrieben; die etwas von mir haben wollten.* Das ist eine gute Beschreibung für einen Esel. Plötzlich überkamen sie wieder Schuldgefühle. *Jetzt mache ich das schon wieder, werde so unmutig. Hilf mir, Herr, da zu wirken, wo ich hingestellt bin.* Aber sie wünschte sich wohl insgeheim, dass sie irgendwo anders hingestellt wäre.

16.30 Uhr

Janine Russell war eine kompetente Lehrerin, eine von denjenigen im Beruf, die verstanden, welche verzwickten Verhältnisse oft dem problematischen Verhalten von Kindern zugrunde lägen.

Das Gespräch mit Todds Lehrerin fing an wie so viele vorher: ohne Walter. Todds Vater hatte nicht freinehmen können, deswegen sprachen die beiden Frauen alleine. »Er ist kein schlechtes Kind«, beruhigte Janine sie. »Todd ist aufgeweckt und energiegeladen. Wenn er gehorcht, ist er eines der erfreulichsten Kinder in der Klasse.« Sandra wartete auf das »Aber.« *Mach einfach weiter. Ich habe ein »Problemkind«, nicht wahr? Was gibt's sonst noch Neues? Ich habe auch ein »Problemleben«.*

Die Lehrerin spürte Sandras Unbehagen und sprach weiter: »Das

Problem ist, dass Todd nicht gut auf Grenzen reagiert. Zum Beispiel hat er während unserer Projektzeit, wenn die Kinder an verschiedenen Aufgaben arbeiten sollen, große Schwierigkeiten. Er steht von seinem Tisch auf, stört andere Kinder und will nicht aufhören zu reden. Wenn ich ihn darauf hinweise, dass sein Benehmen unangemessen ist, wird er wütend und sturköpfig.« Sandra, die das Gefühl hatte, in die Defensive gedrängt zu werden, meinte: »Vielleicht hat Todd ein Konzentrationsproblem, oder ist er vielleicht ein hyperaktives Kind?«

Janine Russell schüttelte den Kopf: »Todds Lehrerin hat sich dies letztes Jahr gefragt und ließ ihn darauf testen. Die Ergebnisse waren negativ. Todd kann sich sehr gut konzentrieren, wenn er am Thema Interesse hat. Ich bin keine Therapeutin, aber es kommt mir so vor, als ob er einfach nicht daran gewöhnt ist, sich an Regeln zu halten.« Jetzt fühlte sich Sandra selbst angegriffen: »Meinen Sie, dass das Problem bei uns zu Hause liegt?« Der Lehrerin war etwas unbehaglich zumute. »Wie gesagt, ich bin keine Therapeutin. Ich weiß nur, dass die meisten Kinder in der dritten Klasse sich gegen Regeln auflehnen. Aber bei Todd ist es über dem Durchschnitt. Jedes Mal, wenn ich ihm etwas auftrage, das er nicht tun will, ist es wie der dritte Weltkrieg. Und da alle psychologischen und Intelligenztests normale Ergebnisse aufweisen, wollte ich einfach mal fragen, ob es vielleicht zu Hause Probleme gibt?«

Sandra versuchte nicht länger, die Tränen zurückzuhalten. Sie legte das Gesicht in ihre Hände und schluchzte mehrere Minuten lang. Es wuchs ihr einfach alles über den Kopf. Schließlich beruhigte sie sich wieder. »Es tut mir leid. Sie haben mich wohl an einem schlechten Tag erwischt.« Sandra suchte in ihrer Handtasche nach einem Taschentuch. »Nein, es ist mehr als das. Vielleicht sollte ich doch mehr dazu sagen. Sie haben, glaube ich, dieselben Probleme mit ihm, die Walter und ich haben. Es ist ein ganz großer Kampf, ihn zu Hause dazu zu bringen, folgsam zu sein. Wenn wir spielen oder miteinander reden, ist Todd der beste Sohn, den ich mir vorstellen kann. Wenn ich ihn jedoch disziplinieren muss, sind seine Wutausbrüche einfach mehr, als ich ertragen kann. Ich befürchte, ich bin Ihnen damit keine Hilfe.«

Die Lehrerin nickte langsam: »Es hilft sehr, zu wissen, dass Todds Verhalten zu Hause auch problematisch ist. Jetzt können wir wenigstens zusammen versuchen, eine Lösung zu finden.«

17.15 Uhr

Sandra war sogar dankbar für den abendlichen Stau im Berufsverkehr. Wenigsten will hier keiner etwas von mir, dachte sie. Sie nutzte die Zeit, um die nächsten Krisenzeiten zu planen: Abendessen, Kinder, Franks Projekt, Gemeinde ... und Walter.

18.30 Uhr

»Zum vierten und letzten Mal, das Essen ist fertig!« Sandra hasste es zu brüllen, aber was sonst funktionierte noch? Die Kinder und Walter schienen immer erst dann aufzutauchen, wenn sie es für richtig hielten. Meistens war das Essen schon etwas kalt, wenn der Letzte endlich kam.

Sandra hatte keine Ahnung, was das Problem sein könnte. Sie wusste, dass es nicht am Essen lag, weil sie eine gute Köchin war. Außerdem war alles innerhalb kürzester Zeit verschlungen, wenn die anderen endlich am Tisch saßen. Alle außer Amy. Sie beobachtete, wie Amy schweigend am Tisch saß und in ihrem Essen nur herumstocherte. Sandra hatte ein ungutes Gefühl. Amy war so ein liebenswertes, sensibles Kind. Warum war sie so zurückhaltend? Ihre Tochter war noch nie besonders aufgeschlossen gewesen. Sie zog es vor, ihre Zeit mit Lesen, Malen und »Nachdenken« zu verbringen. »Worüber denkst du nach, Schätzchen?« hakte Sandra manchmal vorsichtig nach.

»Einfach nur Zeugs«, war dann immer die Antwort. Sandra hatte das Gefühl, dass Amy sie aus ihrem Leben ausschloss. Sie träumte von Mutter-Tochter-Gesprächen, Unterhaltungen »nur unter uns Frauen«, Einkaufsbummeln. Aber Amy hatte ein verborgenes, geheimes Innenleben, in das sie niemanden hineinließ. Sandra sehnte sich danach, diesen unerreichbaren Teil ihrer Tochter anzurühren.

19.00 Uhr

Als sie gerade beim Abendessen waren, klingelte das Telefon. Sandra dachte: Wir sollten uns wirklich einen Anrufbeantworter anschaffen, der die Telefonate während der Essenszeit annimmt. Wir haben ohnehin so wenig Zeit, als Familie zusammen zu sein. Aber gleich kam ein anderer immer wiederkehrender Gedanke: Es ist vielleicht jemand, der mich braucht.

Wie immer, hörte Sandra eher auf die zweite innere Stimme und sprang vom Tisch auf. Voller Vorahnungen erkannte sie die Stimme am anderen Ende der Leitung.

»Ich hoffe, ich störe dich nicht«, sagte Phyllis Renfrow, die Leiterin der Frauendienste in der Kirchengemeinde.

»Ach nein, du störst nie«, erklärte Sandra.

»Sandra, ich bin in großen Schwierigkeiten«, sagte Phyllis. »Margarete sollte unser Koordinator für die Aktivitäten bei dem Gemeindewochenende sein, und sie hat jetzt abgesagt. Irgend etwas über ›Prioritäten zu Hause‹. Kannst du irgendwie helfen?«

Das Gemeindewochenende! Sandra hatte fast vergessen, dass die jährliche Zusammenkunft der Frauen in der Gemeinde an diesem Wochenende stattfinden sollte. Sie hatte sich eigentlich riesig darauf gefreut, Walter und die Kinder für zwei Tage zu Hause zu lassen und auf dem wunderbaren Gelände in den Bergen umherzuwandern – nur sie und der Herr. Tatsächlich freute sie sich mehr auf die Möglichkeit, einfach alleine zu sein, als auf jede Gruppenaktivität. Margaretes Aufgabe als Koordinator für die Aktivitäten anzunehmen würde jede Möglichkeit, allein zu sein, im Keim ersticken. Nein, das würde nicht gehen. Sie würde einfach sagen müssen ...

Ganz automatisch übernahm an diesem Punkt ihr zweites Gedankenmuster das Telefonat: Was für ein Vorrecht, Gott und diesen Frauen dienen zu können, Sandra! Wenn du ein bisschen von deinem Leben aufgibst und einen Teil deines Egoismus überwindest, kannst du im Leben dieser Frauen einen großen Unterschied machen. Denke darüber nach.

Sandra musste nicht darüber nachdenken. Sie hatte gelernt, fraglos auf diese zweite Stimme zu reagieren, genau so, wie sie auf die Stimme ihrer Mutter reagierte, und auf die von Phyllis und vielleicht auch auf Gottes Stimme. Wem immer die Stimme auch gehören mochte, sie war zu stark, um einfach ignoriert zu werden. Die Gewohnheit trug den Sieg davon.

»Natürlich, Phyllis, werde ich gerne aushelfen«, hörte Sandra sich antworten. »Schick mir einfach die Notizen, die Margarete schon gemacht hat, und ich werde mich daranmachen.«

Phyllis atmete hörbar erleichtert auf: »Sandra, ich weiß, dass du ein Opfer bringst. Ich muss das auch jeden Tag mehrmals tun. Aber das ist schließlich unser erfülltes Leben als Christen, nicht wahr? Lebendige Opfer zu sein.«

Wenn du das sagst, dachte Sandra bei sich. Aber sie konnte es sich nicht verkneifen, sich zu fragen, wann der »erfüllte« Teil kommen würde.

19.45 Uhr

Das Essen war endlich vorbei, und Sandra sah zu, wie Walter es sich im Wohnzimmer bequem machte, um sich das Fußballspiel anzuschauen. Todd griff nach dem Telefon und fragte, ob seine Freunde zum Spielen kommen könnten. Amy verkroch sich unbeobachtet auf ihr Zimmer,

Das Geschirr blieb unbeachtet auf dem Tisch stehen. Die Familie war es nicht gewohnt, auch mal abzuräumen. Aber vielleicht waren die Kinder dafür noch ein wenig zu jung. Sandra begann, das Geschirr abzuräumen.

23.30 Uhr

Vor Jahren hätte Sandra nach dem Essen-Aufräumen die Kinder rechtzeitig ins Bett bringen und Franks abgeschobenes Projekt mit Leichtigkeit erledigt haben können. Eine Tasse Kaffee nach dem Essen, und das Adrenalin, das sich bei Sandra in Stress-Situationen einstellte, ermöglichte ihr übermenschliche Leistungen. Sie wurde schließlich nicht umsonst »Super-Sandra« genannt!

Aber es wurde immer schwerer. Stress funktionierte nicht mehr wie früher. Immer öfter hatte sie Schwierigkeiten, sich zu konzentrieren. Sie vergaß Daten und Termine, und es machte ihr noch nicht einmal mehr viel aus.

Trotzdem hatte sie mit reiner Willensstärke das meiste ihrer Arbeit noch geschafft. Franks Projekt hatte vielleicht ein wenig in der Qualität gelitten, aber sie hegte zu viel Groll, um sich darüber Gedanken zu machen. Ich habe schließlich Ja gesagt. Es ist meine Schuld, nicht Franks. Warum habe ich ihm nicht einfach gesagt, wie unfair es war, dieses Ding auf mich abzuwälzen?

Aber jetzt hatte sie dafür keine Zeit. Sie musste noch ihre Hauptaufgabe des Abends bewältigen – ihr Gespräch mit Walter. Die Zeit, als Walter und sie sich kennengelernt hatten, und die Anfangsphase ihrer Ehe waren angenehm gewesen. Wo sie verwirrt gewesen war, war Walter entscheidungsfreudig. Wo sie unsicher war, war er stark. Nicht, dass Sandra nicht auch zu ihrer Beziehung beigetragen hätte. Sie erkannte, dass Walter einen Mangel an emotionaler Beziehungsfähigkeit hatte, und sie nahm es bereitwillig auf sich, dieses Defizit durch ihre Art Wärme und Liebe auszugleichen. Sie sagte sich: Gott hat mit uns ein gutes Team zusammengebracht. Walter leitet, und ich bringe die Liebe ein. Das half ihr über die für sie einsamen Zeiten hinweg, wenn er ihre verletzten Gefühle einfach nicht verstehen wollte.

Aber über die Jahre war Sandra eine Änderung in der Beziehung aufgefallen. Es fing erst unmerklich an, wurde aber dann sehr ausgeprägt. Sie hörte es in seiner sarkastischen Antwort, wenn sie eine Beschwerde hatte. Sie sah es im fehlenden Respekt in seinen Augen, wenn sie versuchte, ihm zu erklären, dass sie größere Unterstützung von ihm brauchte. Sie fühlte es in seinem immer stärker werdenden Bestehen darauf, dass sie Dinge auf seine Art machen solle.

Und seine Wutausbrüche! Vielleicht war es der Stress in seinem Beruf oder die Kinder. Was immer es auch war, Sandra hätte nie gedacht, dass sie jemals solch schneidende, zornige Worte von ihm hören würde, wie er sie ihr hinwarf. Sie musste gar nicht viel tun, um seinen Zorn auf sich zu ziehen – verbrannter Toast, ein ungedeckter Scheck oder das Versäumnis, das Auto aufzutanken – jedes Einzelne davon war genug. Alles wies sie in eine Richtung: Die Ehe bestand nicht länger aus einem Team, sollte sie jemals eines gewesen sein. Es war eine Eltern-Kind-Beziehung, und Sandra befand sich am falschen Ende.

Zuerst dachte sie, dass sie sich nur etwas einbildete. Jetzt fange ich schon wieder damit an, bloß nach den Schwierigkeiten zu suchen, wo ich doch eigentlich ein schönes Leben habe, sagte sie sich. Das half eine Weile – aber nur bis zu Walters nächstem Wutausbruch. Dann würden ihr Verletztsein und ihre Traurigkeit ihr sagen, was ihre Vernunft nicht akzeptieren wollte. Als sie sich endlich eingestand, dass Walter ein sehr kontrollierender Mensch war, nahm sie die Schuld dafür auf sich. Ich wäre auch so, wenn ich mit so einer verrückten Frau leben müßte, wie ich es bin. Ich bin der Grund, weswegen er so kritisch und frustriert ist.

Diese Schlussfolgerungen brachten Sandra zu der Lösung, die sie seit Jahren zu praktizieren versuchte: Walter trotz seiner Zornausbrüche zu lieben. Diese Lösung sah etwa so aus: Zuerst lernte Sandra, Walters Emotionen zu erkennen, indem sie auf seine Laune, seine Körpersprache und seine Worte achtete. Sie entwickelte eine feine Antenne für seine Launen und achtete besonders auf die Dinge, die ihn in Wut versetzen könnten: Unpünktlichkeit, Meinungsverschiedenheiten und Unbeherrschtheit ihrerseits. Solange sie sich ruhig verhielt und nachgab, ging auch alles gut.

Wenn sie aber zuließ, dass ihre Wünsche sich irgendwie zeigten, riskierte sie, den Kopf abgerissen zu bekommen. Sandra lernte schnell, Walter richtig zu »lesen«. Hatte sie das Empfinden, dass sie eine emotionale Grenze übertreten hatte, setzte sie Phase zwei von »Walter lieben« ein: Sie trat sofort den Rückzug an. Sich seiner Meinung anzupassen (obwohl sie das nicht wirklich tat), ihren Mund zu halten oder sich sogar dafür zu entschuldigen, dass es so schwer war, mit ihr zu leben, das waren alles Verhaltensweisen, die funktionierten.

Phase drei von »Walter lieben« war es, für Walter besondere Dinge zu tun, um ihm zu zeigen, dass sie es ernst meinte. Das bedeutete vielleicht, sich zu Hause attraktiver anzuziehen. Oder sein Lieblingsessen mehrmals in der Woche zu kochen. Sprach die Bibel nicht davon, dass sie eine solche Ehefrau sein sollte?

Die drei Phasen von »Walter lieben« funktionierten eine Weile lang. Aber der Friede hielt nie an. Das Problem damit, Walter trotz seiner Zornausbrüche zu lieben, war, dass Sandra es einfach zu Tode leid war zu versuchen, Walter in seinen Wutausbrüchen zu beruhigen. Dadurch blieb er länger zornig auf sie, und das isolierte sie immer mehr von ihm. Ihre Liebe zu ihrem Mann löste sich so auf. Sie hatte das Gefühl gehabt, dass Gott sie zusammengeführt hatte, und egal, was passierte, ihre Liebe sie durchtragen würde. Aber in den letzten Jahren war es viel mehr Verpflichtung als Liebe gewesen. Wenn sie ganz ehrlich war, musste sie zugeben, dass sie sehr oft nichts anderes für Walter empfinden konnte als Groll und Angst.

Und darum ging es ihr heute abend. Die Dinge mussten sich ändern. Irgendwie mussten sie ihre erste Liebe zueinander wieder entfachen.

Sandra ging ins Wohnzimmer. Im Fernseher lief die späte Talkshow. »Schatz, können wir reden?« fragte sie vorsichtig. – Es kam keine Antwort. Als sie näher trat, sah Sandra, warum. Walter war auf der Couch eingeschlafen. Sie wollte ihn zuerst wecken, aber dann erinnerte sie sich an Walters böse Worte, als sie das letzte Mal »so gefühllos« gewesen war. Sie schaltete den Fernseher und die Lichter aus und ging in das leere Schlafzimmer.

23.50 Uhr

Als sie im Bett lag, konnte sich Sandra nicht entscheiden, was größer war, ihre Einsamkeit oder ihre Müdigkeit. Sie entschied sich, dass das erstere größer sein musste, griff nach ihrer Bibel, die auf dem Nachttisch lag, und schlug das Neue Testament auf. *Bitte gib mir etwas, auf das ich hoffen kann, Herr.* Ihr Blick fiel auf die Worte von Jesus in Matthäus 5,3-5: »Selig sind, die da geistlich arm sind; denn ihrer ist das Himmelreich. Selig sind, die da Leid tragen; denn sie sollen getröstet werden. Selig sind die Sanftmütigen; denn sie werden das Erdreich besitzen.«

Aber Herr, ich fühle mich doch schon so! protestierte sie. Ich fühle mich geistlich arm. Ich trauere über mein Leben, meine Ehe, meine Kinder. Ich versuche doch, sanftmütig zu sein, aber ich fühle mich immer überfahren. Wo ist dein Versprechen? Wo ist deine Hoffnung? Wo bist du?

Sandra wartete im dunklen Zimmer auf eine Antwort. Es kam keine. Der einzige Laut kam von den Tränen, die auf die Seiten ihrer Bibel fielen.

Was ist das Problem?

Sandra versucht, ihr Leben richtig zu leben. Sie versucht, mit ihrer Ehe, ihren Kindern, ihrer Arbeit alles richtig zu machen, und ihren Beziehungen und dem Herrn gerecht zu werden. Trotzdem ist es unübersehbar, dass etwas nicht stimmt. Das Leben funktioniert nicht. Sandra leidet tiefen geistlichen und emotionalen Schmerz. Ob Frau oder Mann, wir können uns fast alle mit Sandras Dilemma identifizieren – mit ihrer Isolation, ihrer Hilflosigkeit, ihrer Verwirrung, ihren Schuldgefühlen. Und vor allem mit ihrem Gefühl, dass ihr Leben völlig außer Kontrolle geraten ist.

Schauen wir uns Sandras Umstände genau an: Teile ihres Lebens sind möglicherweise mit den unseren sehr ähnlich. Von ihren Schwierigkeiten zu lesen, wirft vielleicht das eine oder andere Licht auf eigene Grenzen im Leben. Man kann gleich ein paar der Lösungsansätze erkennen, die für Sandra nicht funktionieren.

Erstens funktioniert es nicht, indem man sich noch mehr bemüht. Sandra verwendet viel Energie darauf, ein erfolgreiches Leben zu führen, sie ist ja nicht faul. Zweitens funktioniert es nicht, aus der Angst heraus, nett zu sein. Sandras Versuche, anderen zu gefallen, bringen ihr nicht die Intimität, die sie braucht. Drittens funktioniert es nicht, indem sie die Verantwortung für andere übernimmt. Sandra ist ein Meister darin, sich um die Gefühle und Probleme anderer zu kümmern, aber sie hat das Gefühl, dass sie im eigenen Leben eine große Versagerin ist. Ihr überstrapazierter Einsatzwillen, ihr ängstliches Nettsein und ihr ständiges Verantwortungsgefühl für alles deuten schon auf das Hauptproblem hin: Es fällt Sandra ungeheuer schwer, zu ihren eigenen Bedürfnissen zu stehen und auch für ihr Leben eine entsprechende Verantwortung zu zeigen.

Im Garten Eden hatte Gott Adam und Eva von einer Inbesitznahme erzählt: »Und Gott segnete sie und sprach zu ihnen: Seid fruchtbar und mehret euch und füllet die Erde und machet sie euch untertan und herrschet über die Fische im Meer und über die Vögel unter dem Himmel und über das Vieh und über alles Getier, das auf Erden kriecht« (1. Mose 1,28). Wir sind im Ebenbild Gottes geschaffen worden, um die Verantwortung für bestimmte Aufgaben zu übernehmen. Verantwortung bedeutet aber auch genauso gut, unser Leben in Besitz zu nehmen. Es ist das Wissen darum, was unsere Aufgabe ist und was nicht. Menschen, die ständig Aufgaben übernehmen, die nicht unbedingt ihre wären, brechen irgendwann zusammen. Genauso Menschen, die sich in Verhaltensschemen pressen und sich ihre Entscheidungsfreiheit in bestimmten Situationen abnehmen lassen. Es braucht Weisheit, um zu wissen, was wir tun sollen und was nicht. Wir können nicht alles selber bewältigen wollen. Es ist dies ein Wissen darum, wer wir in Gottes Augen sind und wer nicht.

Sandra hat große Schwierigkeiten damit zu erkennen, was zu einer gesunden Verantwortung gehört und was nicht. In ihrem Bemühen, das Richtige zu tun oder Konflikten aus dem Wege zu gehen, übernimmt sie Probleme, die Gott niemals für sie vorgesehen hat: die chronische Einsamkeit ihrer Mutter, die Verantwortungslosigkeit ihres Chefs, die nie endenden Krisen ihrer Freundin, die subtil verdammende Botschaft der Gemeindemitarbeiterin über Opferbereitschaft und die relative Unreife ihres Mannes.

Und ihre Probleme enden noch nicht einmal damit. Sandras Unfähigkeit, Nein zu sagen, hat Auswirkungen auf die Fähigkeit ihres Sohnes, auf die Erfüllung eines Wunsches auch einmal zu warten oder sich in der Schule zu benehmen – und auf irgendeine Weise verursacht diese Unfähigkeit scheinbar auch den Rückzug ihrer Tochter in sich selbst.

Man kann daher ganz allgemein sagen: Jede Verwirrung, die entsteht, wenn es in unserem Leben um Verantwortung geht, ist ein Problem mit Grenzen. Ja, allein die Verwirrung, wie weit meine

Verantwortung geht und ob ich Herr meiner Entscheidungen bin, weist schon auf solche Grenzen hin. Genauso wie Hauseigentümer echte Besitzmarkierungen um ihr Grundstück aufstellen, müssen wir gedankliche, körperliche, emotionale und geistliche Grenzen für unser Leben setzen, die uns helfen zu erkennen, wo unsere Verantwortung liegt und wo nicht. Wir sehen in Sandras Beispiel, dass sich eine solche Unfähigkeit sehr destruktiv auswirken kann, wenn man zum richtigen Zeitpunkt bei bestimmten Menschen nicht angemessen Grenzen zieht.

Und das ist auch eines der ernsthaftesten Probleme, mit denen Christen heute zu tun haben. Viele ernsthafte, engagierte Christen haben sehr damit zu kämpfen, wann es biblisch korrekt ist, Nein zu sagen. Konfrontiert man sie mit ihrem Mangel an Grenzen, stellen sie folgende Fragen:

1. Wie kann ich Grenzen setzen und trotzdem eine liebende Person bleiben?
2. Welches sind »legitime« Grenzen?
3. Was passiert, wenn jemand durch von mir erhobene Grenzen getroffen wird oder ungehalten darauf reagiert?
4. Was sage ich jemandem, der etwas von meiner Zeit, meiner Zuwendung, meiner Kraft oder von meinem Geld beanspruchen möchte?
5. Warum habe ich Angst oder Schuldgefühle, wenn ich mir vornehme, Grenzen zu setzen?
6. Wie stehen Grenzen und Unterordnung in Einklang?
7. Sind Grenzen nicht egoistisch?

Hinzu kommt auch der Umstand, dass vielfach unzureichende Informationen über die biblischen Aussagen zu falschen Lehren und Verhaltensweisen über den Umgang mit Grenzen führt. Und das ist nicht alles. Viele klinisch-psychologische Symptome wie Depression, Angstzustände, Essstörungen, Süchte und schlechte Gewohnheiten, Störungen im Gefühlsleben, Schuld- und Missbrauchsprobleme, Ehe- und Beziehungsschwierigkeiten haben ihre Wurzel in Konflikten mit Grenzen.

Dieses Buch soll eine biblische Sichtweise in Bezug auf Grenzen aufzeigen: was sie sind, was sie beschützen, wie sie entwickelt werden, wie sie verletzt werden und wie man sie einsetzt. Hier sollen die eben aufgeworfenen Fragen und noch viele mehr beantwortet werden. Es ist unser Ziel, Ihnen zu helfen, Grenzen biblisch begründet einzusetzen, um Gottes Plan für Ihre Beziehungen und Aufgaben gerecht zu werden. Sandras Kenntnisse der Bibel scheinen ihren Mangel an Grenzen noch unterstützt zu haben. Wir wollen Ihnen helfen, das Gute von Grenzen und ihre Möglichkeiten herauszufinden, dann nämlich, wenn sie auf dem basieren, was die Bibel an Information dazu gibt.

2. Was ist eine Grenze?

Die Eltern eines fünfundzwanzigjährigen Mannes kamen mit einem Wunsch zu mir: Sie wollten, dass ich ihren Sohn Bill »in Ordnung bringe«. Als ich fragte, wo Bill denn sei, antworteten sie: »Oh, er wollte nicht kommen.«

»Warum?« fragte ich.

»Er ist nicht der Meinung, dass er ein Problem hat«, antworteten sie.

»Vielleicht hat er recht«, überraschte ich sie mit meiner Antwort. »Erzählen Sie mir mehr.«

Sie zählten eine Serie von Ereignissen auf, die in sehr frühem Alter begonnen hatten. Bill hatte niemals ganz ihren Erwartungen entsprochen. In den letzten Jahren hatte er Probleme mit Drogen gehabt, konnte keine Ausbildung beenden und keinen Beruf finden.

Es war klar, dass sie ihren Sohn sehr liebten und traurig über seinen Lebensstil waren. Sie hatten alles versucht, was ihnen einfiel, um ihm zu einem verantwortlichen Leben zu helfen, aber nichts hatte etwas genutzt. Er nahm immer noch Drogen, ging jeglicher Verantwortung aus dem Weg und verbrachte seine Zeit in fragwürdiger Gesellschaft. Sie sagten mir, dass sie ihm immer alles gegeben hatten, was er brauchte. Er hatte für die Schule genug Geld, damit er nicht nebenbei arbeiten musste, sondern genug Zeit für das Lernen hatte, und mit anderen Studenten zusammen sein konnte. Wenn er von einer Schule abgehen musste oder sie nicht mehr besuchen wollte, taten sie alles, um ihm die Aufnahme in einer anderen Schule zu ermöglichen, wo die Dinge möglicherweise leichter für ihn wären.

Nachdem sie eine Weile berichtet hatten, erwiderte ich: »Ich glaube, Ihr Sohn hat recht. Er hat kein Problem.«

Ihr Gesichtsausdruck war voller Erstaunen; sie starrten mich eine ganze Minute ungläubig an. Schließlich sagte der Vater: »Habe ich Sie richtig verstanden, Sie glauben nicht, dass er ein Problem hat?«

»Das ist richtig«, sagte ich, »er hat kein Problem. Sie haben eins. Er kann so ziemlich alles machen, was ihm gefällt, völlig problemlos. Sie zahlen, Sie machen sich Sorgen, Sie machen Pläne, Sie sorgen dafür, dass das Leben für ihn irgendwie immer weitergeht.

Diese Dinge sollten sein Problem sein, aber Sie haben alle zu Ihren Problemen gemacht. Soll ich Ihnen helfen, ihm ein paar von Ihren Problemen zu vermachen?«

Sie schauten mich an, als ob ich nicht ganz bei Trost wäre, aber es schien ihnen doch schon etwas klarer zu werden. »Was meinen Sie mit: ›ihm zu ein paar von unseren Problemen zu verhelfen‹?« fragte die Mutter.

Ich erklärte: »Ich glaube, dass es in Ihrem Fall die Lösung sein könnte, Grenzen zu setzen, damit die Handlungen Ihres Sohnes ihm Probleme verursachen, und nicht Ihnen.«

»Was meinen Sie mit Grenzen?« hakte der Vater nach.

»Lassen Sie es uns so betrachten. Es ist so, als ob er Ihr Nachbar wäre, der seinen Rasen nie sprengt. Aber jedesmal, wenn Sie Ihren Rasensprenger anmachen, fällt das Wasser auf seinen Rasen. Ihr Gras wird braun und stirbt ab, aber Bill schaut sich seinen grünen Rasen an und denkt: »Meinem Rasen geht es doch gut. So ist das Leben Ihres Sohnes. Er studiert nicht, er plant nicht, er arbeitet nicht, trotzdem hat er eine nette Wohnung, etwas Geld, und alle Rechte eines Familienmitglieds, als ob er seinen Teil voll beiträgt. Wenn Sie die Grundstücksmarkierungen etwas besser definieren, wenn Sie Ihren Sprenger ausrichten, sodass das Wasser nur auf Ihren Rasen fällt, dann müßte Ihr Nachbar seinen eigenen Rasen sprengen, wenn er nicht vertrocknen soll. Das würde ihm nach einer Weile wahrscheinlich nicht gefallen. So wie die Dinge jetzt stehen, ist er unverantwortlich und glücklich, und Sie sind verantwortlich und unglücklich. Ein wenig die Grenzen definieren würde helfen. Sie brauchen ein paar Zäune, um seine Probleme aus Ihrem Garten herauszuhalten, und in seinem, wo sie hingehören, drinzuhalten.«

»Ist das nicht ein bisschen gemein, einfach so mit dem Helfen aufzuhören?« fragte der Vater.

»Hat Ihre Hilfe ihm geholfen?« erwiderte ich.

Sein Blick sagte, dass er anfing zu verstehen.

Unsichtbare Grundstücksmarkierungen und Verantwortlichkeit

In der sichtbaren, natürlichen Welt sind Grenzen leicht zu erkennen: Zäune, Schilder, Mauern, Gräben, gepflegte Rasenflächen oder

Hecken – das sind alles fassbare Grenzen. Obwohl sie verschieden aussehen, vermitteln sie dieselbe Botschaft: HIER FÄNGT MEIN BESITZ AN. Der Besitzer ist rechtlich dafür verantwortlich, was auf seinem Besitz passiert. Nichteigentümer sind nicht für diesen Besitz verantwortlich.

Fassbare Grenzen markieren einen realen Besitz, für den man eine Besitzurkunde hält. Man kann zum Grundbuchamt gehen und herausfinden, wo genau die Grenzen des Grundstücks liegen, und wen man anrufen muss, wenn man dort etwas vorhat.

In der geistlichen Welt sind Grenzen genauso real, jedoch erkennen wir sie auch nur, wenn wir uns eines anderen Blickwinkels bedienen. Das Ziel dieses Kapitels ist es, uns zu helfen, unsere inneren Grenzen zu definieren und sie als eine immer gegenwärtige Realität zu erkennen, die unsere Liebe wachsen lässt und unser Leben retten kann. Diese Grenzfaktoren bestimmen in der Tat auch unser seelisches Wohlbefinden, und sie helfen, es zu schützen und zu erhalten (Spr 4,23).

Ich und Du

Grenzen definieren uns. Sie definieren, was ich bin und was ich nicht bin. Eine Grenze zeigt mir, wo ich aufhöre und ein anderer Mensch anfängt, und gibt mir eine Vorstellung vom Eigentum meines Lebens und damit verbundener Ansprüche.

Das Wissen darum, dass ich für mich einstehen und verantwortlich sein soll, gibt mir Freiheit. Wenn ich weiß, wo mein Garten anfängt und endet, kann ich damit tun, was mir sinnvoll erscheint. Die Verantwortung für mein Leben eröffnet mir viele Möglichkeiten. Stehe ich jedoch für mein eigenes Leben nicht ein, nehme ich es nicht in Besitz, werden meine Entscheidungsmöglichkeiten und meine Optionen sehr eingegrenzt. Wie verwirrend wäre es, wenn jemand Ihnen auftragen würde, »diesen Besitz gut zu schützen, denn man wird Sie dafür haftbar machen, wenn hier etwas passiert«, Ihnen aber nicht erklärte, wo die Grenzen des Besitzes liegen. Oder Ihnen nicht die nötigen Mittel gibt, mit denen Sie den Besitz schützen können. Das wäre nicht nur verwirrend, sondern fahrlässig.

Das ist es aber, was uns gefühlsmäßig und geistlich passiert. Gott hat die Welt so eingerichtet, dass wir alle »in« uns selber wohnen, das heißt, wir leben in unserer eigenen Seele, und wir sind verantwortlich für das, was uns ausmacht. »Das Herz kennt seine eigene Bitterkeit, und niemand teilt seine Freude« (Spr 14,10). Wir selber müssen mit dem umgehen, was in unserer Seele ist, und Grenzen helfen uns zu definieren, was das ist. Werden uns die äußeren Grenzen nicht gezeigt oder werden uns falsche gelehrt, verursachen wir uns viel Schmerz. Die Bibel sagt uns klar, welches die Faktoren für eine ausgewogene Identität sind und wie wir diese geistlich aufbauen können. Oft aber werden wir von unserer Familie oder unseren Beziehungen aus unserer Vergangenheit irregeführt. Das Wissen um Grenzen hilft, einen gesunden Anspruch an sich und andere zu entwickeln.

Füreinander und für mich

Die Verantwortung für unser Leben ist immer eine Wechselbeziehung auch zu den anderen Menschen um uns herum: »Tragt einer des anderen Last« sagt Galater 6,2, »und erfüllt so das Gesetz Christi«. Es ist so, dass viele Menschen nicht wenige »Lasten« haben, die für sie zu schwer zu tragen sind. Sie haben nicht genug Kraft oder Wissen, diese Last alleine zu bewältigen, und brauchen Hilfe. Sich selbst zurückzustellen, um für andere zu tun, was sie nicht für sich selber tun können, das ist es, was es heißt, die opferbereite Liebe Christi zu zeigen. Das ist es, was Jesus Christus für uns tat. Er tat, was wir nicht für uns selber tun konnten – er rettete uns. Darum geht es, einem Menschen gegenüber Verantwortung zu haben.

Andererseits sagt uns Galater 6,5, dass »ein jeder seine eigene Last tragen soll«. Jeder hat Verantwortung für seine eigene Befindlichkeit. Das ist »unsere« Last, für die wir tägliche Verantwortung übernehmen und die wir verarbeiten müssen. Bestimmte Dinge kann kein anderer für uns tun. Wir müssen für einzelne Aspekte unseres Lebens die »Eignerschaft« übernehmen.

Man könnte zwischen Bürde und Last unterscheiden. Bürde bedeutet »drückende Last«; es sind Lasten, die so schwer sind, dass sie uns niederdrücken. Man könnte auch sagen, diese Bürden sind wie Felsbrocken. Niemand erwartet von uns, dass wir einen Felsbrocken alleine tragen! Es würde uns das Rückgrat brechen. Bei den Felsbrocken – mit den Krisen und Tragödien unseres Lebens – brauchen wir Hilfe.

Last beschreibt das »Gewicht« oder »die Schwere der Tagesarbeit«.

Dieses Wort beschreibt die alltäglichen Dinge, die wir alle tun sollten. Solche Lasten sind wie Rucksäcke. Einen Rucksack kann man tragen. Es wird von uns erwartet, unseren eigenen zu tragen; dass wir mit unseren Gefühlen, Einstellungen und Handlungen sowie der Verantwortung, die Gott jedem von uns gegeben hat, umgehen, obwohl auch das Mühe kostet.

Probleme entstehen dann, wenn Menschen so tun, als wären ihre »Felsbrocken« tägliche Lasten – und schlagen deshalb jegliche Hilfe ab – oder so tun, als wäre ihr »Rucksack« ein Felsbrocken, den sie nicht zu tragen haben. Sie wollen auch nicht für andere da sein, denn sie haben ja an ihren Felsbrockenlasten bereits soviel zu tragen. Eine solche Haltung führt jedoch zu ständigem Leid und geht auf Kosten anderer.

Um darin nicht zu verharren oder sich zu manifestieren, ist es sehr wichtig festzustellen, wer ich bin, wo Verantwortung beginnt, und wo die des anderen anfängt. Wir werden später in diesem Kapitel klären, wofür wir im Einzelnen verantwortlich sind. Vorerst wollen wir uns näher mit der Natur von Grenzen befassen.

Gutes rein, Schlechtes raus

Grenzen helfen uns, unseren (Lebens-)Besitz zu erkennen, sodass wir dafür sorgen können. Sie helfen uns, »unsere Herzen zu bewahren«. Wir müssen die Dinge, die uns »nähren«, innerhalb dieser unserer Grenzen bewahren – und Dinge, die uns schaden, ausgrenzen. Kurzgesagt: Mit Grenzen kommt das Gute rein und das Schlechte raus. Sie schützen unsere Schätze (Mt 7,6), damit andere sie nicht stehlen; sie schützen die »Perlen vor den Schweinen«.

Manchmal haben wir eher schlechte Inhalte innerhalb dieser Grenzen, und das Gute bleibt außerhalb. In solchen Fällen müssen wir die Grenzen öffnen können, um das Gute hereinzulassen und das Schlechte zu entfernen. Mit anderen Worten, unsere Grenzen brauchen Tore. Wenn ich zum Beispiel entdecke, dass Leid oder Sünden innerhalb meiner Grenzen wirksam sind, ist es erforderlich, mich zu öffnen und mit Gott und auch anderen zu sprechen, damit ich geheilt werden kann. Sünde und Leid zu bekennen hilft sie »herauszulassen«, sodass sie mich nicht länger von innen her vergiften (1Joh 1,9; Jak 5,16; Mk 7,21-23).

Und wenn sich das Gute gerade außerhalb meiner Grenzen befindet, muss ich »meine Tore öffnen«, um es hereinzulassen. Das ist es, was Jesus meint, wenn er davon spricht, ihn und seine Wahrheit »aufzunehmen« (Offb 3,20; Joh 1,12). Auch andere Menschen haben uns Gutes zu geben, und wir sollten uns ihnen dann öffnen (2Kor 6,11-13). Wir verschließen oft unsere Grenzen vor dem Guten von anderen und bleiben dadurch in einem Zustand des Mangels.

Grenzen sind also nicht wie unüberwindliche Mauern. Die Bibel spricht nicht davon, dass wir uns vor anderen vermauern sollen; sie sagt vielmehr, dass wir »eins« sein sollen (Joh 17,11). Wir sollen mit anderen Menschen Gemeinschaft haben. Aber in jeder Gemeinschaft hat jeder seinen eigenen Platz und »Besitz«. Wichtig ist, dass die Besitzmarkierungen durchlässig genug sind, Austausch zu erlauben, aber stark genug, um Gefahr abzuwenden.

Es geschieht oft, dass Menschen, die in ihrer Kindheit misshandelt wurden, die Funktion von Grenzen verwechseln – das Schlechte drinnen und das Gute draußen halten. So wurde eine Frau in ihrer Kindheit von ihrem Vater missbraucht. Niemand ermutigte sie, gesunde Grenzen zu entwickeln. Infolgedessen verschloss sie sich und verinnerlichte den Schmerz darüber. Sie öffnete sich nicht, um sich durch Hilfe von außen heilen zu lassen. Zusätzlich erlaubte sie anderen ständig, noch mehr Leid auf ihre Seele abzuladen. Dies bewirkte, dass sie, als sie um Hilfe nachsuchte, sehr viel Leid mit sich herumtrug, immer noch misshandelt wurde und gegenüber Hilfe von außen »vermauert« war. Sie musste die Funktion ihrer Grenzen verändern. Sie brauchte Zäune, die stark genug waren, um Schlechtes abzuhalten, und Tore in den Zäunen, um das Schlechte, das sich schon in ihrer Seele befand, herauszulassen und das verzweifelt benötigte Gute hineinzulassen.

Gott und Grenzen

Die Vorstellung von Grenzen entspringt der Natur Gottes. Von Gott erkennen wir, dass er ein spezifisches, eigenständiges Wesen ist. Er definiert und übernimmt die Verantwortung für sein eigenes Wesen, indem er uns von dem sagt, was er denkt, fühlt, plant, zulässt, nicht zulässt, mag und nicht mag. Er definiert sich auch als unabhängig von seiner Schöpfung – beziehungsweise von uns. Er sagt uns, wer er ist und wer nicht, so zum Beispiel, dass er Liebe und nicht Finsternis ist (1 Joh 4,16; 1,6). Zusätzlich dazu gibt es eine Unterscheidung innerhalb der Dreieinigkeit. Der Vater, der Sohn und der Geist sind eins, und doch sind sie gleichzeitig eigenständige Personen, und jede hat Liebe zueinander (Joh 17,24).

Gott setzt auch Grenzen bei dem, was er in seinem Garten zulässt. Er konfrontiert uns mit unserer Sünde und gibt Konsequenzen für alles Tun vor. Er schützt sein Haus und erlaubt nicht, dass dort Böses geschieht. Er lädt Menschen ein, die ihn lieben, und lässt gleichzeitig seine Liebe zu ihnen hinausströmen. Die »Tore« seiner Grenzen öffnen und schließen sich auf die richtige Art und Weise. Genauso, wie er uns in »seinem Abbild« gemacht hat (1. Mose 1,26), gab er uns bestimmte persönliche Verantwortlichkeiten. Er will, dass wir uns die Welt untertan machen und verantwortungsvolle Verwalter unseres von ihm geschenkten Lebens sind. Um dies zu tun, müssen wir Grenzen entwickeln, die Gottes Grenzen gleichen.

Beispiele für Grenzen

Alles ist eine Grenze, was uns hilft, uns von jemanden anders zu unterscheiden, oder uns zeigt, wo unsere Person anfängt und aufhört. Hier ein paar Beispiele.

Haut

Die erste Grenze, die um einen Menschen gebildet ist, besteht aus der Haut. Menschen benutzen diese oft als Sinnbild, um zu beschreiben, dass ihre persönlichen Grenzen verletzt worden sind: »Er geht mir unter die Haut«. Mit unserem Körper lernen wir als Erstes, dass wir uns von anderen unterscheiden. Als Baby lernen wir langsam, dass wir anders sind als die Mutter oder der Vater, die mit uns schmusen.

Schon diese Haut-Grenze ist dazu da, das Gute drinnen und das Schlechte draußen zu halten. Sie schützt das Blut und die Knochen und hält alles zusammen. Sie wehrt Bakterien ab und schützt uns vor Infektionen. Gleichzeitig hat die Haut Öffnungen, die das »Gute« hineinlassen, etwa Essen, und das Schlechte hinauslassen, wie Ausscheidungen.

Die Opfer von körperlicher und sexueller Misshandlung haben oft eine schwache Vorstellung von Grenzen. Ihnen wurde schon früh beigebracht, dass ihr Besitz nicht wirklich mit ihrer Haut anfing. Andere konnten in ihren Besitz eindringen und damit tun, was sie wollten. Dies hat zur Folge, dass sie später im Leben Schwierigkeiten haben, sich sinnvoll abzugrenzen.

Worte

In der sichtbaren Welt zeigt ein Zaun oder ähnliches meistens eine Grenze an. In der geistlichen Welt sind die Zäune unsichtbar.

Trotzdem können wir mit unseren Worten gute schützende Zäune bauen. Das wichtigste Wort, das wir brauchen, um Grenzen zu setzen, heißt Nein. Es lässt andere wissen, dass wir unabhängig von ihnen existieren und dass wir die Kontrolle über uns selbst haben. Ein klares Nein – wie auch ein klares Ja – ist ein Thema, das sich durch die ganze Bibel zieht (Mt 5,37; Jak 5,12). Nein ist ein Wort der Konfrontation. Die Bibel sagt, dass wir die Menschen, die wir lieben, »konfrontieren« sollen, indem wir zum Beispiel einfach sagen: »Nein, dieses Verhalten ist nicht in Ordnung. Daran will ich nicht teilhaben«. Das heißt dasselbe wie, dass wir ihr Verhaltensmuster einem anderen (besseren) gegenüberstellen. Das Wort Nein ist auch wichtig, um bei Misshandlungen Grenzen zu setzen. Viele Verse der Bibel ermutigen uns, Nein zu einer sündhaften Behandlung durch andere zu sagen (Mt 18,15-20).

Die Bibel warnt uns auch davor, anderen »mit Unwillen oder aus Zwang zu geben« (2Kor 9,7). Menschen mit schwachen Grenzen haben Schwierigkeiten, Nein zu der Kontrolle, dem Druck, den Forderungen und auch mal Nein zu echten Bedürfnissen anderer zu sagen. Sie haben das Gefühl, dass sie ihre Beziehung zu jener Person gefährden, wenn sie zu ihr Nein sagen, also geben sie nach, während sie aber innerlich grollen. Manchmal setzt uns eine Person unter Druck, etwas zu tun, zu anderen Zeiten kommt der Druck von unserem eigenen Empfinden dafür, was wir tun »sollten«. Wenn Sie zu diesem inneren oder äußeren Druck nicht Nein sagen können, haben Sie die Kontrolle über Ihren Besitz verloren und genießen nicht die Frucht der »Selbstbeherrschung«, wie sie in der Bibel erwähnt wird.

Mit Worten definieren Sie auch für andere Ihren Besitz, indem Sie Ihre Gefühle, Absichten oder Abneigungen mitteilen. Es ist schwierig für Menschen zu wissen, wo Sie stehen, wenn Sie keine Worte benutzen, um Ihren Anspruch deutlich zu machen. Gott tut dies, wenn er sagt: »Mir gefällt dies, und ich hasse das.« Oder: »Ich werde das hier zwar tun, aber ich werde nichts anderes tun.« Ihre Worte lassen Menschen wissen, wo Sie stehen, und geben ihnen ein Gefühl dafür, wo die »Ränder« sind, die Sie identifizieren. »Ich mag es nicht, wenn man mich anschreit!« vermittelt ein klares Bild davon, wie Sie mit Beziehungen umgehen und wie die »Regeln« Ihres Gartens aussehen.

Die Wahrheit

Gott zu kennen bringt automatisch Erkenntnis über die himmlischen Grenzen. Die Wahrheit über ihn ist dazu da, um sich selbst in der Beziehung zu ihm zu erkennen. Wenn er sagt, dass »Sie ernten werden, was Sie säen« (Gal. 6,7), definieren Sie sich entweder in Bezug auf diese Worte von ihm, oder Sie werden weiterhin Verletzungen ernten bei dem Versuch, auf Ihre Weise zu säen. Die Verbindung mit Gottes Wort verbessert die Lebensqualität (Ps 119,2+45).

Satan ist der große Realitätsverzerrer. Man denke nur an das Paradies, als er Eva in Versuchung führte, Gottes Grenzen und Wahrheit auszutesten. Die Konsequenzen waren katastrophal. In der Wahrheit liegt immer Sicherheit, sei es nun die Wahrheit über Gott oder nur über sich selbst. Viele Menschen führen ein stürmisches und konfuses Leben, weil sie versuchen, außerhalb ihrer Grenzen zu leben. Sie wollen die Wahrheit darüber, wer sie sind, weder akzeptieren noch zum Ausdruck bringen. Ehrlichkeit über sich selbst jedoch bedeutet so viel wie persönliche Integrität und auch Einheit, auf gewisse Weise beides biblische Eigenschaften.

Geographische Entfernung

In Sprüche 22,3 wird uns berichtet, dass »der Kluge das Unglück kommen sieht und sich verbirgt«. Manchmal hilft es, eine Grenze aufrechtzuerhalten, indem man sich einfach aus einer Situation entfernt – um sich körperlich, emotional oder geistlich zu erholen, wenn man sich bis zum Äußersten verausgabt hat, so, wie Jesus das oft tat. Oder man entfernt sich, um Gefahren zu vermeiden und Böses einzudämmen. Die Bibel ermutigt, uns von denen fernzuhalten, die uns immer weiter verletzen, und einen sicheren Ort zu suchen. Unsere Abwesenheit wird auch dem, der in einer ungünstigen Situation zurückbleibt, ein Gefühl der Leere, der fehlenden Gemeinschaft vermitteln. Auch das kann zu einem veränderten Verhalten führen (Mt 18,17-18; 1Kor 5,11-13).

Ein Mensch, der in einer Beziehung ausgenutzt wird, kann oft nur zeigen, dass auch er Grenzen hat, indem er sich räumliche Distanz schafft, bis sich das Problem lösen lässt. Die Bibel unterstützt diesen Gedanken, dass man Gemeinschaft einschränkt, um »Böses« zu binden.

Zeit

Sich eine Zeitlang von einer Person oder einem Projekt »freizunehmen«, kann ein Weg sein, den Teil des Lebens, der außer Kontrolle geraten ist und bei dem ein paar Grenzen gesetzt werden sollten, wieder in den Griff zu bekommen. Erwachsene Kinder zum Beispiel, die sich niemals geistlich und emotional von ihren Eltern getrennt haben, brauchen oft eine Zeit der Distanz. Sie haben ihr ganzes Leben damit verbracht, zu umarmen und zu halten (Pred 3,5-6), und haben sich davor gefürchtet, sich aus der Umarmung zu lösen und einen Teil ihrer kindlichen Beziehungsmuster aufzugeben und Platz für neue Erfahrungen zu schaffen. Für sie ist es nötig, neue Grenzen gegen die alten Gewohnheiten zu setzen und neue Beziehungsmuster zu formen. Das sieht eine Zeit lang so aus, als ob sie gegen ihre Eltern opponieren. Diese Zeit der Trennung verbessert jedoch normalerweise ihre Beziehung zu ihren Eltern.

Emotionale Distanz

Emotionale Distanz ist eine zeitlich begrenzte Möglichkeit, dem Herzen den Raum zu geben, den es braucht, um sich wieder sicher zu fühlen; sie kann niemals eine dauerhafte Lebensweise sein. Menschen brauchen einen sicheren Ort, damit sie wieder beginnen, emotional aufzutauen. In Ehen, in denen ein Partner misshandelt wird, muss der Betroffene zuweilen einfach emotionale Distanz zum anderen halten, bis auch dieser anfängt, etwas von den Problemen anzugehen.

Man darf nicht immer weiter für Schmerz und Enttäuschung offen bleiben. Wenn man in einer solchen Beziehung gewesen ist, sollte man warten, bis es ruhiger geworden ist und wirkliche Zeichen der Veränderung vorliegen, bevor man wieder in diese Problemsituation eintaucht. Viele Menschen sind zu schnell dabei, im Namen der Vergebung jemandem zu vertrauen, und vergewissern sich nicht, ob der andere wirklich auch »rechtschaffene Früchte der Buße trägt« (Lk 3,8). Wer sich einem Menschen emotional öffnet, der seine Beziehung mit Druck und Gewalt gestaltet oder von irgendwelchen Substanzen oder Verhaltensweisen abhängig ist, handelt töricht. Vergebung ja, aber es muss auch eine Änderung beim anderen sichtbar sein. Vergebung ist wichtig, aber man muss sein Herz beschützen, indem man gleichzeitig auf eine klar erkennbare Verhaltensänderung beim anderen achtet.

Andere Menschen

Ebenso muss man lernen, sich auf andere zu verlassen, die uns helfen, Grenzen zu setzen und sie zu behaupten. Menschen, die jahrelang von der Unterdrückung und Kontrolle einer anderen Person abhängig waren, stellen fest, dass sie nach Jahren des »Zu-viel-Liebens« nur dann die Kraft aufbringen, endlich Grenzen zu ziehen, wenn sie eine geeignete Gruppe finden, die sie dabei unterstützt. Diese Gruppe gibt ihnen zum ersten Mal in ihrem Leben die Kraft, zu Misshandlung und Beherrschung nein zu sagen. Es gibt zwei Gründe, warum wir andere brauchen, die uns bei unseren Grenzen helfen. Der erste ist, weil das grundlegendste Bedürfnis im Leben eines Menschen das nach Beziehungen ist. Menschen erdulden viel, um Beziehungen zu haben, und viele ertragen Misshandlung, weil sie fürchten, von ihrem Partner verlassen zu werden und alleine zu sein, sollten sie ihm Widerstand leisten. Die Angst vor dem Alleinsein hält viele jahrelang in schädlichen Beziehungsmustern fest. Sie befürchten, dass sie gar keine Liebe mehr in ihrem Leben haben werden, wenn sie Grenzen setzen.

Wenn sie sich jedoch der Unterstützung durch andere öffnen, entdecken sie, dass die Person, die sie misshandelt, nicht die einzige Liebesquelle auf der Welt ist und dass sie gerade etwa in einer Selbsthilfegruppe die Kraft finden können, um die Grenzen zu setzen, die für sie heilsam sind. Sie sind nicht länger allein. Nun sind Selbsthilfegruppen nicht überall zu finden, wahrscheinlich ist das Angebot in städtischen Regionen größer als auf dem Land. *(Nicht gemeint sind dabei die vielen Arten von Selbsterfahrungsgruppen, die unter dem Deckmäntelchen der verschiedensten Organisationen, von der Evangelischen Studentengemeinde bis hin zur VHS Meditation, Märchen-Erzählkurse, Psychogramme oder moderne Lehren anbieten. Es gibt dermaßen viel, wo sich unter vielleicht unverdächtigem Namen bestimmte Richtungen und Strömungen zum Zweck geistiger oder sonstiger Erfahrungen anbieten.*

Wir werden den neutralen Begriff der Selbsthilfegruppe in diesem Buch sehr häufig verwenden, selbst wenn wir den Bibelkreis, die Frauen- oder Gebetsgruppe einer christlichen Gemeinde meinen. Denn gerade deren Kreise sind eigentlich auch dazu da, um uns die Kraft zu geben, die (Schicksals-)Schläge gegen uns abzuwehren. Wichtig ist in jedem Fall: die Gruppe sollte kompetent sein. Eine Gruppe der Anonymen Alkoholiker kann für einen von diesem Problem Betroffenen in ihrer Methodik erfahrener und deshalb hilfreicher sein, als der in anderen Dingen gerne angelaufene Seelsorger. Umgekehrt ist es manchmal leichter, eine kompetente Einzelperson als helfenden Ratgeber zu finden, als ein Gruppenangebot. Ein anderer findet sich in der Gemeinschaft eines Gruppenkontaktes wiederum leichter zurecht als im individuellen Nahkontakt, oder umgekehrt.)

Ein weiterer Grund, weswegen wir Hilfe haben sollten, ist der, dass wir neue Anstöße und Vertiefung in den Lehren des Glaubens brauchen. Vielen von uns wird gerade auch noch durch Gemeinde oder Familie gelehrt, dass Grenzen unbiblisch, gemein und selbstsüchtig sind. Wir brauchen also eine ebenso kompetente biblische Unterstützung, die uns hilft, den Schuldgefühlen, die mit den alten inneren »Filmen« mit all ihren Lügen ablaufen, etwas entgegenzusetzen. Wir brauchen in jedem Fall mithelfende Menschen, um den alten Botschaften und Schuldgefühlen, die bei Veränderungen fast zwangsläufig auftreten, Widerstand zu leisten. In Teil II des Buchs werden wir ausführlicher darauf eingehen, wie man Grenzen in allen wichtigen Beziehungen des Lebens setzen kann. Was wir jetzt sagen wollen, ist, dass Grenzen nicht in einem Vakuum entstehen können. Grenzen zu bauen erfordert immer ein persönliches Netzwerk an Unterstützung. Und zwar ein Sicherheitsnetz derart, das aus Menschen besteht, die gerade nicht in unsere Probleme involviert sind, sondern mehr Distanz dazu mitbringen als wir selber.

Konsequenzen

Unbefugtes Betreten des Besitzes anderer hat immer Konsequenzen. Zutritt-Verboten-Schilder beinhalten normalerweise die Androhung von Strafverfolgung, sollte jemand über diese Grenzen treten. Die Bibel lehrt immer und immer wieder dieses Prinzip: Sie sagt, dass, wenn wir in diese Richtung laufen, dieses geschehen wird, und wenn wir in jene Richtung gehen, etwas anderes die Folge sein wird.

Genauso, wie die Bibel bestimmte Konsequenzen für bestimmte Verhaltensweisen festsetzt, müssen wir unsere Grenzen mit Konsequenzen untermauern. Wie viele Ehen hätten gerettet werden können, wenn ein Partner die Drohung: »Wenn du nicht aufhörst zu trinken (oder erst um Mitternacht nach Hause zu kommen oder mich zu schlagen oder die Kinder anzubrüllen), werde ich dich verlassen, bis du dich endlich verändert hast!«, konsequent durchgezogen hätte. Wie viele junge Erwachsene hätten ein anderes Leben gehabt, wenn ihre Eltern mit der Konsequenz: »Kein Geld mehr, wenn du noch mal einen Job schmeißt, ohne eine neue Anstellung zu haben« oder »du kannst hier nicht wohnen, wenn du weiterhin in unserem Haus Marihuana rauchst«, durchgehalten hätten.

Gott lässt dem Menschen die Freiheit, auch an verantwortungslosem Handeln festzuhalten. Konsequenzen versehen Mauern mit ein paar guten »Stacheln«, die die Menschen wissen lassen, wie schwerwiegend ihre Übertretung war und wie ernsthaft wir aber den Respekt vor uns selbst vertreten. Es lehrt sie, dass unser Festhalten an hilfreichen Werten im Leben etwas ist, das wir ernst meinen und wofür wir unter Umständen auch aktiv eintreten.

Was liegt innerhalb meiner Grenzen?

Die Geschichte von dem barmherzigen Samariter ist in vielerlei Art und Weise ein Modell für richtiges Verhalten. Sie ist eine gute Illustration von Grenzen – wie sie eingehalten und übertreten werden. Stellen Sie sich für einen Moment vor, wie die Geschichte hätte verlaufen können, wenn der Samariter ein Mensch ohne Grenzen gewesen wäre.

Die Geschichte ist ja bekannt: Ein Mann, der von Jerusalem nach Jericho reiste, wurde überfallen. Die Räuber schlugen ihn halbtot und ließen ihn liegen. Ein Priester und ein Levit gingen auf der anderen Seite des Wegs vorbei, ignorierten ihn jedoch. Ein Samariter aber hatte Mitleid, verband seine Wunden, brachte ihn zu einer Herberge und kümmerte sich um ihn. Am nächsten Tag gab der Samariter dem Wirt Geld und sagte: »Kümmere dich um ihn. Wenn ich wiederkomme, werde ich alle übrigen Ausgaben bezahlen.«

Lasst uns an dieser Stelle von der bekannten Geschichte abweichen. Stellen Sie sich vor, dass in diesem Moment der Verletzte in der Herberge aufwacht und sagt: »Was, du willst jetzt weggehen?«

»Ja, ich muss weiter. Ich habe in Jericho geschäftlich zu tun«, erwidert der Samariter.

»Findest du nicht, dass du reichlich egoistisch bist? Es geht mir ziemlich schlecht. Ich werde jemanden brauchen, mit dem ich reden kann. Wie soll Jesus dich als gutes Beispiel benutzen? Du benimmst dich ja noch nicht einmal wie ein Christ, wenn du mich in einer solchen Not einfach zurücklässt! Wie wär's mit ein bisschen Selbstverleugnung?«

»Vermutlich hast du recht«, meint der Samariter. »Es wäre lieblos von mir, dich hier alleine zu lassen. Ich sollte mehr tun. Ich werde meine Reise um ein paar Tage verschieben.«

Er bleibt also noch drei Tage lang bei dem Mann, unterhält sich mit ihm, sorgt dafür, dass er sich stärkt. Am Nachmittag des dritten Tages klopft es an der Tür, und ein Bote kommt herein. Er übergibt dem Samariter eine Botschaft von seinen Geschäftspartnern in Jericho: »Warteten, solange wir konnten. Haben entschieden, die Kamele an einen anderen Interessenten zu verkaufen. Nächste Herde wird in sechs Monaten hier sein.«

»Wie konntest du mir das antun?« schreit der Samariter den Verletzen an. »Schau, was du jetzt getan hast! Wegen dir habe ich die Kamele verpasst, die ich für meinen Transport brauchte! Ich werde ruiniert sein! Wie konntest du nur!«

An irgendeiner Stelle wird diese Geschichte jedem von uns bekannt vorkommen. Wir geben einem Menschen in Not aus Mitleid Hilfe, aber dieser manipuliert uns dann so, dass wir mehr geben, als wir möchten. Wir werden dadurch unwillig und voller Groll, weil wir etwas verpasst haben, auf das wir selber angewiesen waren. Oder wir möchten von einer Person noch mehr und setzen sie unter Druck, bis sie nachgibt. Diese gibt nicht mit vollem Herzen und aus freiem Willen, sondern unter Druck, und verübelt uns natürlich das, was sie geben musste. Keiner gewinnt dabei. Um solche Vorkommnisse zu vermeiden, müssen wir einmal betrachten, was denn innerhalb unserer Grenzen fällt, und wofür wir selbst verantwortlich sind.

Gefühle

Gefühle haben in der christlichen Welt einen schlechten Ruf bekommen. Sie sind schon alles genannt worden, von fleischlich bis unwichtig. Gleichzeitig ist es einfach eine Tatsache, dass unsere Gefühle in unserer Motivation und in unserem Handeln eine sehr große Rolle spielen. Wie oft haben wir schon beobachtet, dass Menschen einander wirklich Schlimmes antun, weil ihre Gefühle verletzt worden sind? Wie oft schon ist jemand wegen Depressionen ins Krankenhaus eingewiesen worden, weil er nach Jahren mit unterdrückten Gefühlen selbstmordgefährdet war?

Gefühle sollten weder ignoriert werden noch allein ausschlaggebend sein. Die Bibel sagt uns, dass wir zu unseren Gefühlen stehen und uns ihrer bewusst sein sollen. Sie können dazu motivieren, viel Gutes zu tun. Das Mitleid des barmherzigen Samariters spornte diesen an, dem verletzten Israeliten zu helfen (Lk 10,33). Der Vater wurde mit Mitgefühl für seinen verlorenen Sohn (Lk 15,20) erfüllt und nahm ihn in die Arme. Viele Male war Jesus »von Mitleid erfüllt« für die Menschen, denen er diente (Mt 9,36; 15,32).

Gefühle entspringen dem Herzen und können uns etwas über den Zustand unserer Beziehungen sagen. Wenn Sie Nähe und Liebe spüren, dann sind die Dinge wahrscheinlich in Ordnung. Wenn Sie voll Zorn auf Ihnen nahe Menschen schauen, haben Sie ein Problem, das angegangen werden darf. Der Punkt ist jedoch, Ihre Gefühle liegen in Ihrer Verantwortung und Sie müssen zu ihnen stehen und sie als Ihr Problem ansehen, sodass Sie anfangen können, für das, was sie Ihnen sagen, eine Lösung zu finden.

Einstellungen und Überzeugungen

Einstellungen haben etwas mit unserer Orientierung zu tun, der Haltung, die wir anderen, Gott, dem Leben, der Arbeit und Beziehungen gegenüber einnehmen. Und unsere Überzeugungen dabei sind eben alles, was wir als »wahr« akzeptieren. Wir selbst sehen eine Einstellung oder eine Überzeugung oft nicht als die Quelle an von etwas, das in unserem Leben schiefläuft. Eher beschuldigen wir andere, genauso wie es unsere ersten Eltern, Adam und Eva, taten. Wir müssen aber zu unseren Einstellungen und Überzeugungen stehen, weil sie innerhalb unserer Grenzen liegen. Wir sind diejenigen, die ihre Auswirkungen spüren, und die Einzigen, die sie ändern können.

Das Schwierige an Einstellungen ist, dass wir sie schon früh im Leben lernen. Sie spielen eine große Rolle auf der »Landkarte« unseres Seins und wie wir uns im Leben zurechtfinden. Menschen, die niemals ihre Einstellungen und Überzeugungen infrage gestellt haben, tappen leichter in die Falle, die Jesus beschrieb mit »an den Traditionen der Menschen festhalten«, anstatt Gottes Gebote zu befolgen (Mk 7,8; Mt 15,3).

Menschen mit Grenzenproblemen haben nicht selten verzerrte Einstellungen zur Verantwortung. Sie haben das Gefühl, dass es gemein ist, Menschen für ihre Gefühle, Entscheidungen und Handlungen verantwortlich zu machen. Doch kommt in der Bibel wiederholt vor, dass Grenzen zu ziehen und Verantwortung zu übernehmen Leben rettet (Spr 13,18-24).

Handlungen

Handlungen haben Konsequenzen. Paulus drückt es so aus: Ein Mensch erntet, was er sät (Gal 6,7-8). Wenn wir lernen, werden wir gute Noten bekommen. Wenn wir arbeiten gehen, bekommen wir ein Gehalt. Wenn wir uns körperlich betätigen, werden wir gesünder sein. Wenn wir uns anderen gegenüber liebevoll verhalten, werden wir normalerweise engere Beziehungen haben. Umgekehrt, wenn wir Faulheit, Unverantwortlichkeit oder ein unkontrolliertes Verhalten säen, ist zu erwarten, dass wir Mangel, Versagen und all das ernten, was bei ein bisschen mehr Verantwortungsgefühl gar nicht erst eintreten kann.

Das Problem entsteht, wenn jemand die biblische Regel des Säens und Erntens bricht, und zwar genügt es schon, dies im Leben eines anderen zu tun. Ein Trinker wird seine Familie zerstört hinterlassen, wenn er nicht rechtzeitig von seiner Sucht umkehrt. »Den Weg verlassen, bringt böse Züchtigung« (Spr 15,10). Menschen vor den natürlichen Konsequenzen ihres Verhaltens zu schützen nimmt ihnen die negative Handlungsmacht.

Dies geschieht bei vielen Eltern und ihren Kindern. Eltern schreien und meckern, anstatt den Kindern zu erlauben, die natürlichen Konsequenzen ihres Verhaltens zu spüren. Erziehung mit Liebe und Grenzen, mit Wärme und Konsequenzen, bringt selbstsichere Kinder hervor, die das Gefühl haben, Kontrolle über ihr Leben zu besitzen.

Entscheidungen

Wir müssen die Verantwortung für unsere Entscheidungen übernehmen. Dies bringt die Geistesfrucht der »Selbstbeherrschung« hervor (Gal 5,22-23). Ein häufiges Problem bei Grenzen ist es, nicht zu unseren Entscheidungen zu stehen und zu versuchen, anderen die Verantwortung dafür in die Schuhe zu schieben. Denken wir daran, wie oft wir die Phrasen »ich musste« oder »sie (er) wollte das von mir«

benutzen, wenn wir erklären wollen, warum wir etwas getan haben oder warum nicht. Diese Phrasen verraten unsere Grundillusion, dass wir in vielen unserer Aktivitäten nicht die aktiv Handelnden zu sein glauben. Wir meinen, ein anderer habe bereits die Kontrolle, und nehmen das gleichzeitig zum Anlass, uns unserer Verantwortung zu entledigen.

Es muss uns klarwerden, dass wir die Kontrolle über unsere Entscheidungen ausüben, egal wie wir uns fühlen. Dies bewahrt uns davor, uns »mit Unwillen oder aus Zwang« (siehe 2Kor 9,7) zum Geben zu entscheiden. Paulus zum Beispiel wollte noch nicht einmal ein Geschenk annehmen, von dem er das Gefühl hatte, dass der Geber sich gezwungen fühlte, es zu schicken. Einmal schickte Paulus ein Geschenk zurück, damit »das Gute nicht abgenötigt wäre, sondern freiwillig geschehe« (Phlm 14). Josua sagte den Israeliten in seinem berühmten »Wahl-Vers«: »Gefällt es euch aber nicht, dem Herrn zu dienen, so wählt euch heute, wem ihr dienen wollt« (Jos 24,15).

Jesus erzählt etwas Ähnliches im Gleichnis von dem Arbeiter. Dieser wurde wegen seiner Bezahlung zornig, obwohl er bereit gewesen war, dafür zu arbeiten: »Mein Freund, ich tu dir nicht Unrecht. Bist du nicht mit mir einig geworden über einen Silbergroschen?« (Mt 20,13). Der Mann hatte die freie Entscheidung getroffen, für einen bestimmten Lohn zu arbeiten, und war zornig, weil ein anderer für den selben Lohn weniger arbeiten musste.

Ein anderes Beispiel ist der Bruder des verlorenen Sohnes, der sich entschied, zu Hause zu bleiben und zu dienen. Aber dann war er voller Groll, weil der andere Bruder trotz des Misserfolgs seines Auszugs wieder in Ehren aufgenommen wurde. Mit seiner Wahl unzufrieden, hat er nicht gesehen, dass er selbst diese Entscheidung getroffen hatte. In der ganzen Bibel werden Menschen daran erinnert, dass sie es sind, die Entscheidungen treffen, und es von ihnen erwartet wird, dass sie die Verantwortung dafür übernehmen.

Paulus dazu: »Denn wenn ihr nach dem Fleisch lebt, so werdet ihr sterben müssen; wenn ihr aber durch den Geist die Taten des Fleischs tötet, so werdet ihr leben« (Röm 8,13). Entscheidungen, aufgrund der Zustimmung anderer oder aus einem Schuldgefühl heraus zu treffen, lässt Groll wachsen, ein Produkt unserer sündigen Natur. Wir sind geprägt zu tun, was wir »tun sollten«, und meinen, uns liebevoll zu verhalten, wo wir doch lediglich aus unserer Unfähigkeit heraus, uns selber zu entscheiden, handeln.

Grenzen zu setzen hat unausweichlich zur Folge, dass Sie die Verantwortung für Ihre Entscheidungen übernehmen. Sie treffen die Wahl. Sie müssen mit den Konsequenzen leben. Und Sie sind der Einzige, der Sie davon abhalten kann, gute Entscheidungen zu treffen, mit denen Sie auch glücklich sind.

Werte

Das, was wir lieben und für uns wichtig ist, hat für uns einen Wert. Oft übernehmen wir nicht die Verantwortung für das, was uns wertvoll ist. Wir verfangen uns darin, die Zustimmung von Menschen anstatt die Anerkennung unseres Tuns seitens Gottes zu suchen (Joh 12,43); wegen dieses verschobenen Wertes verpasst man viel im Leben. Wir glauben gerne, dass Macht, Reichtum und Vergnügen unsere tiefsten Bedürfnisse erfüllen würden. In Wirklichkeit brauchen wir aber Liebe.

Wir müssen die Verantwortung für unser außer Kontrolle geratenes Verhalten übernehmen, das entsteht, wenn wir die falschen Dinge lieben oder wertlose Dinge wichtig finden, und müssen bekennen, dass wir ein Herz haben, das Dinge wertschätzt, die keine Erfüllung bringen, damit wir Hilfe von Gott und seinem Volk erhalten, um in uns »ein neues Herz« zu schaffen. Grenzen helfen uns, zu unseren eigenen alten schädlichen Werten zu stehen, sie nicht zu ignorieren, damit Gott uns helfen kann.

Begrenzungen

Zwei Aspekte sind deutlich, wenn es gilt, Grenzen zu setzen. Der erste ist, andere einzuschränken. In Wahrheit kann man andere nicht begrenzen. Was wir tun können, ist, unseren eigenen Umgang mit Menschen, die sich falsch verhalten, zu begrenzen; wir können sie weder ändern noch zwingen, sich konstruktiv zu verhalten.

Gott ist in dieser Sache unser Vorbild. Er legt den Menschen nicht wirklich »Begrenzungen« auf, um sie »zum Gehorchen zu zwingen«. Gott setzt einen Standard, aber er erlaubt den Menschen, sie selbst zu sein; allerdings hält er sich von ihnen fern, wenn sie sich nicht entsprechend verhalten, und sagt dazu: »Du kannst dich entscheiden, so zu leben, aber dann kannst du nicht in mein Haus kommen.« Der Himmel ist ein Ort für die Einsichtigen, Bußfertigen, und alle sind willkommen. Aber Gott begrenzt seinen Umgang mit bösen, unbußfertigen Menschen, so wie wir das auch tun sollten. Die Bibel ist voll von Ermahnungen, uns von Menschen fernzuhalten, die sich destruktiv benehmen (Mt 18,15-17; 1Kor 5,9-13). Das ist nicht lieblos. Uns von jemand zurückzuziehen, schützt unsere Liebe, weil wir uns gegen Dinge stellen, die die Liebe belasten und schließlich zerstören.

Der zweite Aspekt von Begrenzungen im Zusammenhang mit dem Setzen von Grenzen besteht darin, uns eigene innere Begrenzungen zu geben. Wir brauchen Orte innerhalb unseres Selbst, wo wir ein Gefühl, einen Impuls oder einen Wunsch haben können, ohne daraufhin handeln zu müssen. Wir brauchen Selbstkontrolle ohne Druck von außen.

Wir müssen auch einmal ganz ungezwungen zu uns selbst Nein sagen dürfen. Das schließt sowohl unsere destruktiven Begierden als auch die positiven Wünsche, deren Erfüllung zu dem Zeitpunkt nicht weise wären, mit ein. Innere Struktur ist – ebenso wie das Einstehen für etwas, die Verantwortung und die Selbstbeherrschung – ein sehr wichtiger Bestandteil von Grenzen und Identität.

Talente

Vergleichen Sie diese beiden Reaktionen: »Recht so, du tüchtiger und treuer Knecht, du bist über wenigem treu gewesen, ich will dich über viel setzen; geh hinein in deines Herrn Freude!«

»Du böser und fauler Knecht! Wusstest du, dass ich ernte, wo ich nicht gesät habe, und einsammle, wo ich nicht ausgestreut habe? Dann hättest du mein Geld zu den Wechslern bringen sollen, und wenn ich gekommen wäre, hätte ich das Meine bekommen mit Zinsen. Darum nehmt ihm den Zentner ab und gebt ihn dem, der zehn Zentner hat« (Mt 25,14 ff).

Keine anderen Verse beschreiben unsere gottgegebene Verantwortung für unsere Talente und ihren Gebrauch besser. Obwohl das Beispiel in dieser Geschichte Geld ist, kann es genauso auf innere Talente und Begabungen angewandt werden. Ganz offensichtlich liegen unsere Talente innerhalb unserer Grenzen und Verantwortung. Aber zu ihnen zu stehen macht oft Angst und ist immer riskant.

Das Gleichnis von den Talenten zeigt uns, dass wir verantwortlich handeln – abgesehen davon, dass wir viel glücklicher sind –, wenn wir unsere Gaben nutzen und produktiv sind. Es erfordert Arbeit, Übung, Lernen, Gebet, Einfallsreichtum und Gnade, um die Angst zu überwinden, welcher der »faule und unnütze Knecht« nachgab. Er wurde nicht dafür gerügt, dass er Angst hatte; wir haben alle Angst, wenn wir etwas Neues und Schweres versuchen. Er wurde dafür gerügt, dass er seiner Angst nicht ins Auge sah und nicht versuchte, sein Bestes zu geben. Unserer Angst nicht zu begegnen verneint die Gnade Gottes und beleidigt sowohl sein Geschenk als auch seine uns versprochene Gnade, uns zu tragen, sooft wir lernen.

Gedanken

In unserem Verstand spiegelt sich unsere Ähnlichkeit mit Gott. Keine andere Kreatur auf Erden hat unsere Fähigkeit zu denken. Wir sind die einzigen Wesen, die berufen worden sind, Gott mit all unserem Verstand zu lieben (Mk 12,30). Paulus wiederum schreibt über sich, dass er »alles Denken gefangennimmt im Gehorsam gegen Christus« (2Kor 10,5). Grenzen bei unseren Gedanken zu setzen bedeutet dreierlei:

1. Wir müssen zu unseren eigenen Gedanken stehen.

Viele Menschen haben nicht Besitz von den eigenen Denkprozessen ergriffen. Sie denken automatisch die Gedanken anderer, ohne sie jemals näher zu hinterfragen. Sie schlucken einfach die Meinungen und Schlussfolgerungen anderer, ohne sie näher zu betrachten und sich ihre Gedanken zu machen. Sicherlich sollten wir uns die Gedankengänge anderer anhören und sie abwägen; wir sollten jedoch niemals einfach unseren Verstand jemand anderem übergeben. Wir sollen alles für uns selber abwägen, uns zwar gegenseitig »schärfen«, aber einer eigenständigen Meinung bleiben.

2. Unsere Erfahrung soll wachsen und unsere Weisheit zunehmen.

Ein Bereich, in dem es zu wachsen gilt, ist das Kennenlernen von Gott und seinem Wort. David sagte über das Kennen von Gottes Wort: »Meine Seele verzehrt sich vor Verlangen nach deinen Ordnungen allezeit. Ich habe Freude an deinen Mahnungen, sie sind meine Ratgeber« (Ps 119,20+24). Wir lernen auch viel über Gott, wenn wir seine Schöpfung und seine Handlungen betrachten.

Indem wir über seine Welt lernen, gehorchen wir dem Gebot, uns die Erde und alles, was darin ist, »untertan zu machen und zu regieren«. Wir müssen über die Erde, die Gott uns geschenkt hat, Bescheid wissen, um weise Verwalter zu sein. Ob wir nun Gehirnchirurgen sind, unser Scheckbuch führen oder Kinder erziehen, wir sollen unseren Verstand benutzen, um ein gelungenes Leben zu leben und Gott auch damit zu verherrlichen.

3. Wir müssen verzerrtes Denken klären.

Wir haben alle eine Tendenz, Dinge nicht klarzusehen, auf verzerrte Art zu denken und zu empfinden. Am einfachsten ist es wahrscheinlich, Verzerrungen innerhalb von Beziehungen zu erkennen. Selten sehen wir die Menschen, wie sie wirklich sind; unsere Wahrnehmung ist von vergangenen Beziehungen und von dem, was wir über sie denken, beeinflusst. Das ist sogar bei denen, die wir am besten kennen, der Fall. Wir sehen wegen der »Balken« in unseren Augen (Mt 7,3-5) nicht klar.

Um unsere Gedanken innerhalb unserer Beziehungen in Besitz zu nehmen, müssen wir bereit sein, mögliches Fehldenken unsererseits aktiv zu überprüfen. Mit der Aufnahme von neuer Information stellt sich unser Denken um und nähert sich dadurch der Realität.

Wir müssen auch zusehen, dass wir anderen unsere eigenen Gedanken mitteilen. Viele denken, dass andere in der Lage sein sollten, ihre Gedanken zu lesen, und erkennen müssten, was sie wollen. Dies führt zwangsläufig zu Frustrationen. Sogar Paulus fragt: »Denn welcher Mensch weiß, was im Menschen ist, als allein der Geist des Menschen, der in ihm ist?« (1Kor 2,11). Was für eine tolle Aussage über Grenzen! Wir haben unsere eigenen Gedanken, und wenn wir wollen, dass andere sie kennen, müssen wir sie ihnen mitteilen.

Wünsche

Unsere Wünsche liegen innerhalb unserer Grenzen. Jeder von uns hat verschiedene Wünsche, ein Verlangen, Träume und Pläne, Ziele und Begierden. Wir wollen alle unser Ich befriedigen. Warum gibt es dann nur so viele unzufriedene Ichs auf der Welt?

Ein Teil des Problems liegt im Fehlen strukturierter Grenzen innerhalb unserer Persönlichkeit. Wir können nicht richtig definieren, wer das »Ich« ist und was dieses »Ich« wirklich will. Viele Wünsche empfinden wir als echt und normal. Aber es sind Begierden, die daraus erwachsen, dass wir zu unseren wahren Wünschen nicht stehen. Im Beispiel gesprochen, wenn etwa Sexsüchtige nach sexuellen Erlebnissen streben, während sie eigentlich Liebe und Zuneigung suchen.

Jakobus schreibt über die Problematik, sich die eigentlichen Wünsche nicht einzugestehen: »Ihr seid begierig und erlangt's nicht;

ihr mordet und neidet und gewinnt nichts; ihr streitet und kämpft und habt nichts, weil ihr nicht bittet; ihr bittet und empfangt nichts, weil ihr in übler Absicht bittet, nämlich damit ihr's für eure Gelüste vergeuden könnt« (Jak 4,2-3).

Oft suchen wir nicht wirklich aktiv mit Gottes Hilfe unsere wahren Wünsche. Solange aber sind unsere Wünsche dann mit Dingen vermischt, die wir nicht wirklich brauchen. Gott ist an unseren Bedürfnissen interessiert; denn er hat sie geschaffen.

Bedenken Sie eine Aussage Gottes wie diese: Du erfüllst ihm seines Herzens Wunsch und verweigerst nicht, was sein Mund bittet. Denn du überschüttest ihn mit gutem Segen, du setzest eine goldene Krone auf sein Haupt« (Ps 21,3-14). »Habe deine Lust am Herrn, der wird dir geben, was dein Herz wünscht« (Ps 37,4).

Gott liebt es, seine Kinder zu beschenken, aber er ist ein weiser Vater. Er will sicher sein, dass seine Geschenke das Richtige für uns sind. Um zu wissen, worum wir bitten sollen, müssen wir wissen, wer wir in Gottes Augen sind, und was unsere wahren Motive sind. Wollen wir etwas, das unseren Stolz nährt und bloß unser Ego streichelt, bezweifle ich, dass Gott uns dies wirklich geben wird. Sollte es aber gut für uns sein, hat er großes Interesse daran.

Es wird uns aufgetragen, eine aktive Rolle darin zu spielen, unsere Wünsche zu erkennen (Phil 2,12-13; Pred 11,9; Mt 7,7-11). Wir müssen zu unseren Wünschen stehen und danach streben, um im Leben Erfüllung zu finden. »Wenn kommt, was man begehrt, tut es dem Herzen wohl« (Spr 13,19), aber es ist mit viel Arbeit verbunden!

Liebe

Unsere Fähigkeit, Liebe zu geben und zu empfangen, ist unsere größte Gabe. Das Herz, das Gott in seinem Bilde formte, ist das Zentrum unseres Daseins. Seine Fähigkeiten, sich der Liebe zu öffnen und Liebe ausfließen zu lassen, sind grundlegend für unser Leben.

Viele Menschen haben aus Verletzungen und Angst heraus Schwierigkeiten, zu lieben und sich lieben zu lassen. Da sie ihre Herzen anderen gegenüber verschlossen haben, fühlen sie sich leer und ohne Sinn. Die Bibel spricht klare Worte über beide Funktionen des Herzens: Dem Empfang von Gnade und Liebe nach innen, und dem Geben nach außen. Die Bibel beschreibt, wie wir lieben sollen: »Du sollst den Herrn, deinen Gott lieben von ganzem Herzen, von ganzer Seele und von ganzem Gemüt... Du sollst deinen Nächsten lieben wie dich selbst« (Mt 22,37+39). Und wie wir Liebe empfangen sollen: »O ihr Korinther, unser Mund hat sich euch gegenüber aufgetan, unser Herz ist weit geworden. Eng ist nicht der Raum, den ihr in uns habt; eng aber ist es in euren Herzen. Ich rede mit euch als mit meinen Kindern; stellt euch doch zu mir auch so, und macht euer Herz weit« (2Kor 6,11-13).

Unser Liebesorgan braucht sowohl das Hinein- wie auch das Hinausfließen von Lebenssaft, genau wie unser physisches Herz. Und wie sein körperliches Gegenstück, ist unsere Liebe wie ein Muskel, ein Vertrauensmuskel. Dieser Vertrauensmuskel muss benutzt werden, um in Übung zu bleiben; wenn er verletzt wird, wird er langsamer und schwach werden. Wir müssen die Verantwortung für diese Liebes-Funktion übernehmen und sie gebrauchen. Sowohl verdrängte wie auch zurückgewiesene Liebe kann uns innerlich töten.

Viele Menschen gestehen sich nicht ein, dass sie es selbst sind, die der Liebe widerstehen. Um sie herum wäre viel Liebe vorhanden, aber sie merken nicht, dass ihre Einsamkeit eine Folge ihrer fehlenden Reaktion darauf ist. Dabei sagen solche Menschen oft, dass die Liebe anderer nicht in sie »hineingelangen« kann. Mit dieser Aussage leugnen sie lediglich ihre Verantwortung, nicht reagiert zu haben. Wir taktieren unterschwellig, um unserer Verantwortung zu lieben auszuweichen; es ist nötig, dass wir unsere Herzen als unseren eigenen Besitz ansehen und an unseren Schwächen in dem Bereich arbeiten. Das wird uns das Leben eröffnen.

Für alle oben genannten Bereiche unserer Seele müssen wir Verantwortung übernehmen. Sie liegen innerhalb unserer Grenzen. Es ist nicht leicht für die Dinge zu sorgen, die innerhalb unserer Grenzen liegen; ebenso schwer ist es, anderen Menschen zu erlauben, für die Dinge verantwortlich zu sein, die wiederum innerhalb ihrer Grenzen liegen. Grenzen zu setzen und sie einzuhalten ist unter Umständen Schwerstarbeit.

Im nächsten Kapitel sehen wir, wie sich Probleme mit Grenzen klar erkennen lassen.

3. Probleme mit Grenzen

Am Ende eines ganztägigen Seminars, das wir über biblische Grenzen abgehalten hatten, meldete sich eine Frau und sagte: »Ich verstehe, dass ich Probleme mit Grenzen habe. Aber mein ehemaliger Mann ist derjenige, der eine Affäre hatte und all unser Geld mitnahm. Hat denn nicht er ein Problem mit Grenzen?« Es ist zuweilen naheliegend, Grenzen falsch zu interpretieren. Auf den ersten Blick erscheint es so, dass derjenige, der Schwierigkeiten hat, Begrenzungen zu setzen, Probleme mit Grenzen hat; jedoch haben auch Menschen, die die Begrenzungen anderer nicht respektieren, Probleme mit Grenzen. Die eben genannte Frau hat möglicherweise Probleme, Grenzen zu ziehen, aber zusätzlich hat ihr Mann ihre Grenzen nicht respektiert.

In diesem Kapitel werden die wichtigsten »Grenzenprobleme« beschrieben, damit Sie etwas haben, womit Sie schon einmal arbeiten können. Sie werden sehen, dass diese Probleme keinesfalls auf solche Menschen beschränkt sind, die »einfach nicht Nein sagen können.« *(Dabei werden wir – wie bereits auch geschehen – häufig davon sprechen, was es heißt, jemanden mit etwas zu »konfrontieren«. Damit ist nicht gemeint, einen Streit oder so zu suchen, sondern die Gegenüberstellung von Verhaltensmustern. Wenn also in diesem Buch davon die Rede ist, eine Person zu konfrontieren, heißt es einfach, dass man ihm sein Verhalten vor seine eigenen Augen führt.)*

Nachgiebige: zum Schlechten Ja sagen

»Darf ich Ihnen etwas Peinliches erzählen?« fragte mich Robert. Er war ein neuer Patient, der versuchte zu verstehen, warum er so schlecht den ständigen Forderungen seiner Frau die Stirn bieten konnte. Es war ihm schließlich zuviel geworden, bei dem Versuch, »mit den anderen mitzuhalten.«

»Ich war in meiner Familie der einzige Junge, das jüngste von vier Kindern. Es gab in unserem Haus eine eigenartige Doppelmoral in Bezug auf Streiten.« Robert räusperte sich schmerzhaft: »Meine Schwestern waren drei bis sieben Jahre älter als ich. Bis ich in der sechsten Klasse war, waren sie viel größer und stärker. Sie nutzten ihre Größe und Kraft aus und schlugen mich, bis ich blaue Flecken hatte. Sie haben mich wirklich verletzt.«

»Das Merkwürdigste an der ganzen Sache war die Einstellung meiner Eltern dazu. Sie sagten uns: ›Robert ist der Junge. Jungen schlagen Mädchen nicht. Das sind schlechte Manieren.‹ – Schlechte Manieren! Drei gegen einen, und zurückzuschlagen war schlechte Manieren?«

Robert unterbrach sich, er hatte gerade einen Teil der Gründe aufgedeckt, warum er mit seiner Frau Schwierigkeiten hatte.

Wenn Eltern ihren Kindern beibringen, dass es schlecht ist, nein zu sagen oder Grenzen zu setzen, lehren sie sie, dass andere mit ihnen tun können, was sie wollen. So schicken sie ihre Kinder schutzlos in eine Welt hinaus, die viel Böses enthält. Ungemach in der Gestalt von kontrollierenden, manipulierenden und sie ausnützenden Menschen. Böses in Form von Versuchungen.

Um in einer solch bösen Welt sicher zu sein, müssen Kinder das Recht haben, zu sagen: Nein! – Ich bin anderer Meinung – Ich will nicht – Ich werde es nicht tun – Hör auf! – Das tut weh! – Das ist nicht in Ordnung – Ich mag es nicht, wenn du mich dort anfasst.

Einem Kind die Fähigkeit zu nehmen, nein zu sagen, verkrüppelt dieses Kind unter Umständen fürs Leben. Erwachsene, die eine solche Behinderung ertragen wie Robert, haben diese erste Verletzung ihrer Grenzen erlitten: Sie sagen ja zu schlechten Dingen. Dieses Grenzenproblem wird auch Nachgiebigkeit genannt. Nachgiebige Menschen haben undeutliche und verwischte Grenzen; sie schmelzen förmlich in die Forderungen und Bedürfnisse anderer hinein. Sie können nicht allein und unabhängig von Menschen reagieren, die etwas von ihnen wollen. Zum Beispiel tun Nachgiebige so, als ob sie dieselben Restaurants und Filme toll finden wie ihre Freunde, nur »damit man miteinander auskommt«. Sie spielen ihre Differenzen mit anderen herunter, um bloß keine Unruhe zu verursachen. Nachgiebige sind wie Chamäleons. Nach einer Weile kann man sie kaum von ihrer Umgebung unterscheiden.

Dieses Unvermögen, nein zu sagen, beherrscht bald das ganze Leben. Nicht nur verhindert es, dass wir dem Bösen in unserem Leben Raum verwehren, es hält uns oft davon ab, das Böse überhaupt zu erkennen. Viele nachgiebige Menschen erkennen oft zu spät, dass sie in einer gefährlichen Beziehung leben oder in einer Beziehung ausgenützt werden. Ihr geistlicher und emotionaler »Radar« ist nicht in Ordnung; sie haben nicht diese wichtige Fähigkeit, ihr Herz zu behüten (Spr 4,23).

Ein solches Grenzenproblem lähmt die »Nein-Muskeln«. Immer wenn sie sich schützen sollten, indem sie Nein sagen, bleibt ihnen das Wort im Halse stecken. Das passiert aus verschiedenen Gründen: Furcht davor, den anderen in seinen Gefühlen zu verletzen, Furcht vor dem Verlassenwerden und Getrenntsein, Furcht vor dem Zorn des anderen, Furcht vor Strafe, vor Beschämung, Furcht davor, als schlecht oder egoistisch angesehen zu werden, oder davor, ungeistlich zu sein und die Furcht vor dem eigenen überkritischen, überstrengen Gewissen.

Diese letzte Furcht wird eigentlich als Schuld empfunden. Menschen, die ein überstrenges, kritisches Gewissen haben, verurteilen sich selbst für Dinge, für die Gott sie nicht verurteilt. Mit Paulus Worten: »Weil ihr Gewissen schwach ist, ist es befleckt« (1Kor 8,7). Zu ängstlich, um ihren unbiblischen und kritischen inneren Ankläger zu konfrontieren, ziehen sie die entsprechenden Grenzen enger. Wenn wir Schuldgefühlen nachgeben, kommen wir einem strengen Gewissen nach. Diese Furcht davor, einem überstrengen Gewissen nicht zu gehorchen, wird zur Unfähigkeit, auf Gegenkurs zu gehen. Wir sagen zu Schlechtem ja, weil wir sonst noch mehr Schuldgefühle haben würden. Die biblische Weise nachzugeben muss von dieser Art der Nachgiebigkeit unterschieden werden. In Matthäus 9,13 sagt uns Gott: »Ich habe Wohlgefallen an Barmherzigkeit und nicht am Opfer.« Mit anderen Worten, Gott will, dass wir von innen nach außen nachgiebig sind (barmherzig), nicht außen nachgiebig und innen unwillig (opfernd). Nachgiebige akzeptieren zu viele Verantwortlichkeiten und setzen zuwenig Grenzen, nicht weil sie das frei wählen, sondern weil sie Angst haben.

Vermeider: zum Guten Nein sagen

Im Wohnzimmer wurde es plötzlich sehr still. Auf einmal hatte die Bibelstundengruppe, die sich seit einigen Wochen im Hause der Graigs traf, einen sehr intimen Charakter angenommen. Heute Abend begannen die fünf teilnehmenden Paare damit, einander echte Schwierigkeiten in ihrem Leben mitzuteilen, nicht nur die üblichen Bitten, »für Tante

Sarah zu beten«. Es gab sogar Tränen, und echter Zuspruch, nicht nur wohlgemeinte Ratschläge wurden angeboten. Jeder der Anwesenden außer der Gastgeberin, Rahel, hatte etwas gesagt.

Rahel war diejenige gewesen, die diese Bibelstunde angeschoben hatte. Sie und ihr Mann Joe hatten den Ablauf ausgearbeitet, die anderen Paare angesprochen und ihr Heim als Veranstaltungsort angeboten. Weil sie aber in der Leiterrolle verfangen war, hatte Rahel sich nie geöffnet und über ihre inneren Kämpfe gesprochen. Sie vermied immer die Gelegenheit dazu, versuchte stattdessen die anderen zu ermutigen. Heute abend aber erwarteten die anderen auch etwas von ihr.

Rahel räusperte sich. Schließlich sagte sie: »Nachdem wir heute Abend von so vielen Problemen gehört haben, glaube ich, dass der Herr mir sagt, dass meine Schwierigkeiten im Vergleich zu dem, womit ihr alle zu kämpfen habt, ein Nichts sind. Es wäre egoistisch, Zeit damit zu vertun, über meine kleinen Probleme zu sprechen. Also ... wer möchte Nachtisch?«

Keiner sprach. Aber auf jedem Gesicht zeichnete sich eine gewisse Enttäuschung ab. Wieder war Rahel der Chance ausgewichen, sich von anderen lieben zu lassen, so wie sie von ihr geliebt worden waren. Dieses zweite Grenzenproblem heißt: Vermeidung, zum Guten Nein sagen. Es ist die Unfähigkeit, um Hilfe zu bitten, die eigenen Bedürfnisse zu erkennen, andere hineinzulassen. Vermeider ziehen sich zurück, wenn sie in Not sind; sie bitten nicht um die Hilfe anderer.

Warum ist Vermeidung ein Grenzenproblem? Man verwechselt Grenzen mit Mauern. Grenzen müssen »atmen« können, das heißt, wie Zäune mit Toren sein, die das Gute hereinlassen und das Böse hinauslassen können. Menschen mit Mauern als Grenzen können weder Gutes noch Böses hineinlassen. Keiner und nichts berührt sie. Gott hat unsere persönlichen Grenzen so konstruiert, dass sie Tore haben. Wir sollten die Freiheit haben, sichere Beziehungen zu genießen und den destruktiven aus dem Weg zu gehen. Gott lässt uns ja sogar die Freiheit, ihn hineinzulassen oder uns ihm zu verschließen: »Siehe, ich stehe vor der Tür und klopfe an. Wenn jemand meine Stimme hören wird und die Tür auftun, zu dem werde ich hineingehen und das Abendmahl mit ihm halten und er mit mir« (Offb 3,20).

Gott hat kein Interesse daran, unsere Grenzen zu verletzen, wenn er mit uns reden will. Es ist wieder eine Sache unserer Verantwortung, uns ihm mit unseren Bedürfnissen und unserer Buße zu öffnen. Für Vermeider jedoch ist es nur schwer möglich, sich Gott oder anderen Menschen zu öffnen. Die ziemlich undurchlässigen Grenzen der Vermeider machen diese unbeugsam, selbst den gottgegebenen Bedürfnissen gegenüber. Sie erleben ihre Probleme und berechtigten Bedürfnisse als schlecht, zerstörerisch oder verwerflich, als wären sie nicht berechtigt, sich Gottes Hilfe zu bedienen.

Manche Menschen sind sowohl Nachgiebige wie auch Vermeider. Beispiel: Wenn jemand vier Stunden Zeit von mir braucht, kann ich nicht Nein sagen. Wenn ich jemanden für zehn Minuten brauche, traue ich mich nicht, ihn darum zu bitten. Es muss also irgendeine Möglichkeit geben, die falsche Programmierung in meinem Kopf auszutauschen.

Dieses Dilemma wird von vielen Erwachsenen geteilt. Entweder man sagt »Ja« zum Schlechten (Nachgiebigkeit) und sagt »Nein« zum Guten (Vermeidung). Menschen, die diese beiden Grenzenprobleme haben, können das Böse nicht abwehren, und sie sind zusätzlich nicht in der Lage, das Gute anzunehmen, das sie anderen so bereitwillig zukommen lassen. Sie fühlen sich ständig ausgelaugt, ohne die verlorene Energie wieder auftanken zu können. Nachgiebige Vermeider leiden an »vertauschten Grenzen«. Sie haben da Grenzen, wo sie keine haben sollten, und dort keine, wo sie sie brauchen.

Beherrscher: anderer Grenzen nicht respektieren

»Was soll das heißen, du hörst auf? Du kannst doch jetzt nicht gehen!« Steve schaute seinen Assistenten erbost an. Frank hatte schon etliche Jahre für Steve gearbeitet und hatte jetzt endgültig die Nase voll. Er hatte sich ganz in seine Arbeit eingebracht, aber Steve wusste einfach nicht, wann genug war.

Immer und immer wieder hatte Steve verlangt, dass Frank unbezahlte Überstunden im Büro verbringen sollte, um an wichtigen Terminprojekten zu arbeiten. Frank hatte sogar zweimal seinen Urlaub verlegt, weil Steve darauf beharrte. Aber der Tropfen, der das Fass zum Überlaufen brachte, war, dass Steve anfing, Frank zu Hause anzurufen. Einen gelegentlichen Anruf konnte Frank ja noch verstehen. Aber inzwischen musste die Familie fast jeden

Abend mit dem Abendessen warten, während der Chef mit Frank telefonierte.

Frank hatte mehrmals versucht, mit Steve über dieses Überschreiten seiner Arbeitszeit zu sprechen. Aber Steve hatte nie richtig verstanden, wie ausgebrannt Frank durch diese Praxis bereits war. Schließlich brauchte er Frank. Frank ließ ihn erfolgreich aussehen. Und es war so einfach, ihn dazu zu bringen, härter zu arbeiten. Steve hat ein Problem damit, die Grenzen anderer zu hören und zu akzeptieren. Für Steve ist ein Nein einfach nur eine Herausforderung, denjenigen dazu zu bringen, seine Meinung zu ändern. Dieses Grenzenproblem wird Beherrschung genannt. Beherrscher können die Begrenzungen anderer einfach nicht respektieren. Sie wehren sich dagegen, die Verantwortung für ihr eigenes Leben zu übernehmen, und entwickeln daher eine Überreaktion, andere auszunutzen, um ihre Unfähigkeit zu verbergen.

Beherrscher glauben den alten Spruch, der im Marketing benutzt wird: »nein« heißt »vielleicht«, und »vielleicht« heißt »ja«. Das mag bei dem Verkauf eines Produkts möglicherweise funktionieren, es kann aber in Beziehungen Chaos anrichten. Beherrscher werden als Tyrannen empfunden, manipulativ und aggressiv.

Das Hauptproblem von Menschen, die kein Nein hören können – was etwas anderes ist, als nicht Nein sagen können –, ist, dass sie dazu neigen, die Verantwortung für ihr Leben auf andere zu projizieren. Sie benutzen verschiedene Arten der Kontrolle, um andere dazu zu bringen, die Last zu tragen, die Gott für sie alleine bestimmt hat.

Erinnern Sie sich an das »Felsbrocken und Rucksack«-Beispiel aus Kapitel 2? Beherrscher suchen jemanden, der ihren Rucksack (persönliche Verantwortung) zusätzlich zu ihren Felsbrocken (Krisen und erdrückende Bürden) trägt. Hätte Steve seinen eigenen Anteil an seinem Job selbst getragen, wäre Frank sicher gerne bereit gewesen, von Zeit zu Zeit Überstunden zu machen. Aber der Druck, für Steves Unverantwortlichkeit als Arbeitgeber auch noch einstehen zu müssen, brachte auch ein geduldiges Talent dazu, sich anderswo Arbeit zu suchen.

Beherrscher teilen sich in zwei Kategorien ein:

1. Aggressive Beherrscher

Diese Menschen hören ganz offensichtlich nicht auf die Grenzen anderer. Sie überrollen die Zäune ihrer Mitmenschen wie ein Panzer.

Manchmal misshandeln sie ihre Opfer verbal, manchmal körperlich. Aber meistens ist ihnen überhaupt nicht bewusst, dass andere Grenzen haben. Es ist, als ob sie in einer ‚Ja-Welt« leben. Es gibt keinen Raum für eines anderen Nein. Sie versuchen, andere dazu zu bewegen, sich zu verändern, die Welt zu zwingen, sich ihrer Vorstellung davon, wie sie sein sollte, anzupassen. Sie ignorieren einfach ihre eigene Verantwortung, andere so zu akzeptieren, wie sie sind.

Petrus ist ein Beispiel für diesen Typus. Jesus war dabei, den Aposteln von seinem bevorstehenden Leiden, Tod und seiner Auferstehung zu erzählen. Petrus nahm Jesus beiseite und fing an, ihn zu ermahnen. Aber Jesus rügte Petrus, indem er sagte: »Geh weg von mir, Satan! denn du meinst nicht, was göttlich, sondern was menschlich ist« (Mk 8,33).

Petrus wollte die Grenzen Jesu nicht akzeptieren. Jesus konfrontierte ihn sofort mit dieser Übertretung seiner Grenzen.

2. Manipulative Beherrscher

Nicht ganz so offensichtlich wie die aggressiven Beherrscher, versuchen die manipulativen Beherrscher, anderen ihre Grenzen auszureden. Sie überreden andere zu einem Ja. Sie manipulieren indirekt Umstände, um ihren Willen durchzusetzen. Sie verführen andere dazu, ihre Bürden zu tragen. Sie benutzen Schuldbotschaften. Jakobs Sohn Isaak brachte seinen Bruder Esau dazu, sein Geburtsrecht aufzugeben (1. Mose 25,29-34), und täuschte seinen Vater, damit er Esaus Segen über ihn aussprach (1. Mose 27,1-29). Tatsächlich bedeutet sein Name »der Täuscher«. Er benutzte zahlreiche Male seine Listigkeit dazu, die Grenzen anderer zu umgehen.

Jakob wurde erst geholfen, aus seiner manipulativen Grenzenlosigkeit herauszukommen, als Gott ihm in einer menschlichen Form gegenübertrat (1. Mose 32,24-32). Gott rang mit Jakob die ganze Nacht und gab ihm danach den neuen Namen Israel. Das Wort Israel bedeutet »der mit Gott kämpft«.

Und Jakob veränderte sich. Er wurde weniger hinterlistig und dafür ehrlicher. Seine Aggressivität wurde klarer, so wie es sein neuer Name auch ausdrückte. Er begann zu seiner Kampflust zu stehen. Erst wenn ein manipulativer Beherrscher mit seiner Art von Unehrlichkeit konfrontiert wird, kann er dafür Verantwortung übernehmen. Er kann Buße tun und seine eigenen und die Grenzen anderer akzeptieren lernen.

Manipulatoren streiten ihren Wunsch, andere zu kontrollieren, ab; sie stehen nicht zu ihrem Egoismus. Sie sind wie die ehebrecherische Frau aus den Sprüchen: »Sie verschlingt und wischt sich den Mund und spricht: Ich habe nichts Böses getan« (Spr 30,20).

Ob man es glaubt oder nicht, auch Nachgiebige und Vermeider können Beherrscher sein. Sie tendieren jedoch eher dazu, manipulativ zu sein als aggressiv. Wenn, zum Beispiel, nachgiebige Vermeider die emotionale Unterstützung eines Freundes brauchen, tun sie ihm vielleicht einen Gefallen. Sie hoffen, Liebe zurückzuerhalten, weil sie sich liebevoll verhalten. Also warten sie dann darauf, dass ein Gefallen erwidert wird. Und manchmal warten sie jahrelang. Besonders, wenn sie den Gefallen jemandem erwiesen haben, der ihr Spiel nicht durchschaut.

Was stimmt nicht bei diesem Typ? Es ist kein Bild der Liebe. Die Liebe, von der Gott spricht, wartet nicht auf eine Rückzahlung: »Sie sucht nicht das Ihre« (1Kor 13,5). Sich um jemanden zu kümmern, damit derjenige sich um mich kümmert, ist einfach eine indirekte Art, jemanden zu beherrschen. Sollten Sie jemals am »empfangenden« Ende eines solchen Manövers gewesen sein, werden Sie das gut verstehen. In einem Moment haben Sie das Kompliment oder den Gefallen angenommen – im nächsten Moment haben Sie jemandes Gefühle verletzt, weil es Ihnen nicht gelungen ist, das daranhängende Preisschildchen zu entziffern.

Verletzungen der Grenzen

Jetzt fragen Sie sich möglicherweise: »Moment mal! Wie können Beherrscher ›verletzt‹ genannt werden? Sie sind es, die verletzen, nicht umgekehrt!« Tatsächlich fügen Beherrscher anderen viel Schaden zu, aber sie haben auch Grenzenprobleme. Lassen Sie uns einen Blick darauf werfen, was unter der Oberfläche vor sich geht.

Beherrscher sind undisziplinierte Menschen. Sie sind in nur geringem Maße dazu fähig, ihre Impulse oder Wünsche einzudämmen. Obwohl es so aussieht, dass sie »kriegen, was sie im Leben wollen«, sind sie weiterhin Sklaven ihrer Begierden. Die Befriedigung ihre Wünsche hinauszuzögern ist für sie kaum möglich. Das ist der Grund, warum sie das Wort nein von anderen nicht hören können. Sie haben es dringend nötig, auf die Grenzen anderer hören zu lernen, damit sie ihre eigenen erkennen. Beherrscher sind auch in ihrer Fähigkeit, die Verantwortung für ihr Leben zu übernehmen, begrenzt. Da sie sich auf das Tyrannisieren und indirekte Manipulieren verlassen haben, können sie im Leben nicht alleine zurechtkommen. Es gibt für sie nur eine Abhilfe: Man muss Beherrscher die Konsequenzen ihrer Unverantwortlichkeit spüren lassen.

Und letztendlich sind Beherrscher isoliert. Menschen bleiben nur aus Angst, Schuldgefühlen oder Abhängigkeit bei ihnen. Wenn sie ehrlich sind, fühlen sich Beherrscher selten geliebt. Warum? Weil sie in ihrem Herzen wissen, dass der einzige Grund, weswegen Menschen mit ihnen Zeit verbringen, der ist, dass sie die Fäden ziehen. Sollten sie aufhören, zu drohen oder zu manipulieren, würden sie verlassen werden. Und irgendwo tief in ihrem Innern ist ihnen ihre Isolation bewusst. »Furcht ist nicht in der Liebe, sondern die vollkommene Liebe treibt die Furcht aus« (1 Joh 4,18). Wir können andere nicht terrorisieren oder in ihnen Schuldgefühle erwecken und gleichzeitig von ihnen geliebt werden.

Unzugängliche: die Bedürfnisse anderer nicht wahrnehmen

Brendas Stimme zitterte: »Meistens habe ich bei Mike eine dicke Haut. Aber scheinbar haben die letzten paar Wochen voller Probleme mit den Kindern und dem Stress auf der Arbeit mich sehr empfindlich gemacht. Dieses Mal hat seine Reaktion mich nicht zornig gemacht. Es tat einfach weh. Sehr weh.«

Brenda erzählte von einem Ehestreit. Insgesamt hielt sie ihre Ehe mit Mike für eine gute. Er sorgte für sie, war aktiver Christ und ein kompetenter Vater. Aber die Beziehung erlaubte keinen Raum für ihre Verletzungen oder Bedürfnisse.

Die Begebenheit, von der Brenda erzählte, hatte recht unverfänglich begonnen. Sie und Mike hatten sich im Schlafzimmer unterhalten, nachdem sie die Kinder ins Bett gebracht hatten. Brenda fing an, von ihren Ängsten in der Kindererziehung und den Gefühlen des Unvermögens auf der Arbeit zu erzählen.

Ohne Vorwarnung drehte sich Mike zu ihr um und sagte: »Wenn dir nicht gefällt, wie du dich fühlst, ändere einfach deine Gefühle. Das Leben ist hart. Also, sieh zu, wie du damit fertig wirst!« Brenda war am Boden zerstört. Sie hätte wohl mit einer solchen Zurückweisung rechnen müssen. Es war ja ohnehin nicht einfach für sie, ihre Bedürftigkeit auszudrücken, besonders bei Mikes Art. Jetzt hatte sie das Gefühl, dass Mike ihre Gefühle auch noch zertrümmert hatte. Er hatte scheinbar überhaupt kein Verständnis für ihre Schwierigkeiten – und wollte es anscheinend auch nicht.

Wie kann dies ein Grenzenproblem sein? Ist das nicht reine Gefühllosigkeit? Zum Teil ja, aber es ist nicht nur das. Denken Sie daran, dass Grenzen nur ein Weg sind, den Bereich unserer Verantwortlichkeit zu beschreiben: das, wofür wir verantwortlich sind und wofür nicht. Obwohl wir nicht die Verantwortung für die Gefühle, Einstellungen und Handlungen anderer übernehmen sollten, haben wir doch eine gewisse Verantwortung füreinander. Mike hat eine Verantwortung Brenda gegenüber, nämlich in eine Beziehung zu ihr zu treten, nicht nur als Ernährer und als Erziehungspartner, sondern auch als liebender Ehepartner. Eine emotionale Bindung mit Brenda einzugehen, ist ein Teil davon sie zu lieben wie sich selbst (Eph 5,28+33). Er ist nicht verantwortlich für ihr emotionales Wohlergehen. Er ist jedoch ihr gegenüber verantwortlich. Seine Unfähigkeit, auf ihre Bedürfnisse einzugehen, bedeutet, dass er seine Verantwortung vernachlässigt.

Solche Menschen werden als »unzugänglich« angesehen, weil sie auf die Verantwortlichkeiten im Zusammenhang mit ihrer Liebe nicht ausreichend eingehen. Sie handeln entgegensetzt dem Muster, das im Buch der Sprüche 3,27 aufgezeichnet ist: »Weigere dich nicht, dem Bedürftigen Gutes zu tun, wenn deine Hand es vermag.« (Dieser letzte Teil »wenn deine Hand es vermag« hat mit unseren Möglichkeiten und unserer Verfügbarkeit zu tun.) Ein anderer wichtiger Vers in diesem Zusammenhang ist: »Ist's möglich, soviel an euch liegt, so habt mit allen Menschen Frieden« (Röm 12,18). Achten Sie hier wieder auf die Bedingung: »soweit es an euch liegt«. Wir können nicht jemandem Frieden bringen, der ihn nicht haben will.

Beide oben genannten Verse beinhalten dieselbe Idee: Wir sind anderen, die Gott in unser Leben stellt, gegenüber verantwortlich, unter bestimmten Voraussetzungen zu helfen und uns um sie zu kümmern. Uns zu weigern, dies zu tun, wenn es innerhalb unserer entsprechenden Möglichkeiten liegt, kann ein Grenzenproblem sein.

Unzugängliche Menschen teilen sich in zwei Gruppen auf:

1. *Diejenigen mit einem kritischen Geist gegenüber den Bedürfnissen* anderer. Also die Projektion unserer Ablehnung der eigenen Bedürfnisse auf andere – das ist ein Problem, das schon Jesus in Matthäus 7,1-5 anspricht. Solche Menschen hassen es, unvollkommen zu sein. Und die Bedürfnisse anderer zu beachten ist ihnen gerade noch zu viel.

2. *Diejenigen, die so vertieft in ihre eigenen Wünsche und Bedürfnisse sind, dass sie andere einfach ausschließen (eine Form falscher Selbstliebe).* Diese Eigenliebe darf nicht mit der gottgewollten Übernahme von Verantwortung für die eigenen Bedürfnisse, um dann andere lieben zu können, verwechselt werden: »Und ein jeder sehe nicht auf das Seine, sondern auch auf das, was dem anderen dient« (Phil 2,4). Gott möchte, dass wir uns um uns selbst kümmern, damit wir anderen helfen können, ohne selbst in eine Krise zu geraten.

Beherrscher und Unzugängliche

Beherrschende Unzugängliche sind eine weitere Erscheinungsform; sie können nur schwer über den eigenen Tellerrand schauen. Sie sehen andere als die Verantwortlichen für ihre Schwierigkeiten und suchen nach jemandem, der für sie sorgt. Sie neigen Menschen zu, die verschwommene Grenzen haben und naturgemäß viel Verantwortung in der Beziehung übernehmen und sich nicht darüber beklagen werden.

Es ist wie ein Witz: Was passiert, wenn ein Mensch, der andere gerne auferbaut und anspornt, auf einen trifft, der andere beherrscht und unsensibel ist? Antwort: sie heiraten! Tatsächlich ergibt dieses Muster sogar einen Sinn. Nachgiebige Vermeider suchen jemanden, den sie reparieren können. Dies ermöglicht ihnen, weiterhin ja zu sagen, ohne an ihren eigenen Bedürfnissen arbeiten zu müssen. Wer passt da besser als ein beherrschender Unzugänglicher? Solche halten Ausschau nach jemand, der ihnen die Verantwortung abnimmt. Wer sonst also, als ein nachgiebiger Vermeider, wird sie anziehen?

Folgende Tabelle zeigt die vier Arten von Grenzenproblemen. Sie wird Ihnen helfen, zu erkennen, mit welcher Art von Grenzenproblemen Sie möglicherweise kämpfen.

Zusammenfassung von Grenzenproblemen

	Nicht sagen können	Nicht hören können
Nein	*Der Nachgiebige* Fühlt sich von anderen kontrolliert oder hat Schuldgefühle; kann keine Grenzen setzen	*Der Kontrollierende* Aggressiv; verletzt auf manipulative Art die Grenzen anderer
Ja	*Der Unzugängliche* Setzt Grenzen gegen die Verantwortung zu lieben	*Der Vermeider* Setzt Grenzen gegen das Empfangen von anderen

Probleme mit Funktions- und Beziehungsgrenzen

Ein letztes Grenzenproblem hat mit dem Unterscheiden zwischen Funktions- und Beziehungsgrenzen zu tun. Funktionsgrenzen beziehen sich auf eine Aufgabe, ein Projekt oder einen anderen Teilbereich. Hier geht es um Leistung, Disziplin, Initiative und Planung. Beziehungsgrenzen haben mit den Menschen zu tun.

Man kann es auch so beschreiben, dass Funktionsgrenzen unsere »Martha-Seite« ansprechen und Beziehungsgrenzen unsere »Maria-Seite« (Lk 10,38-42). Maria und Martha waren Freunde von Jesus. Martha bereitete das Essen, während Maria zu Jesu Füßen saß. Als Martha sich beschwerte, dass Maria ihr nicht half, sagte Jesus: »Maria hat das bessere gewählt« (V. 42). Er meinte nicht, dass Marthas Beschäftigung schlecht war; es war nur die falsche Sache zur falschen Zeit.

Viele Menschen haben gute Funktionsgrenzen, aber schlechte Grenzen in ihren Beziehungen. Das heißt, sie sind fähig, starke Leistungen zu bringen, aber sie haben möglicherweise Schwierigkeiten, ihrem Freund zu sagen, wie sehr es sie stört, dass er immer zu spät kommt. Umgekehrt geschieht das genauso. Manche können sehr offen darüber sein, was sie an anderen stört, aber morgens nicht rechtzeitig aus dem Bett kommen, um zur Arbeit zu gehen.

Nach diesem Überblick über die Arten von Grenzen ist die nächste Frage natürlich: Wie entwickelt man Grenzen? Warum haben manche Menschen natürliche Grenzen und andere überhaupt keine? Wie so oft, hat dies viel mit der Familie zu tun, in der man aufgewachsen ist.

4. Wie Grenzen entwickelt werden

Jim hatte noch nie Nein sagen können, seinem Vorgesetzen auf der Arbeit schon gar nicht. Er hatte sich in die Position eines Geschäftsleiters bei einer angesehenen Firma hochgearbeitet. Seine Verlässlichkeit hatte ihm den Ruf eingetragen, alles geradebiegen zu können.

Aber seine Kinder erlebten ihn nicht als einen Vater, auf den Verlass ist, und empfanden ihn eher als Phantom. Jim war nie zu Hause. Alles geradebiegen zu können bedeutete natürlich viele Überstunden in der Firma. Es bedeutete Geschäftsessen an mehreren Abenden der Woche, und Wochenenden unterwegs, obwohl er den Kindern Anglerausflüge und Zoobesuche versprach.

Es gefiel Jim nicht, so oft weg zu sein, aber er rechtfertigte es vor sich selbst, indem er dachte: »Das ist halt mein Beitrag zum Wohl der Kinder, meine Art, ihnen ein gutes Leben zu ermöglichen.« Seine Frau Alice hatte die ›vaterlosen Mahlzeiten‹ rationalisiert, indem sie den Kindern (und sich selber) sagte: »Das ist eben Papas Art, uns zu zeigen, dass er uns liebt.« Fast glaubte sie es auch.

Schließlich hatte Alice aber genug. Eines Abends konfrontierte sie Jim: »Ich fühle mich wie eine alleinerziehende Mutter, Jim. Eine Weile lang habe ich dich vermisst, aber jetzt fühle ich gar nichts mehr.«

Jim konnte ihr nicht in die Augen sehen: »Ich weiß, ich weiß, Schatz«, sagte er. »Ich würde wirklich gerne mehr absagen, aber es ist einfach so schwer …«

Alice unterbrach ihn: »Ich weiß, zu wem du Nein sagen kannst – zu mir und den Kindern!«

Mit diesem Satz zerbrach etwas tief in Jims Seele. Ihn überkam ein tiefes Gefühl des Schmerzes, der Schuld und der Scham, von Hilflosigkeit und Zorn.

Die Worte sprudelten nur so aus ihm heraus: »Denkst du denn, es gefällt mir, immer anderen nachzugeben?«

»Glaubst du denn im Ernst, es gefällt mir, meine Familie immer zu enttäuschen?« Er hielt inne und versuchte, seine Fassung wiederzugewinnen. »Mein ganzes Leben lang ist es so gewesen, Alice. Ich habe immer befürchtet, Menschen zu enttäuschen. Ich hasse diesen Teil von mir. Wie bin ich nur so geworden?«

Wie ist Jim so geworden? Er liebte seine Familie. Das Letzte, was er tun wollte, war seine wichtigsten Beziehungen, zu Frau und Kindern, zu vernachlässigen. Jims Probleme fingen nicht an seinem Hochzeitstag an. Sie entwickelten sich mit Sicherheit schon während seiner frühesten Beziehungen – in seiner Kindheit. Diese Frühprägungen waren jetzt aber bereits ein fester Bestandteil seiner Charakterstruktur.

Wie entwickelt sich die Fähigkeit, Grenzen zu setzen? Diese Frage ist die Grundlage für dieses Kapitel. Jeder muss einmal bei sich anfangen, zu verstehen, wo seine eigenen Grenzen anfingen zu zerbröckeln oder sich festzuklopfen – und wie man sie reparieren kann. Während Sie die folgenden Abschnitte lesen, behalten Sie Davids Gebet über sein Leben und seine Entwicklung im Gedächtnis: »Erforsche mich, Gott, und erkenne mein Herz; prüfe mich und erkenne, wie ich's meine. Und sieh, ob ich auf bösem Wege bin, und leite mich auf ewigem Wege« (Ps 139,23-24).

Es ist Gottes Wunsch für jeden von uns, dass wir erkennen, wo unsere Verletzungen und Defizite sind, ob sie nun von einem selber oder von anderen verursacht worden sind. Bitten Sie Gott, Ihnen klar zu zeigen, welche wichtigen Beziehungen und Einflüsse zu Ihren Schwierigkeiten mit Grenzen beigetragen haben. Die Vergangenheit ist Ihr Helfer, wenn es darum geht, Ihre Gegenwart zu reparieren und eine bessere Zukunft sicherzustellen.

Die Entwicklung von Grenzen

Vielleicht kennen Sie den Spruch: »Wahnsinn ist vererbbar. Man erbt ihn von seinen Kindern.« Grenzen werden jedenfalls nicht geerbt. Sie werden aufgebaut. Um die ehrlichen, verantwortungsvollen, freien und liebenden Menschen zu sein, als die Gott uns haben will, müssen wir von Kindheit an Begrenzungen erleben, aber im gesunden Sinn. Die Entwicklung solcher Grenzen ist ein fortlaufender Prozess, die entscheidenden Phasen liegen jedoch in unseren frühen Lebensjahren, in denen unser Charakter geformt wird.

Die Bibel gibt Eltern den Rat: »Gewöhne einen Knaben an seinen Weg, so lässt er auch nicht davon, wenn er alt wird« (Spr 22,6).

Viele Eltern missverstehen diesen Vers. Sie glauben, dass »an seinen Weg« heißt, »an den Weg, den wir für ihn richtig halten«. Hier kann man schon erkennen, wo Probleme mit Grenzen anfangen, sich zu entwickeln. Der Vers bedeutet eigentlich »der Weg, den Gott für ihn geplant hat«. Mit anderen Worten, gute Kindererziehung bedeutet nicht, das Kind emotional zum »perfekten Kind« zurechtzustutzen. Sie bedeutet, dem Kind helfen zu entdecken, was Gott will, und es darin zu unterstützen, dieses Ziel zu erreichen. Die Bibel spricht von bestimmten Lebensabschnitten. Johannes schreibt an »Kinder«, »junge Männer« und »Väter«. Jede Gruppe hat ganz bestimmte Aufgaben (1Joh 2,12-13).

Grenzen entwickeln sich auch in bestimmten erkennbaren Phasen. Tatsächlich können Experten der Kindesentwicklung bei der Beobachtung von Babys und Kleinkindern in der Interaktion mit ihren Eltern die spezifischen Phasen der Entwicklung von Grenzen erkennen.

Bindung: die Grundlage für Grenzen

Wendy konnte es einfach nicht verstehen. Irgendwie klappte das alles nicht. Die ganzen Bücher über Mitabhängigkeit. Die vielen Kassetten über Selbstbehauptung. Die ganzen Selbstgespräche darüber, dass sie mehr konfrontieren sollte. Trotzdem schmolzen all die Ratschläge und Selbsthilfetechniken dahin wie Schnee in der Sonne, wenn sie mit ihrer Mutter telefonierte. Eine typische Unterhaltung über Wendys Kinder endete immer damit, dass ihre Mutter Wendys Erziehungsstil analysierte. »Ich bin schon länger als du eine Mutter«, kam dann, »mach's so, wie ich dir sage.« Wendy war über solche Ratschläge erbittert. Es ging nicht darum, dass sie für Rat nicht offen wäre – weiß Gott, dass sie Rat nötig hatte. Es war nur, dass ihre Mutter ihre Art für die einzig richtige hielt. Wendy wollte eine neue Beziehung zu ihrer Mutter. Sie wollte – nachdem sie schon lange nicht mehr nur Tochter, sondern nun selber Mutter war – endlich einmal ehrlich Mutters Beeinflussungsversuche, ihre versteckten Herabsetzungen und diesen Starrsinn ansprechen können. Wendy wollte eine Freundschaft mit ihrer Mutter, von Erwachsenem zu Erwachsenem. Aber solche Worte wollten nicht über ihre Lippen kommen. Sie schrieb Briefe, um ihre Gefühle zu erklären. Sie legte sich alles vor dem Telefonieren zurecht. Aber wenn Gelegenheit gewesen wäre, geriet sie in Panik und schwieg. In Gegenwart ihrer Mutter fügte sie sich gut in ihre Rolle der nachgiebigen, dankbaren Tochter. Erst später, wenn es ihr hochkam, wurde ihr wieder bewusst, dass sie schon wieder so behandelt worden war. Sie verlor allmählich die Hoffnung, dass es jemals anders sein würde. Wendys Schwierigkeiten verdeutlichen wieder dieses Grundbedürfnis, das wir alle haben, wenn es darum geht, notwendige Grenzen zu errichten. Egal, wieviel Sie sich selber Mut zusprechen, Lektüre zulegen, lernen oder üben, – Sie können ohne Hilfe anderer und Gottes keine Grenzen setzen oder entwickeln. Sie brauchen nicht einmal anfangen zu versuchen, Grenzen zu ziehen, bevor Sie nicht das praktische Bewährungsfeld in die Tiefe gehender, anhaltender Bindungen zu Menschen erfahren, die Sie lieben werden, egal was auf Sie zukommt.

Unser tiefstes Bedürfnis ist es, wohin zu gehören, in Beziehung zu stehen, ein emotionales und geistliches Zuhause zu haben. Es liegt bereits auch in Gottes Natur, in Beziehung zu stehen: »Gott ist Liebe« behauptet 1Johannes 4,16. Liebe bedeutet Beziehung – die sorgende, verpflichtende Bindung eines Menschen mit einem anderen. Verbundenheit ist ein Grundbedürfnis des Menschen. Als Gott meinte, dass es sogar in seinem neuen, perfekten Universum »nicht gut ist, dass der Mensch allein sei«, sprach er nicht nur von der Ehe. Er sprach von Beziehung – andere Menschen außerhalb uns selbst, denen wir vertrauen und bei denen wir ein gegenseitiges Verhältnis erfahren.

Wir sind auf Beziehungen angelegt. Bindung ist das Fundament unserer Seele. Wenn dieses Fundament Risse oder Fehler bekommt, können unmöglich Grenzen entwickelt werden. Warum? Wenn wir keine Beziehungen haben, haben wir in einem Konflikt, wie ihn jeder zwangsläufig in dieser Welt früher oder später erfährt, keinen Zufluchtsort. Wenn wir uns nicht sicher sind, dass wir geliebt sind, sind wir gezwungen, uns zwischen zwei schlechten Möglichkeiten zu entscheiden:

1. *Wir setzen Grenzen, aber befürchten den Verlust einer Beziehung.* Diese Furcht hatte Wendy. Sie befürchtete, dass ihre Mutter sie zurückweisen und sie allein und isoliert sein würde. Sie brauchte offensichtlich noch eine Art Verbindung zu ihrer Mutter, bei der sie sich sicher fühlte.

2. *Wir setzen keine Grenzen und bleiben ein Gefangener der Wünsche eines anderen.* Dadurch, dass Wendy ihrer Mutter keine Grenzen setzte, blieb sie eine Gefangene der Wünsche ihrer Mutter. Der erste notwendige Entwicklungsschritt eines Säuglings ist eine Bindung an Mutter und Vater. Es muss lernen, dass er willkommen und in der Welt sicher ist. Um diese Bindung mit ihrem Baby zu vollziehen, müssen Vater und Mutter eine beständige, warme, liebende und vorhersehbare emotionale Umgebung schaffen. Während dieser Phase ist es Aufgabe der Mutter, das Kind dazu zu bringen, eine Beziehung mit der Welt einzugehen – über die Bindung an sie. (Das ist in der Regel die Aufgabe der Mutter, aber der Vater oder ein anderer Betreuer kann das genauso tun.)

Bindung entsteht, wenn die Mutter die Bedürfnisse des Kindes nach Nähe, Körperkontakt, Nahrung und Sauberhaltung erfüllt. Indem das Baby Bedürfnisse verspürt und die positive Erwiderung der Mutter darauf erlebt, fängt es an, ein emotionales Bild einer liebenden, beständigen Mutter zu verinnerlichen.

In dieser Phase haben Babys keine Vorstellung von sich selbst außerhalb der Mutter. Sie glauben, dass die Mutter und sie eins sind. Das wird manchmal Symbiose genannt, eine Art »schwimmende Nähe« zur Mutter. Diese symbiotische Verbindung ist der Grund, warum Babys in Panik geraten, wenn die Mutter nicht in der Nähe ist. Nur die Mutter kann sie trösten. Das emotionale Bild, das Säuglinge entwickeln, setzt sich aus Tausenden von Erlebnissen in den ersten Lebensmonaten zusammen. Das endgültige Ziel des »Daseins« der Mutter ist es, dem Kind ein inneres Gefühl der Zugehörigkeit und Sicherheit zu geben, auch wenn es dann mal getrennt von der Mutter ist. Die vielen Erlebnisse an beständiger Liebe machen sich in innerer Sicherheit des Kindes bezahlt; dadurch ist sie geradezu »eingebaut«.

In der Bibel wird diese innere Stärke als »in der Liebe eingewurzelt und gegründet« (Eph 3,17) und »in (ihm) gewurzelt und gegründet« (Kol 2,7) beschrieben. Gottes Plan für uns ist also, von ihm und anderen genug geliebt zu sein, um uns nicht isoliert zu fühlen – auch nicht dann, wenn wir gerade allein sind.

Bindung ist der Anfang. Wenn Kinder lernen, sich in ihren primären Beziehungen sicher zu fühlen, entwickeln sie gute Fundamente.

Dann können sie das Getrenntsein und spätere Konflikte ertragen lernen, die sich mit der Entwicklung von Grenzen einstellen.

Trennung und Selbstwerdung: Entwicklung einer Seele

»Als ob man einen Schalter gedrückt hätte«, sagte Milly zu den Freundinnen in ihrem Müttertreff. Hier kamen Frauen mit Babys und Kleinkindern zusammen, um zu reden und etwas zu unternehmen. »An ihrem ersten Geburtstag – auf den Tag genau – verwandelte sich meine Hillary in das schwierigste Kind, das ich jemals erlebt hatte. Dasselbe Kind, das am Tag vorher ihren Spinat gegessen hatte, als ob es ihre letzte Mahlzeit sein würde, warf am nächsten Tag alles auf den Fußboden!«

Millys Frustration erntete nickendes, verständnisvolles Lächeln. Die Mütter stimmten alle überein – ihre Babys waren scheinbar alle um dieselbe Zeit wie ausgewechselt gewesen. Verschwunden waren die liebenswürdigen, pflegeleichten Säuglinge. Stattdessen hatten sie fordernde, launische Kleinkinder.

Was war geschehen? Jeder gute Kinderarzt oder Kinderpsychologe wird bestätigen, dass es eine Veränderung gibt, die im ersten Lebensjahr beginnt und bis zum etwa dritten Lebensjahr anhält. Eine Veränderung, die oft chaotisch ist, aber völlig normal. Und ein Teil von Gottes Plan für das Kind. Mit dem Wachstum der inneren Sicherheit und Bindung des Kindes zeigt sich ein zweites Bedürfnis. Das Bedürfnis des Babys nach Autonomie oder Selbständigkeit kommt zum Vorschein. Experten sprechen von: Trennung und Selbstbehauptung. »Trennung« bezieht sich auf das Bedürfnis des Kindes, sich als getrennt von der Mutter zu empfinden. Es ist eine »Nicht-Ich«-Erfahrung. Selbstbehauptung umschreibt den Persönlichkeitsteil, mit dem sich das Kind entwickelt, während es sich von der Mutter löst. Das ist eine »Ich«-Erfahrung.

Man kann kein »Ich« haben, bevor man nicht ein »Nicht-Ich« hat. Es ist so, als ob man ein Haus auf einem Grundstück bauen will, das noch voller Bäume und Büsche ist. Zuerst muss man einen freien Platz schaffen, bevor man anfängt, das Haus zu bauen. Sie müssen zuerst herausfinden, wer Sie nicht sind, bevor die wahren, echten Aspekte Ihrer gottgeschenkten Identität aufkommen können.

Die einzige überlieferte Geschichte von Jesu Kindheit illustriert dieses Prinzip. Erinnern Sie sich daran, wie Jesu Eltern Jerusalem ohne ihn verlassen hatten? Als sie zurückgingen und ihn im Tempel fanden, schimpfte ihn seine Mutter. Jesu Antwort: »Warum habt ihr mich gesucht? Wisst ihr denn nicht, dass ich sein muss in dem, was meines Vaters ist?« (Lk 2,49). Das kann heißen: Ich habe Werte, Gedanken und Meinungen, die sich von deinen unterscheiden, Mutter. Jesus wusste, wer er war, und wer er nicht war.

Der Prozess der Trennung und Selbstbehauptung ist nie ein glatter Übergang zur fertigen Persönlichkeit. Drei Phasen sind wichtig, um gesunde Grenzen in der Kindheit aufzubauen: Ausschlüpfen, Übung und Annäherung.

Das Ausschlüpfen: »Mutter und ich sind nicht eins«

»Es ist einfach nicht fair«, erzählte mir die Mutter eines fünf Monate alten Sohns. »Wir hatten vier Monate des Glücks und der Nähe. Ich liebte Eriks Hilflosigkeit, seine Abhängigkeit. Er brauchte mich, und ich war ihm genug. – Plötzlich hat sich alles verändert. Er wurde irgendwie unruhiger, rastloser. Er wollte nicht, dass ich ihn immer hielt. Er hatte mehr Interesse an anderen Menschen, sogar an buntem Spielzeug, als an mir! – Langsam beginne ich zu verstehen«, fuhr sie fort. »Vier Monate lang brauchte er mich. Jetzt heißt Muttersein, die nächsten siebzehneinhalb Jahre damit zu verbringen, ihn gehen zu lassen!«

Diese Mutter hatte verstanden, worum es ging. Die ersten fünf bis zehn Monate markieren eine wichtige Zeit für Säuglinge: Ihr Verständnis verschiebt sich von »Mama und ich sind eins« zu »Mama und ich sind nicht eins«. Während dieser Zeit begeben die Kleinkinder sich aus ihrer passiven Vereinigung mit Mutter heraus in ein aktiveres Interesse an der »Welt dort draußen.« Sie begreifen, dass es eine große, aufregende Welt gibt – und sie wollen daran teilhaben! Schließlich sind sie es, die eines Tages in der Welt klarkommen müssen.

Diese Phase wird Ausschlüpfen oder Differenzierung genannt. Es ist die Zeit des Entdeckens, des Anfassens, des Schmeckens neuer Dinge. Obwohl Kinder in der Zeit natürlich immer noch von der Mutter abhängig sind, sind sie nicht ausschließlich auf die Nähe zu ihr fixiert. Die Monate der hegenden Liebe tragen Früchte – das Kind fühlt sich nun sicher genug, Risiken einzugehen. Beobachten Sie einmal Krabbelkinder in Aktion. Sie wollen nichts versäumen. Dies ist eine geographische Grenze in Aktion – weg von Mutter.

Schauen Sie einem Kind in dieser »Ausschlüpf«-Phase in die Augen. Sie können Adams Staunen über die Flora, Fauna und Herrlichkeit der Welt, die Gott für ihn geschaffen hatte, erkennen. Sie können den Wunsch sehen, zu erforschen; das Bedürfnis zu lernen, das in Hiob 11,7 angedeutet wird: »Meinst du, dass du weißt, was Gott weiß, oder kannst du alles so vollkommen treffen wie der Allmächtige?« Nein, das können wir nicht. Aber wir sind geschaffen worden, um zu erforschen, die Schöpfung zu erleben und den Schöpfer kennenzulernen.

Dies ist eine schwierige Zeit für manch junge Mutter. So wie es die Mutter am Anfang dieses Abschnittes beschrieb, kann diese Zeit eine Enttäuschung sein. Besonders schwer wirkt sich das aus für Frauen, die selber noch nie richtig »ausgeschlüpft« sind. Ihnen würden die Nähe, Hilflosigkeit und Abhängigkeit von ihrem Baby genügen. Diese Frauen haben oft viele Kinder oder sie finden Wege, viel mit Säuglingen zusammenzusein. Der Trennungsaspekt des Mutterseins macht ihnen keine Freude. Sie mögen die Distanz zwischen sich und dem Baby nicht. Es ist eine schmerzhafte Grenze für Mutter, aber eine notwendige für das Kind.

Übung: »Ich kann alles!«

»Was soll daran falsch sein, Spaß haben zu wollen? Das Leben soll doch nicht langweilig sein!« protestierte Derek. Er war in seinen späteren Vierzigern, kleidete sich aber immer noch wie ein Student. Sein Gesicht war gebräunt und faltenlos, wirkte aber nicht ganz altersgemäß.

Hier stimmte etwas nicht. Derek war dabei, mit seinem Pastor darüber zu sprechen, dass er unbedingt aus der Bibelgruppe für Fünfunddreißigjährige und ältere in die Gruppe für Zwanzig- bis Dreißigjährige wechseln müßte: »Sie sind einfach nicht auf meiner Wellenlänge. Ich mag Achterbahnen, lange Abende und Arbeitsplatzwechsel. Es hält mich jung, wissen Sie?«

Dereks Stil ist symptomatisch für jemanden, der in der zweiten Phase des Trennungsprozesses und der Persönlichkeitsentwicklung steckengeblieben ist: der Übungsphase. Für das Kleinkind bedeutet diese Zeit, die meistens von dem zehnten bis achtzehnten Lebensmonat anhält (und später wiederkehrt), dass sie laufen lernen und erste Worte benutzen.

Der Unterschied zwischen Ausschlüpfen und Übung ist eklatant. Während das ausschlüpfende Kind von dieser neuen Welt noch überwältigt ist und sich viel auf die Mutter stützt, versucht das übende Kind sie zurückzulassen! Die neugefundene Fähigkeit zu laufen, vermittelt ihm ein Gefühl der Allmacht. Kleinkinder sind erfüllt von einem Gefühl der Erregung und Energie. Und sie wollen alles ausprobieren, seien es steile Treppen, Gabeln in Steckdosen zu stecken oder Katzenschwänzen nachzujagen.

Mit Menschen wie Derek, die mit dieser Phase beschrieben werden können, kann das Zusammensein großen Spaß machen. Bis man ihre Seifenblase von unrealistischer Großartigkeit und Unverantwortlichkeit platzen lässt. Dann wird man zum Spaßverderber. In Sprüche 7,7 wird ein Jugendlicher, der in dieser Übungsphase hängt, erwähnt: »Ich … sah einen unter den Unverständigen und erblickte unter den jungen Leuten einen törichten Jüngling.«

Dieser junge Mann hatte Energie, aber keine Kontrolle über seine Impulse, keine Grenzen, um seine Leidenschaften einzudämmen. Solche Menschen rutschen leicht in die sexuelle Promiskuität ab. Und es kostet sie unter Umständen das Leben: »… bis ihm der Pfeil die Leber spaltet; wie ein Vogel zur Schlinge eilt und weiß nicht, dass es das Leben gilt« (Spr 7,23).

Übende meinen, dass sie nie erwischt werden. Aber das Leben holt sie doch ein. Was übende Kinder (die einzige Gruppe, bei denen das Gefühl der Allmacht angebracht ist) von ihren Eltern am nötigsten brauchen, ist eine Freude, die auf ihre Freude reagiert, eine Hochstimmung, die auf ihre eingeht, und ein paar Begrenzungen, innerhalb derer sie sich auf ihrer Erfahrungssuche bewähren können. Gute Eltern haben Spaß dabei, mit ihren Kleinkindern auf dem Bett zu hüpfen. Schlechte Eltern erlauben entweder überhaupt kein Hüpfen oder sie setzen keine Grenzen und erlauben dem Kind, auch auf ihrem Frühstückstisch herumzuhopsen. (Dereks Eltern zum Beispiel waren vom letzteren Typ.)

In der Übungsphase lernen Kinder, dass es eine gute Sache ist, Eifer zu zeigen und Initiative zu übernehmen. Eltern, die in dieser Phase fest und beständig realistische Grenzen setzen, ohne die

Begeisterung der Kinder zu dämpfen, helfen erheblich bei diesem Übergang. Haben Sie schon einmal Fotos gesehen, die »Babys erste Schritte« zeigen? Manche zeigen ein falsches Bild. Sie zeigen, wie das Baby zaghafte Schritte in Richtung der wartenden Mütter macht. Die Wirklichkeit ist anders. Die meisten Mütter erzählen, dass sie die ersten Schritte ihres Kindes von hinten beobachtet haben! Das übende Kleinkind bewegt sich von Sicherheit und Wärme zu Aufregung und erstem Abenteuer. Körperliche und geographische Grenzen helfen dem Kind, das Handeln ohne Gefahr zu erlernen.

Die Übungsphase gibt dem Kind die Energie und den Willen, den letzten Schritt in Richtung eigene Persönlichkeit zu tun, aber diese energiegeladene Erregung wird so nicht immer anhalten. Autos können nicht immer auf Volltouren laufen. Sprinter können ihr Tempo nicht über Kilometer halten. Und übende Kinder müssen in die nächste Phase, die Annäherung, kommen. Annäherung: »Ich kann nicht alles«.

Diese Phase spielt sich etwa in der Zeit von achtzehn Monaten bis drei Jahren ab. Es ist die Zeit, in der das Kind sich wieder der Realität nähert. Die Allmacht der letzten Monate weicht der Erkenntnis, dass »ich nicht alles tun kann, was ich will.« Kinder werden ängstlich und bemerken, dass die Welt auch Dinge beinhaltet, die man fürchtet. Sie merken, dass sie Mutter doch noch brauchen.

Die Annäherungsphase ist eine Rückkehr in die enge Beziehung zur Mutter, aber diesmal ist es anders. Diesmal bringt das Kind mehr eigenständiges Selbst in die Beziehung ein. Es gibt auch in seinem Denken jetzt zwei Personen mit unterschiedlichen Gedanken und Gefühlen. Und das Kind ist bereit, mit der Außenwelt zu interagieren, ohne um sein Selbst zu fürchten.

Dies ist typischerweise eine schwierige Zeit für Eltern und Kind. Kleinkinder in der Annäherungsphase sind nervend, temperamentvoll, ablehnend und geradezu voller Zorn. Sie erinnern einen an jemanden mit chronischen Zahnschmerzen. Im Folgenden wollen wir ein paar der Taktiken betrachten, die ein Kleinkind benutzt, um in dieser Phase Grenzen zu bauen.

Zorn: Zorn ist ein Freund. Er wurde aus einem Grund von Gott geschaffen: um uns darauf hinzuweisen, dass es etwas gibt, das konfrontiert werden muss. Durch den Zorn können Kinder erkennen, dass ihre Erfahrung sich von der eines anderen unterscheidet. Die Fähigkeit, den Zorn zu nutzen, um zwischen sich selbst und anderen zu unterscheiden, ist eine Grenze. Kinder, die Zorn entsprechend ausdrükken können, sind Kinder, die auch später im Leben erkennen, wann jemand versucht, sie zu kontrollieren oder zu verletzen.

Eignerschaft: Manchmal einfach als die »selbstsüchtige« Phase missverstanden, macht die Annäherungsphase das Kind mit Begriffen wie *ich, mich* und *meins* bekannt. Susi möchte nicht, dass jemand anders ihre Puppe hält. Billy möchte seine Autos mit dem Besuch nicht teilen. Diese wichtige Phase im Werden einer Persönlichkeit ist für christliche Eltern oft sehr schwer zu verstehen. »Die alte sündige Natur kommt in unserem kleinen Mädchen zum Vorschein«, bemerken die Eltern zu ihren weisen nickenden Freunden. »Wir versuchen ihr zu helfen, andere zu lieben und mit ihnen zu teilen, aber sie scheint bereits in jener Selbstsucht gefangen, gegen die wir alle ankämpfen.«

Dies ist weder richtig noch biblisch. Die Vorliebe des Kindes für »meins« weist bereits auf jene angeborene Ichbezogenheit hin – einem Teil der sündigen Verderbtheit, die uns dazu bringt, wie Satan »dem Allerhöchsten gleich sein zu wollen« (Jes 14,14). Dieses vereinfachte Verständnis unseres Charakters berücksichtigt jedoch nicht das ganze Bild von dem, was es bedeutet, in Gottes Bild geschaffen worden zu sein. In Gottes Bild geschaffen worden zu sein umschließt auch Eignerschaft oder Verwaltertum. So wie Adam und Eva die Herrschaft über die Erde erhalten haben, sie zu beherrschen und sich untertan zu machen, ist uns auch die Verwaltung über unsere Zeit, Energie, Begabungen, Werte, Gefühle, Handlungen, unser Geld und alle anderen Dinge, die in Kapitel zwei aufgeführt sind, übergeben worden. Und der Basis schaffende Lernprozess dazu, beginnt in der Kindheit.

Ohne ein Gespür für »meins« haben wir kein Gefühl der Verantwortung dafür, unsere Ressourcen zu entwickeln, wachsen zu lassen und zu schützen. Ohne gesundes Ego-Gefühl haben wir kein Selbst, das wir Gott und seinem Reich übergeben könnten.

Es ist wichtig, dass Kinder wissen, dass »du«, »mich« und »meins« keine negativen Wörter sind. Mit richtiger biblischer Erziehung lernen sie, notwendige Opfer zu bringen und ein liebendes gebefreudiges Herz zu entwickeln. Aber nicht erst dann, wenn sie eine Persönlichkeit haben, bis sie endlich genug geliebt worden sind, um Liebe verschenken zu können: »Wir lieben, weil er uns zuerst geliebt hat« (1Joh 4,19).

Nein: Die Einwort-Grenze

Kleinkinder in der Annäherungsphase benutzen sehr oft eines der wichtigsten Worte der menschlichen Sprache: das Wort Nein. Es kann sich schon in der »Ausschlüpfphase« zeigen, aber es wird in der Annäherungsphase zur Perfektion gebracht. Es ist die erste verbale Grenze, die Kinder erlernen.

Das Wort Nein hilft Kindern, sich von dem zu trennen, was sie nicht mögen. Es gibt ihnen Macht, Entscheidungen zu treffen, natürlich meistens gegen uns, die Eltern. Nein schützt sie. Mit dem Nein eines Kindes umgehen zu lernen, trägt wesentlich zu der Entwicklung dieses Kindes bei. Ein Paar, das nicht auf die Ablehnung bestimmter Speisen ihres Kindes achtete, fand später heraus, dass es gegen eines dieser Lebensmittel allergisch war!

In diesem Alter werden Kinder oft »Nein-süchtig«. Sie werden nicht nur Gemüse und Mittagsschlaf ablehnen, sondern auch Eis und Lieblingsspielzeug! Es ist es ihnen wert, nur um ihr Nein zu haben. Es hilft ihnen, sich nicht total hilf- und machtlos zu fühlen.

Eltern haben zwei Aufgaben, was dieses Nein betrifft. Erstens sollten sie versuchen, dem Kind die Sicherheit zu geben, Nein sagen zu können, dadurch ermutigen sie es zu eigenen Grenzen. Obwohl die Kinder nicht alle Entscheidungen treffen können, sollten sie auch ein Nein haben, auf das gehört wird.

Eltern, die Bescheid wissen, werden nicht einfach beleidigt oder zornig wegen des Widerstands ihrer Kinder sein. Sie werden dem Kind vermitteln, dass sein Nein nicht weniger liebenswert sein kann wie sein Ja. Sie werden sich nicht emotional von dem Kind zurückziehen, das nein sagt, sondern in Verbindung bleiben. Ein Elternteil muss oft den anderen, der von dem Nein des Kindes zermürbt wird, unterstützen. Dieser Vorgang erfordert harte Arbeit!

Das Kind eines jungen Paares wollte die Tante nicht jedesmal umarmen und küssen, wenn man sie besuchte, worauf diese sehr verschnupft reagierte. Einmal wollte das Kind die Nähe; ein anderes Mal wollte es einfach nur zuschauen. Die Eltern erklärten der Tante: »Wir möchten nicht, dass Casey das Gefühl hat, dass ihre Zuneigung etwas ist, das sie den Menschen schuldet. Wir möchten, dass sie die Kontrolle über ihr Leben behält.« Diese Eltern wollten, dass das Ja ihrer Tochter als Ja und ihr Nein als Nein akzeptiert wurde (Mt 5,37). Sie wollten, dass ihr Kind Nein sagen konnte, damit sie in der Zukunft auch zu Bösem Nein sagen konnte.

Die zweite Aufgabe, der sich Eltern in der Annäherungsphase gegenübersehen, ist, dem Kind zu helfen, die Grenzen anderer zu respektieren. Kinder müssen nicht nur in der Lage sein, ein Nein zu sagen, sondern auch ein Nein zu hören.

Eltern müssen lernen, bei ihren Kindern altersgemäße Grenzen zu setzen und einzuhalten. Das bedeutet, im Spielzeugladen einem Wutausbruch nicht nachzugeben, obwohl es weniger demütigend wäre, das Kind zu beruhigen, indem man den halben Laden kauft. Das bringt mit sich, dass das Kind weiß, wann die Eltern mit ihrer Geduld am Ende sind. Damit verbunden ist der Wille, ihm Einhalt zu gebieten, wenn erforderlich, auch mit der nötigen Konsequenz. »Züchtige deinen Sohn, solange Hoffnung da ist, lass ihn nicht in sein Verderben laufen« (Spr 19,18). Mit anderen Worten, hilf dem Kind, Grenzen zu akzeptieren, bevor es zu spät ist. Der Bau von Grenzen wird bei Dreijährigen am deutlichsten. Zu diesem Zeitpunkt sollten sie die folgenden Dinge entwickelt haben:

1. Das Kind sollte vertrauten Menschen gegenüber ohne Scheu auftreten können.
2. Das Kind sollte selber Nein sagen können, und dies bereits auf eine möglichst normale, alltägliche Weise.
3. Das Kind sollte ein Nein verarbeiten, ohne sich emotional zu sehr zurückzuziehen.

Zu diesen Aufgaben meinte ein Freund scherzhaft: »Das sollen sie bis zum Alter von drei Jahren gelernt haben? Wie wär's mit Dreiundvierzig?« Ja, das ist viel verlangt. Aber die Entwicklung von Grenzen ist in den frühen Lebensjahren von größter Bedeutung.

Bei noch zwei weiteren Lebensabschnitten liegt der Schwerpunkt auf der Entwicklung von Grenzen. Und zwar sind die Jahre der Pubertät eine Wiederholung der ersten Lebensjahre. Sie drehen sich um größere Themen, wie Sexualität und Geschlechtsrolle, Durchsetzungsvermögen und Erwachsenwerden. Und in dieser chaotischen Phase ist es genauso wichtig zu wissen, wann, zu wem und zu was man nein, beziehungsweise ja sagt.

Der andere Abschnitt – nach der Annäherungsphase achtzehn Monate bis drei Jahre und nach der Pubertät – ist das junge Erwachsenenalter (Adoleszenz), die Zeit, in der Kinder von zu Hause weggehen, Ausbildung oder Studium beenden, eine Karriere beginnen und heiraten. Junge Erwachsene erleiden in dieser Zeit einen Verlust an Struktur. Es gibt keine Schulglocke, keine Stundenpläne oder Termine, die nur von anderen diktiert werden, aber dafür beängstigend viel Freiheit und Verantwortung, sowie neue Erfordernisse und Verpflichtungen. Dies wird oft noch einmal zu einer intensiven Zeit des Lernens, vor allem, was das Setzen guter Grenzen betrifft. Je früher ein Kind lernt, gute Grenzen zu setzen, desto weniger Konflikte sind für sein späteres Leben vorprogrammiert. Gelungene erste drei Lebensjahre bedeuten ein glatteres (sicher jedoch kein völlig problemloses) Teenageralter und einen weniger abrupten Übergang in das Erwachsenenalter. Eine problematische Kindheit kann zum großen Teil ausgeglichen werden, wenn die ganze Familie in der Pubertät hart arbeitet. Aber ernsthafte Defizite bei der Entwicklung von Grenzen in diesen beiden Lebensabschnitten können zu unüberschaubaren Folgen im Erwachsenenalter führen.

»Es hilft zu wissen, wie es für mich hätte sein sollen«, sagte eine Frau, die einen Vortrag über Kindererziehung hörte, »aber was wirklich hilfreich wäre, ist zu wissen, wo die Dinge für mich falsch liefen.« Deshalb geht das folgende Kapitel über falsch gelaufene Entwicklungen von Grenzen.

Verletzung von Grenzen: Was lief schief?

Probleme mit Grenzen haben sowohl in den ungezählten Begegnungen mit anderen Menschen, aber auch in unserer eigenen Natur und Persönlichkeit ihren Ursprung. Die wichtigsten Konflikte entstehen generell in den ersten Lebensjahren. Sie können in jeder der drei beschriebenen Phasen von Trennung und Persönlichkeitsentwicklung – Ausschlüpfen, Übung oder Annäherung – entstehen. Allgemein gilt: Je früher und schwerer die Verletzung, desto tiefer das spätere Problem mit Grenzen.

Sich von Grenzen zurückziehen

»Ich weiß nicht, warum es passiert, nur dass es passiert«, vertraute Ingrid ihrer Freundin Alice an. »Jedesmal, wenn ich mit meiner Mutter nicht einer Meinung bin, und wenn es nur eine Kleinigkeit ist, bekomme ich das furchtbare Gefühl, dass sie nicht mehr da ist. Es ist, als ob sie verletzt ist und sich zurückzieht, und ich kann sie nicht zurückholen. Es ist wirklich ein schreckliches Gefühl, zu denken, dass man jemanden verloren hat, den man liebt.« Seien Sie einmal ganz ehrlich. Keinem von uns gefällt es, nein gesagt zu bekommen. Es ist schwierig zu akzeptieren, dass eine andere Person uns die Unterstützung, die Intimität oder die Vergebung verweigert. Aber gute Beziehungen sind darauf aufgebaut, dass man die Freiheit hat, zu verweigern oder zu konfrontieren: »Ein Messer wetzt das andere und ein Mann den anderen« (Spr 27,17).

Nicht nur gute Beziehungen, sondern auch erwachsene Persönlichkeiten sind auf angemessene Neins gegründet. Kinder in der Entwicklung müssen wissen, dass ihre Grenzen respektiert werden. Es ist sehr wichtig, dass ihre unterschiedlichen Ansichten, ihr Üben, ihre Experimente nicht einen Entzug unserer Liebe zur Folge haben.

Wir wollen hier nicht missverstanden werden. Elterliche Grenzen sind notwendig. Kinder brauchen Verhaltensregeln, die nicht übertreten werden dürfen. Sie sollten biblische, altersgemäße Konsequenzen für Ungehorsam erfahren. Denn in Wirklichkeit erleiden Kinder eine ganz andere Art von Verletzung ihrer Grenzen, wenn Eltern gute Grenzen gar nicht erst setzen. Natürlich soll man den Kindern nicht alles erlauben. Eltern müssen die Beziehung zu ihren Kindern aufrechterhalten und dürfen sich nicht zurückziehen, auch wenn sie nicht einer Meinung sind. Das bedeutet nicht, dass nicht auch sie zornig werden können. Es bedeutet, dass sie sich ihrer Aufgabe, aufzubauen, nicht entziehen sollen. Wie oft haben wir schon gehört, dass »Gott den Sünder liebt, aber die Sünde hasst«?

Seine Liebe ist beständig und »gibt niemals auf« (1Kor 13,8). Wenn Eltern sich ihrem ungehorsamen Kind entziehen, anstatt in Beziehung zu bleiben und das Problem zu lösen, wird auch die beständige Liebe Gottes falsch verstanden. Wenn Eltern verletzt, enttäuscht oder sich in passiver Wut zurückziehen, senden sie ihrem Kind diese Botschaft: *Du bist dann liebenswert, wenn du dich benimmst. Du bist nicht liebenswert, wenn du dich nicht benimmst.*

Das Kind interpretiert diese Botschaft etwa so: Wenn ich gut bin, werde ich geliebt. Wenn ich schlecht bin, werde ich geschnitten.

Versetzen wir uns einmal in die Lage des Kindes. Was würden wir tun? Es ist keine schwierige Entscheidung. Gott schuf den Menschen mit einem Bedürfnis nach Bindung und Beziehung. Eltern, die sich von ihrem Kind zurückziehen, erpressen es in gewisser Weise emotional und geistlich. Das Kind kann entweder so tun, als ob es nicht anderer Meinung sei, und die Beziehung aufrechterhalten, oder es kann weiterhin eigenständig handeln und seine wichtigste Beziehung, die zu den Eltern, dabei beeinträchtigen. Also wird es höchstwahrscheinlich ruhig sein. Kinder, deren Eltern sich ihnen entziehen, wenn sie anfangen, Grenzen zu setzen, lernen den nachgiebigen, liebenden, sensiblen Teil ihres Selbst zu entwickeln und zu betonen. Zur gleichen Zeit lernen sie, ihre aggressive, ehrliche und eigenständige Seite zu fürchten, zu misstrauen und zu hassen. Wenn jemand, den sie lieben, sich zurückzieht, sobald sie zornig, mürrisch oder experimentierfreudig sind, lernen Kinder diesen Teil ihres Selbst zu verstecken.

Eltern, die ihren Kindern signalisieren: »Es verletzt mich, wenn du zornig bist«, machen ihr Kind für die emotionale Gesundheit der Eltern verantwortlich. Eigentlich ist das Kind eben zum Elternteil des Elternteils gemacht worden – manchmal mit zwei oder drei Jahren. Es ist viel, viel besser zu sagen: »Ich weiß, dass du zornig bist, aber du kannst trotzdem dieses Spielzeug jetzt nicht haben« und dann mit den verletzten Gefühlen zu dem Partner, einer Freundin oder Gott zu gehen.

Kinder sind von Natur aus allmächtig. Sie leben in einer Welt, in der die Sonne scheint, weil sie brav waren, und in der es regnet, weil sie ungezogen waren. Kinder geben diese Allmacht mit der Zeit auf, weil sie erkennen, dass andere Bedürfnisse und Erlebnisse außer ihren eigenen auch wichtig sind. Aber während der frühen Jahre reagiert dieses Allmachtsempfinden mit einer solchen Verletzung ihrer Grenzen besonders stark zusammen. Kinder, die spüren, dass sich ihre Eltern zurückziehen, glauben sehr leicht, dass sie für die Gefühle ihrer Eltern verantwortlich sind. So drückt sich Allmacht als ein unterschwelliges Verhaltensschema mit großer Kraft aus: »Ich bin mächtig genug, um Mama und Papa zum Rückzug zu bewegen. Ich sollte besser aufpassen.«

Der emotionale Entzug der Eltern kann unterschwellig sein: ein verletzter Ton in der Stimme, langes Stillschweigen ohne Grund. Oder er kann offen sein: Weinkrämpfe, Krankheit, Brüllen. Kinder solcher Eltern wachsen mit übersteigerter Furcht auf, dass Grenzen zu ziehen starke Isolation und Verlassenheit zur Folge hat. Feindseligkeit gegen Grenzen.

»Ob ich verstehe, warum ich nicht Nein sagen kann?« Larry musste ein wenig lachen. »Was für eine Frage! Ich wuchs in einer Militärfamilie auf. Das Wort meines Vaters war Gesetz. Und eine andere Meinung zu haben war gleichbedeutend mit Rebellion. Ich widersprach ihm einmal, als ich etwa neun war. Ich erinnere mich nur noch daran, auf der anderen Zimmerseite mit irren Kopfschmerzen wieder aufgewacht zu sein. Und mit vielen verletzten Gefühlen.«

Die zweite Verletzung von Grenzen, leichter erkennbar als die erste, ist die Feindseligkeit eines Elternteils gegen Grenzen. Mutter oder Vater wird zornig über Versuche des Kindes, getrennt von Papa oder Mama zu handeln. Feindseligkeit kann dabei sichtbar werden in zornigen Worten, körperlicher Strafe oder durch unangemessene, beziehungsweise impulsive Konsequenzen.

Manche Eltern sagen zu dem Kind: »Du wirst tun, was ich sage.« Das ist fair. Gott möchte, dass Eltern eine Situation in der Hand behalten. Wenn sie aber dann hinzufügen: »Und du wirst es gerne tun«, macht das ein Kind verrückt, weil es eine Verneinung der eigenständigen Seele des Kinds ist. Ein Kind dazu zu zwingen, etwas »gerne zu tun«, übt Druck auf dieses Kind aus, Menschen gefallen zu wollen (Gal 1,10). Vielerlei Formeln gibt es, in denen Eltern die Grenzen ihrer Kinder kritisieren:

»Wenn du mir widersprichst, werde ich ... – Du wirst es so machen, wie ich es sage ... – Widerspreche nicht deiner Mutter ... – Du solltest mal über deine Einstellung nachdenken. – Du hast keinen Grund, dich schlecht zu fühlen.«

Es ist nötig, dass Kinder unter der Autorität und Kontrolle ihrer Eltern stehen, aber wenn Eltern ihre Kinder für ihre wachsende Unabhängigkeit bestrafen, ziehen diese sich meistens in ihren Schmerz und ihren Groll zurück. Solche Feindseligkeit ist ein schlechtes Abbild von Gottes Art, Disziplin zu lernen. Disziplin ist die Kunst, Kindern Selbstbeherrschung beizubringen, indem man Konsequenzen nutzt. Unverantwortliches Handeln sollte Unangenehmes zur Folge haben, das uns motiviert, verantwortlicher zu werden.

Das Androhen von »tu es, wie ich will, sonst...« lehrt Kinder, Gehorsam vorzutäuschen, zumindest solange die Eltern in der Nähe sind. Dagegen bringt die »Du hast die Wahl«-Methode Kindern bei, für ihre eigenen Handlungen verantwortlich zu sein. Anstatt zu sagen: »Wenn du dein Bett nicht machst, hast du für einen Monat Hausarrest«, können die Eltern auch sagen: »Du hast die Wahl: Mach dein Bett und du darfst Nintendo spielen; mach dein Bett nicht, und du hast den Rest des Tages Nintendo-Verbot.« Das Kind entscheidet sich, wieviel Schmerz es auf sich nehmen will, um ungehorsam zu sein. Wobei natürlich abzuwägen gilt, wieviel Belohnung mit Gehorsam sinnvoll verbunden wird.

Gottes Disziplin belehrt uns, sie straft uns nicht

»Denn jene (die Väter) haben uns gezüchtigt für wenige Tage nach ihrem Gutdünken, dieser aber tut es zu unserem Besten, damit wir an seiner Heiligkeit Anteil erlangen. Jede Züchtigung aber, wenn sie da ist, scheint uns nicht Freude, sondern Leid zu sein; danach aber bringt sie als Frucht denen, die dadurch geübt sind, Frieden und Gerechtigkeit« (Hebr 12,10-11).

Wenn Eltern den Meinungsverschiedenheiten, dem Ungehorsam oder dem Ausprobieren ihrer Kinder mit simpler Feindseligkeit begegnen, wird den Kindern der Vorteil des Erzogenwerdens vorenthalten. Sie lernen nicht, dass auf eine Belohnung oder das Stillen eines Bedürfnisses zu warten Gutes in sich birgt. Sie lernen nur, dem Zorn eines anderen aus dem Weg zu gehen. Haben Sie sich jemals gewundert, warum manche Christen einen zornigen Gott fürchten, auch wenn sie noch so viel über seine Liebe gelesen haben?

Das Ergebnis dieser Feindseligkeit ist schwer zu erkennen, weil solche Kinder schnell lernen, sich hinter einem nachgiebigen Lächeln zu verstecken. Wenn diese Kinder erwachsen werden, leiden sie unter Depressionen, Angst, Beziehungskonflikten bis hin zu Drogen- und Alkoholproblemen. Viele Menschen mit Grenzenverletzungen merken erst dann, dass sie ein Problem haben.

Feindseligkeit kann Probleme sowohl beim Aussprechen wie auch beim Hören von Nein verursachen. Manche Kinder passen sich anderen an. Aber manche verarbeiten nach außen, indem sie zu kontrollierenden Menschen werden – genau wie ihre feindseligen Eltern. Die Bibel spricht zwei deutliche Reaktionen auf Feindseligkeit bei Eltern an: Vätern wird gesagt, ihre »Kinder nicht zu erbittern, damit sie nicht scheu werden« (Kol 3,21). Manche Kinder reagieren auf Härte mit Nachgiebigkeit und Depression. Und außerdem werden die Väter ermahnt, ihre Kinder »nicht zum Zorn zu reizen« (Eph 6,4). Andere Kinder reagieren auf Feindseligkeit mit Wut. Viele werden als Erwachsene genauso wie der feindselige Elternteil, durch den sie verletzt wurden.

Übertriebene Kontrolle

Übertriebene Kontrolle ist es, wenn sonst liebende Eltern versuchen, ihre Kinder davor zu schützen, Fehler zu machen, indem sie übertrieben strenge Regeln und Grenzen aufstellen. Sie verhindern zum Beispiel, dass ihre Kinder mit anderen Kindern spielen, damit sie nicht verletzt werden oder schlechte Gewohnheiten annehmen. Sie sind vielleicht so besorgt, dass ihr Kind sich erkältet, dass sie es zwingen, auch an lediglich bewölkten Tagen Gummistiefel anzuziehen.

Das Problem mit übertriebener Kontrolle ist Folgendes: Während ein wichtiger Teil der Verantwortung guter Eltern darin besteht, zu kontrollieren und zu schützen, müssen sie ihren Kindern den Raum lassen, auch mal Fehler zu machen. Erinnern wir uns an die wichtige Stelle, dass wir »durch Gebrauch geübt« (Hebr 5,14) Reife erlangen müssen. Zu sehr kontrollierte Kinder sind anfällig für Abhängigkeit, Verstrickung, Konflikte und Schwierigkeiten mit dem Setzen und Einhalten fester Grenzen. Sie haben ebenso Probleme damit, mal Risiken einzugehen und kreativ zu sein.

Das Fehlen von Grenzen

Eileen seufzte verzweifelt. Ihr Mann Bruce war wieder dabei, einen seiner wöchentlichen Wutanfälle hinzulegen. Er tobte und warf Dinge, wann immer sie irgend etwas vergessen hatte. Dieses Mal tobte er, weil sie ihren Ausgehabend mit den Billings verschieben mussten. Eileen hatte erst um vier Uhr nachmittags daran gedacht, den Babysitter für ihre Kinder anzurufen, und ihn nicht erreicht. Sie konnte einfach nicht verstehen, warum sich Bruce über solche kleinen Dinge so ärgern konnte. Vielleicht brauchte er einfach ein wenig Entspannung. Das ist es! dachte sie. Wir brauchen Urlaub! Dabei vergaß sie ganz, dass sie gerade vorigen Monat einen Urlaub gehabt hatten.

Eileen hatte sehr liebende, nachgiebige Eltern gehabt. Sie hatten es nicht übers Herz gebracht, Eileen zu irgend etwas zu zwingen, sie mit Bedenkzeiten, Konsequenzen oder Klapsen zu disziplinieren. Ihre Eltern dachten, dass viel Liebe und viel Vergebung ihr helfen würden, die Frau zu werden, die sie werden sollte.

Wann immer Eileen ihr Zimmer nicht aufräumte, tat ihre Mutter es für sie. Als sie das Familienauto dreimal zu Schrott fuhr, kaufte ihr Vater ihr einen eigenen Wagen. Und als sie ihr Bankkonto überzog, füllten ihre Eltern es stillschweigend wieder auf. »Liebe ist schließlich geduldig«, sagten sie.

Dadurch, dass ihre Eltern ihr keine Grenzen setzten, wurde Eileen in ihrer Charakterentwicklung gestört. Obwohl sie eine liebende Ehefrau, Mutter und Kollegin war, waren andere ständig von ihrer undisziplinierten, sorglosen Art zu leben frustriert. Es kostete andere viel, eine Beziehung mit ihr zu haben. Sie war jedoch so liebenswürdig, dass die meisten ihrer Freunde sie nicht verletzen wollten, indem sie sie konfrontierten. So blieb das Problem ungelöst.

Das Fehlen von elterlichen Grenzen ist das Gegenteil von Feindseligkeit. Auch hier wieder hätte biblische Disziplin die notwendige Struktur geschaffen, um Eileen zu helfen, ihren Charakter zu entwickeln.

Manchmal können fehlende elterliche Grenzen in Zusammenhang mit fehlender Bindung eine aggressive, kontrollierende Person schaffen. Wir haben alle schon mal im Supermarkt einen Vierjährigen erlebt, der die totale Kontrolle über seine Mutter hatte. Die Mutter bittet, bettelt und bedroht ihr Kind, endlich mit seinem Wutausbruch aufzuhören. Schließlich, völlig fertig, gibt sie ihm das Stück Schokolade, das er haben wollte. »Das ist aber das letzte Stück«, sagt sie im Versuch, etwas Kontrolle zu retten. Aber da ist jegliche Kontrolle nur noch Illusion. Jetzt stellen Sie sich diesen Vierjährigen als vierzigjährigen Mann vor. Das Szenario hat sich verändert, aber das Skript bleibt dasselbe. Wenn er seinen Willen nicht bekommt oder jemand ihm eine Grenze setzt, hat er denselben Wutausbruch. Zu diesem Zeitpunkt hat er noch sechsunddreißig Jahre mehr Erfahrung hinter sich, dass die Welt sich um seine Wünsche dreht. Das Programm, das ihm noch helfen kann, muss dann sehr stark und beständig sein. Manchmal kommt die Genesung in Form einer krankheitsbedingten Einweisung ins Krankenhaus, manchmal als Folge einer Scheidung, manchmal auch wegen eines Gefängnisaufenthalts. Keiner kann wirklich der Schule des Lebens entgehen. Sie wird immer die Oberhand gewinnen. Wir werden immer ernten, was wir säen. Und je später im Leben das geschieht, desto trauriger ist es, denn der Einsatz wird höher.

Offensichtlich beschreiben wir damit einen Menschen, der als dieser Typus nur sehr schwer die Grenzen und Bedürfnisse anderer wahrnimmt. Diese Menschen sind auf ihre Art durch das Fehlen von Grenzen genauso verletzt worden wie andere durch zu harte.

Widersprüchliche Grenzen

Manche Eltern sind in Bezug auf die Erziehung ihrer Kinder oder durch ihre eigenen Verletzungen selbst verwirrt und senden ihren Kindern durch eine Kombination von strengen und nachlässigen Grenzen widersprüchliche Signale. Die Kinder können nicht erkennen, was denn nun die wirklichen Regeln in Familie und Leben sind.

Familien von Alkoholikern weisen oft solche widersprüchlichen Grenzen auf. Ein Elternteil wird an einem Tag liebevoll und nett sein, am nächsten dann unangemessen hart. Solche krassen Verhaltensunterschiede entstehen insbesondere bei Alkoholikern. Alkoholismus kann extreme Verwirrung in Bezug auf Grenzen in einem Kind hervorrufen. Erwachsene Kinder von Alkoholikern fühlen sich in Beziehungen niemals sicher, sie erwarten immer, dass die andere Person sie enttäuschen oder sie unerwartet angreifen wird. Sie sind ständig auf der Hut. Grenzen zu ziehen ist für Kinder von Alkoholikern ein traumatisches Erlebnis. Nein zu sagen, mag ihnen Respekt eintragen, kann aber auch Wut auslösen. Sie kommen sich vor wie die Zwiespältigen, die Jakobus beschreibt: »... gleich einer Meereswoge, die vom Winde getrieben und bewegt wird« (Jak 1,6). Sie sind unsicher darüber, wofür sie verantwortlich sind und wofür nicht.

Trauma

Bis jetzt haben wir uns mit Eigenschaften in Familienbeziehungen beschäftigt. Entzug, Feindseligkeit und unangemessene Grenzen zu setzen sind Vorgehensweisen, wie Eltern mit ihren Kindern umgehen. Mit der Zeit werden diese in die Seele des Kindes eingeprägt.

Bestimmte Traumata können zusätzlich die Persönlichkeitsentwicklung verletzen. Ein Trauma ist, im Gegensatz zu einer Charaktereigenschaft, eine zutiefst schmerzhafte Gefühlserfahrung. Emotionale, körperliche und sexuelle Misshandlungen sind traumatisch. Unfälle und verkrüppelnde Krankheiten sind traumatisch. Schwere Verluste, so wie der Tod eines Elternteils, Scheidung oder extreme finanzielle Schwierigkeiten sind ebenso traumatisch.

Der Unterschied zwischen charakterlichen Beziehungsmustern – wie Entzug und Feindseligkeit – und Traumata lässt sich mit einem Baum im Wald vergleichen. Dieser kann durch mangelhafte Erde falsch ernährt werden oder zuwenig oder zuviel Sonne oder Wasser erhalten. Das entspricht Problemen mit charakterlichen Beziehungsmustern. Ein Trauma dagegen ist wie ein Blitz, der in den Baum einschlägt.

Traumata können die Entwicklung von Grenzen des Kindes beeinträchtigen, weil sie zwei notwendige Fundamente für das Wachstum ins Wanken bringen:

1. Die Welt ist einigermaßen sicher.
2. Sie haben Kontrolle über ihr Leben.

Wenn Kinder Traumata durchleiden, gerät ihr Fundament aus den Fugen. Sie zweifeln daran, dass sie sicher und geborgen sind, und sie befürchten, dass sie kein Mitspracherecht mehr bei Gefahren haben, die auf sie zukommen. Jerry wurde von beiden Eltern jahrelang körperlich missbraucht. Er verließ früh sein Zuhause, ging zur Marine und verlor mehrere Beziehungen. Erst als er als Dreißigjähriger an einer Therapie teilnahm, begann er zu begreifen, warum er trotz seiner harten Schale immer nach dominierenden Frauen Ausschau hielt. Er verliebte sich leidenschaftlich in die Tatsache, dass sie ihn »im Griff hatten«. Dann entwickelte sich ein Muster der Nachgiebigkeit gegenüber der Frau, wobei Jerry sich immer am Verliererende befand.

In der Therapie erinnerte sich Jerry eines Tages daran, wie seine Mutter ihn wegen irgendeiner Kleinigkeit ins Gesicht geschlagen hatte. Er erinnerte sich an seine fruchtlosen Versuche, sich zu schützen, wobei er bettelte: »Bitte, Mutter – es tut mir leid. Ich tue alles, was du sagst. Bitte, Mutter.« Wenn er bedingungslosen Gehorsam versprach, hörten die Schläge auf. Diese Erinnerung knüpfte an seine fehlende Stärke und Selbstbeherrschung gegenüber seinen Freundinnen und Ehefrauen an. Ihr Zorn oder auch nur Ärger versetzte ihn in furchtbare Angst, und er gab dann sofort nach. Jerrys Entwicklung von Grenzen war durch die Misshandlungen seiner Mutter ernsthaft gehemmt worden.

Gott scheint ein besonderes Herz für die Opfer von Traumata zu haben: »Er hat mich gesandt ... die zerbrochenen Herzen zu verbinden.« (Jes 61,1). Gott möchte, dass die Herzen derjenigen, die ein Trauma erlitten haben, wiederhergestellt, ausgefüllt und stark werden.

Die Opfer familiärer Traumata stehen fast immer in schwachen oder sündigen charakterlichen Beziehungen. Rückzug von unseren Grenzen und Feindseligkeit unseren Grenzen gegenüber sind der Nährboden, aus dem das Trauma plötzlich hervorsprießen kann.

Unsere eigenen Charaktereigenschaften

Sicher kennen Sie die Redensart, dass von jemand gesagt wird, »er wurde schon so geboren?« Möglicherweise waren Sie jemand, der immer aktiv war, stets bereit, die Konfrontation zu suchen, immer auf Risiko aus. Oder vielleicht waren Sie lieber ruhig und nachdenklich – »schon immer«? Wir tragen auch durch unsere eigenen individuellen Charaktereigenschaften zu unseren Grenzenproblemen bei. Leute, die von Natur aus aggressiver sind, gehen ihre Probleme viel geradliniger an. Und die mit weniger Aggressionen scheuen mehr vor Grenzen zurück.

Unsere eigene Sündhaftigkeit

Wir tragen auch durch unsere eigene Sündhaftigkeit zu unseren Problemen mit Grenzen bei. Sündhaftigkeit haben wir von Adam und Eva geerbt. Sie ist unser Widerstand dagegen, Kreaturen Gottes zu sein, unser Widerstand gegen Gehorsam zu Gott. Sie ist die Ablehnung, unsere eigene Position anzuerkennen, und die Lust, allmächtig und beherrschend zu sein. Aber genau diese Sündhaftigkeit ist es, die uns versklavt unter das Gesetz der Sünde und des Todes, von dem nur Christus uns befreien kann (Röm 8,2).

Es sollte uns jetzt klarer sein, was zu den Problemen und der Entwicklung von Grenzen gehört. Jetzt wollen wir uns anschauen, was die Bibel dazu sagt, wie Grenzen in unserem Leben funktionieren sollen und wie sie unser Leben lang entwickelt werden können.

5. Zehn Grenzregeln

Stellen Sie sich einen Moment lang vor, dass Sie auf einem fernen Planeten leben, wo andere Prinzipien herrschen. Und stellen Sie sich vor, dieser Planet hat keine Schwerkraft und keinen Gebrauch für ein Tauschmittel wie Geld. Man bekommt die Energie und Nahrung durch Osmose, anstatt essen und trinken zu müssen. Plötzlich finden Sie sich ohne Vorwarnung auf der Erde wieder.

Sie steigen aus dem Raumschiff und fallen erst mal flach aufs Gesicht. »Autsch!« rufen Sie, ohne eigentlich zu wissen, warum Sie überhaupt hingefallen sind. Nachdem Sie sich ein bisschen erholt haben, entscheiden Sie sich, ein wenig umherzugehen. Sie können aber wegen dieser komischen Schwerkraft nicht fliegen, also müssen Sie laufen.

Nach einer Weile bemerken Sie, dass Sie eigenartigerweise Hunger und Durst haben. Sie fragen sich warum. Da, wo Sie herkommen, ernährt das galaktische System den Körper automatisch. Zum Glück laufen Sie einem Erdbewohner über den Weg, der Ihr Problem erkennt und Ihnen sagt, dass Sie Nahrung brauchen. Er empfiehlt Ihnen sogar ein Restaurant, in dem Sie essen können.

Sie folgen seinen Anweisungen, gehen zum Restaurant und schaffen es, etwas von diesem Erdenessen zu bestellen, das alles enthält, was Sie an Nahrung brauchen. Sie fühlen sich sofort viel besser. Aber dann will der Mann, der Ihnen das Essen gebracht hat, »zehn Euro« von Ihnen. Sie wissen nicht, wovon er spricht. Nach einer wilden Diskussion kommen Männer in Uniform, nehmen Sie mit und bringen Sie in einen Raum mit Gittern. Was in aller Welt soll das alles? fragen Sie sich.

Sie wollten keinem etwas Böses, und doch sind Sie im »Gefängnis«, was immer das auch sein mag. Sie können sich nicht länger bewegen, wie Sie möchten, und das erzeugt einen Groll. Sie haben nur versucht, sich um Ihre eigenen Angelegenheiten zu kümmern, und jetzt tut Ihnen Ihr Bein weh, Sie sind müde von dem langen Marsch und haben Bauchschmerzen, weil Sie zuviel gegessen haben. Das ist ja ein wunderbarer Ort, diese Erde.

Hört sich das weit hergeholt an? Menschen, die in gestörten Familien aufwachsen oder in Familien, in denen Gottes Art der Grenzen nicht praktiziert wird, haben Erlebnisse, die denen Außerirdischer gleichen. Sie stellen als Erwachsene fest, dass sie in einer Welt leben, in der es Prinzipien und Abläufe gibt, die ihnen niemals erklärt worden sind, die jedoch über ihre Beziehungen und ihr Wohlergehen herrschen. Sie leiden, sind hungrig und enden möglicherweise im Gefängnis, aber sie haben nie die Prinzipien, die ihnen geholfen hätten, in Übereinstimmung mit der Realität zu leben, gelernt. Sie sind Gefangene ihrer eigenen Unwissenheit.

Gott hat seine Welt mit Gesetzen und Prinzipien geschaffen. Geistliche Realitäten sind genauso real wie die Schwerkraft, und wenn Sie diese nicht kennen, werden Sie ihre Auswirkungen schnell entdecken. Bloß weil wir diese Prinzipien des Lebens und der Beziehung nicht gelernt haben, heißt das noch lange nicht, dass sie nicht herrschen. Es ist wichtig für uns, die Prinzipien, die Gott mit dem Leben verwoben hat, zu kennen, und uns nach ihnen zu verhalten. Im Folgenden beschreiben wir zehn Gesetzmäßigkeiten in Bezug auf Grenzen, die Sie erlernen können, um das Leben anders erfahren zu können.

1. Die Regel vom Säen und Ernten

Der Zusammenhang von Ursache und Wirkung ist ein grundlegendes Gesetz des Lebens. Wir nennen es auch das Gesetz vom Säen und Ernten. »Denn was der Mensch sät, das wird er auch ernten. Wer auf sein Fleisch sät, der wird von dem Fleisch das Verderben ernten; wer aber auf den Geist sät, der wird von dem Geist das ewige Leben ernten« (Gal 6,7-8).

Wenn Gott uns sagt, dass wir das ernten, was wir säen, bestraft er uns nicht damit; er sagt uns einfach, wie die Dinge wirklich sind. Wenn Sie rauchen, werden Sie wahrscheinlich einen Raucherhusten entwickeln, und Sie werden vielleicht sogar Lungenkrebs bekommen. Wenn Sie zuviel ausgeben, werden Sie höchstwahrscheinlich Anrufe von Gläubigern bekommen, und vielleicht sogar hungern müssen, weil Sie kein Geld mehr für Nahrungsmittel übrig haben. Andererseits werden Sie vielleicht weniger an Erkältungen und Grippe leiden, wenn Sie sich fit halten und richtig essen. Wenn Sie weise haushalten, werden Sie Geld für die Rechnungen und den Supermarkt haben.

Manchmal ernten Menschen jedoch nicht, was sie säen, weil jemand anderes die Konsequenzen ihrer Handlungen übernimmt. Wenn Ihre Mutter Ihnen jedesmal, wenn Sie zuviel ausgeben, einen Scheck schickt, um Ihr überzogenes Konto aufzufüllen und Ihre Kreditkartenrechnungen zu begleichen, würden Sie die Konsequenzen ihrer Verschwendung nie tragen müssen. Ihre Mutter würde Sie davor bewahren, die natürliche Konsequenz zu erleben: fordernde Gläubiger und Hunger.

Wie oben beschrieben, kann das Gesetz vom Säen und Ernten durchbrochen werden. Und es sind oft Menschen, die selbst ohne Grenzen dastehen, die es brechen. Genauso wie wir das Gesetz der Schwerkraft unterbrechen können, wenn wir ein fallendes Glas auffangen, können wir jemanden vor dem Gesetz von Ursache und Wirkung schützen, indem wir zum falschen Zeitpunkt einschreiten, weil wir unverantwortliche Leute bewahren wollen. Einen Menschen vor den natürlichen Konsequenzen seiner unverantwortlichen Taten zu retten bringt ihn dazu, weiterhin unverantwortlich zu sein. Das Gesetz vom Säen und Ernten ist nicht widerrufen worden. Es besteht noch. Aber der grenzenlose Täter trägt nicht die Konsequenzen, jemand anders trägt sie.

Heutzutage nennt man einen Menschen, der ständig einen anderen rettet, einen Mitabhängigen. Damit sind oftmals gerade die ganz normalen Mitmenschen, besonders aber unsere Familie gemeint, die es uns aus lauter Rücksicht auf unsere Grenzenprobleme ermöglichen, dieses auch noch sogar aufrechtzuerhalten. Jemand hat sich etwa auf unsere Sucht eingestellt, aus Angst, etwas dagegen zu unternehmen. Tatsächlich ist es so, dass mitabhängige Menschen praktisch für das Leben eines verantwortungs - sprich grenzenlosen Menschen eine Art »Lebensbürgschaft« übernehmen. Demnach bezahlen sie die Rechnungen - körperlich, emotional und geistlich - und der Verschwender ist weiterhin außer Kontrolle, ohne Konsequenz des normalen Lebens. Er wird weiterhin geliebt, verwöhnt und gut behandelt, abgefedert von seinem Schicksal.

Grenzen zu setzen hilft dem Mitabhängigen aufzuhören, das Gesetz des Säens und Erntens im Leben eines Lieben noch länger zu unterbrechen. Grenzen bringen denjenigen, der sät, dazu, auch zu ernten.

Es hilft nicht, den Unverantwortlichen nur zu konfrontieren. Oftmals sagen gerade Patienten zu mir: »Aber ich konfrontiere Jack doch mit seinem Verhalten. Ich habe schon oft versucht, ihn wissen zu lassen, was ich von seinem Verhalten halte, und dass er sich ändern muss.« Aber in Wahrheit nörgelt mein Patient nur an Jack herum. Jack wird nicht das Bedürfnis spüren, sich zu ändern, weil sein Verhalten ihm ja keinen Schmerz verursacht. Eine unverantwortliche Person zu konfrontieren schmerzt ihn nicht; dazu gehören gewisse Konsequenzen.

Wenn Jack klug ist, könnte eine Konfrontation sein Benehmen verändern. Aber Menschen, die in einem destruktiven Muster gefangen sind, sind meistens nicht in unserem Sinne weise. Sie müssen Konsequenzen spüren, bevor sie ihr Verhalten ändern. Die Bibel sagt uns, dass es sinnlos ist, törichte Menschen zu konfrontieren: »Rüge nicht den Spötter, dass er dich nicht hasse; rüge den Weisen, der wird dich lieben« (Spr 9,8). Mitabhängige Menschen ernten also auch noch Beleidigungen und Leid, wenn sie unverantwortliche Menschen endlich mit ihrem Verhalten konfrontieren. Tatsächlich aber brauchen sie nur aufzuhören, das Gesetz vom Ernten und Säen im Leben des anderen selber dauernd außer Kraft zu setzen.

2. Regel: Verantwortlichkeit

Es kommt oft vor, wenn Menschen einen Vortrag über das Setzen von Grenzen und die Übernahme von Verantwortung für ihr eigenes Leben hören, dass sie sagen: »Verantwortung ist doch etwas so Selbstsüchtiges. Wir sollen einander lieben, uns selbst aber verleugnen.« Oder Menschen werden aus lauter Verantwortung tatsächlich egozentrisch und selbstsüchtig. Andere haben Schuldgefühle, schon wenn sie jemandem einen Gefallen tun. Dies sind keine bibelgemäßen Ansichten von Verantwortung.

Zur Verantwortung gehört einmal, andere zu lieben. Das Gebot zu lieben ist für Christen das »ganze Gesetz« (Gal 5,13-14). Jesus nennt es »mein« Gebot: »Liebt einander, so wie ich euch geliebt habe« (Joh 15,12). Wann immer Sie andere nicht lieben, übernehmen Sie nicht die volle Verantwortung für sich selbst; Sie haben Ihr Herz verleugnet.

Probleme entstehen dann, wenn Verwirrung über die Grenzen herrscht, was Verantwortung betrifft. Wir sollen einander lieben, nicht einander ersetzen. Ich kann seine Gefühle nicht für ihn fühlen. Ich kann nicht für ihn denken. Ich kann nicht für ihn handeln. Ich kann nicht Enttäuschung, die Grenzen für ihn bringt, an seiner Stelle erleiden. Kurzgesagt, kann ich nicht für einen anderen Menschen wachsen wollen; das kann nur er selbst. Genauso kann nicht ein anderer für mich reifen.

Die biblische Vorgabe für unser eigenes Wachstum lautet: »Schaffet, dass ihr selig werdet, mit Furcht und Zittern. Denn Gott ist's, der in euch wirkt beides, das Wollen und das Vollbringen, nach seinem Wohlgefallen« (Phil 2,12-13). Sie sind für sich selbst verantwortlich. Ich bin für mich selbst verantwortlich. An anderer Stelle geht es gar darum, dass wir andere so behandeln sollen, wie wir selbst behandelt werden wollen. Wenn wir am Boden zerstört sind, hilf- und hoffnungslos, würden wir gewiss Hilfe und Fürsorge erhalten wollen. Dies ist sehr wichtig, insofern Verantwortung ja immer auch mit anderen Menschen zu tun hat.

Ein weiterer Aspekt in der Gegenseitigkeit von Verantwortung liegt nicht nur im Geben, sondern eben auch darin, dem destruktiven und unverantwortlichen Verhalten eines anderen Grenzen zu setzen. Es ist nicht gut, jemanden vor den Konsequenzen seiner Sünde zu erretten, denn wir werden es einfach wieder tun müssen. Wir haben somit des anderen Muster erhärtet (Spr 19,19). Es ist dieselbe Grenze, die wir in Bezug auf Erziehung besprochen haben; es ist schlecht, keine Grenzen mit anderen zu haben. Es führt sie ins Verderben (Spr 23,13).

In der ganzen Bibel wird stark betont, dass wir den Bedürfnissen anderer nachkommen und Sünde aber zugleich begrenzen sollen. Grenzen helfen uns, genau das zu tun.

3. Die Regel von der Macht

Es gibt ein Zwölfpunkteprogramm (abgeleitet von dem der Anonymen Alkoholiker), welches immer mehr innerhalb von Gemeinden benutzt wird. Nicht wenige Christen jedoch, die sich in Therapie und Genesung befinden, äußern sich verwirrt über einen Punkt davon: Bin ich meinem Handeln gegenüber machtlos? Wenn ich das bin; wie kann ich verantwortungsvoll werden? Was steht denn wirklich in meiner Macht?

Diese zwölf Punkte lehren ebenso wie die Bibel, dass Menschen zugeben müssen, dass sie (moralische) Versager sind. Alkoholiker müssen zugeben, dass sie dem Alkohol gegenüber machtlos sind. Da sie nicht die Frucht der Selbstbeherrschung haben, müssen sie erst einmal ihre Machtlosigkeit gegenüber ihrer Abhängigkeit erkennen, ganz so wie bei Paulus: »Denn ich weiß nicht, was ich tue. Denn ich tue nicht, was ich will; sondern was ich hasse, das tue ich ... Denn das Gute, das ich will, das tue ich nicht; sondern das Böse, das ich nicht will, das tue ich ... Ich sehe aber ein anderes Gesetz in meinen Gliedern, das widerstreitet dem Gesetz in meinem Gemüt und hält mich gefangen im Gesetz der Sünde, das in meinen Gliedern ist« (Röm 7,15,19,23). Das ist eingestandene Machtlosigkeit. Johannes sagt, dass wir alle im selben Zustand sind, und wer es bestreitet, der lügt (1Joh 1,8).

Obwohl wir nicht aus uns selbst heraus die Macht haben, diese Muster zu überwinden, steht es doch in unserer Macht, Dinge zu tun, die später Früchte des Sieges tragen werden:

1. *Wir finden Kraft, die Wahrheit über unsere Probleme zuzugeben.* Die Bibel nennt das »Bekenntnis«. Zu bekennen heißt, »etwas zuzugeben, einzugestehen«. Wir haben zumindest die Fähigkeit zu sagen: »Das bin ich.« Man kann es vielleicht noch nicht ändern, aber man kann das Problem durch ein Bekenntnis innerlich öffnen.
2. *Unsere Eingeständnisse bringen eine erste Möglichkeit mit sich, unsere bisherige Unfähigkeit zur Problemlösung Gott zu übergeben.* Wir werden es endlich fertigbringen, uns ihm unterzuordnen und unser Leben ihm zu übergeben. Wir können vielleicht uns selbst nicht heilen, aber wir können den Arzt rufen! In der Bibel heißt diese Haltung Demut und ist immer mit großen Verheißungen für die individuelle Entwicklung gekoppelt. Wenn wir tun, was wir können – bekennen, glauben, um Hilfe bitten –, wird Gott das tun, was wir nicht schaffen: Veränderung bewirken (1Joh 1,9; Jak 4,7-10; Mt 5,3+6).
3. *Wir haben die Macht, zu erforschen und Gott und andere zu bitten, uns immer mehr zu zeigen, was innerhalb unserer Grenzen liegt.*
4. *Wir bekommen eine neue Fähigkeit, nämlich uns von dem Bösen, das in uns ist, abzuwenden. Das nennt man Buße.* Das heißt nicht, dass wir perfekt sein werden; es bedeutet, dass wir

unsere sündigen Aspekte als etwas ansehen, das wir nicht länger in uns zu tragen brauchen.

5. *Wir können ab jetzt Gott und andere darum bitten, uns bei Verletzungen in unserer Entwicklung und bei der Aufarbeitung verbliebener Bedürfnisse aus der Kindheit zu helfen.* Viele unserer Probleme sind Folge einer inneren Leere, und wir müssen Gott und andere suchen, um diese Bedürfnisse endlich einmal erfüllen zu können.
6. *Wir erkennen, dass wir die Macht haben, diejenigen aufzusuchen, die uns verletzt haben, um es wiedergutzumachen.* Wir sollten dies tun, um für uns und unsere Sünde verantwortlich zu werden und um denen gegenüber, die uns verletzt haben, unsere wiedergewonnene Verantwortung zu zeigen. Matthäus 5,23-24 sagt: »Darum: Wenn du deine Gabe auf dem Altar opferst und dort kommt dir in den Sinn, dass dein Bruder etwas gegen dich hat. So lass dort vor dem Altar deine Gabe und geh zuerst hin und versöhne dich mit deinem Bruder und dann komme und opfere deine Gabe.«

Auf der anderen Seite der Medaille helfen uns unsere Grenzen, das zu definieren, worüber wir keine Macht haben: alles was außerhalb von ihnen liegt! Achten wir einmal darauf, wie das im Zwölfpunkteprogramm enthaltene Gebet (im Amerikanischen Serenity Prayer genannt), vermutlich eines der besten Gebete über Grenzen, ausgedrückt wird: »Gott, gib mir die Gelassenheit, die Dinge zu akzeptieren, die ich nicht ändern kann, den Mut, die Dinge zu ändern, die ich ändern kann, und die Weisheit, den Unterschied zu erkennen.«

Mit anderen Worten, Gott, hilf mir meine Grenzen klar zu erkennen! Wir können daran arbeiten, uns diesem Prozess zu unterwerfen, und mit Gott können wir daran wirken, uns zu ändern. Wir können nichts anderes ändern: nicht das Wetter, die Vergangenheit, die Wirtschaft – und schon gar nicht andere Menschen. Wir können andere nicht verändern. Keine Krankheit verursacht soviel Leid wie der Versuch, andere zu verändern. Und es ist auch unmöglich.

Was wir tun können, ist andere zu beeinflussen. Aber es ist ein Haken dabei. Da wir sie nicht dazu bringen können, sich zu verändern, müssen wir uns selbst verändern, sodass ihre destruktiven

Muster uns nicht länger beeinflussen. Verändern wir also unsere Art des Umgangs mit ihnen; möglicherweise motiviert sie das dazu, sich zu verändern, da ihre alten Methoden nicht mehr funktionieren.

Etwas anderes, das passiert, wenn wir andere loslassen, ist, dass wir anfangen, gesund zu werden. Es kann sein, das sie dies bemerken und uns beneiden. Sie können vielleicht haben wollen, was wir haben. Noch eins: Wir brauchen die Weisheit zu wissen, was ein Teil von uns ist, und was nicht. Beten wir um die Weisheit, den Unterschied zu erkennen zwischen dem, was in unserer Macht steht zu verändern, und was nicht.

4. Die Respekt-Regel

Ein Wort taucht immer wieder auf, wenn Menschen von ihren Problemen mit Grenzen sprechen: das Pronomen »sie«. »Aber *sie* werden mich nicht akzeptieren, wenn ich nein sage. – Aber *sie* werden zornig werden, wenn ich Grenzen setze. – Aber *sie* werden eine Woche lang nicht mit mir sprechen, wenn ich ihnen sage, wie ich mich wirklich fühle.«

Wir befürchten, dass andere unsere Grenzen nicht respektieren. Wir schauen auf andere und verlieren Klarheit über uns selber. Manchmal haben wir auch nur das Problem, dass wir die Grenzen anderer beurteilen wollen. Wir sagen Dinge wie: »Wie konnte er sich weigern, vorbeizukommen und mich abzuholen? Es ist direkt auf seinem Weg! Er könnte ein anderes Mal ›Zeit für sich‹ finden.«

»Wie egoistisch von ihr, nicht zu dem Empfang zu kommen! Andere unter uns müssen ja auch Opfer bringen.«

»Was soll das heißen, ›nein‹? Ich brauche das Geld nur für eine kurze Zeit.«

»Man würde denken, dass, nach allem, was ich für dich getan habe, du mir diesen einen kleinen Gefallen tun könntest.«

Dabei verurteilen wir die Entscheidungen anderer hinsichtlich ihrer Grenzen, weil wir meinen, dass wir am besten wissen, wie sie geben »sollten«, und meistens heißt das, dass sie geben sollten, wie ich es von ihnen haben will!

Aber die Bibel sagt, dass wir verurteilt sind, wenn wir andere verurteilen (Mt 7,1-2). Wenn wir die Grenzen anderer verurteilen, fallen unsere unter denselben Maßstab. Wenn wir die Grenzen anderer verurteilen, erwartet uns ebenso, dass sie unsere verurteilen werden. Damit entsteht eine Spirale der Angst, die uns hindert, die Grenzen zu setzen, die wir nötig haben. Das hat zur Folge, dass wir nachgeben, deswegen mit Groll erfüllt sind und die »Liebe«, die wir »gegeben« haben, einen Beigeschmack bekommt.

Hier kommt die Regel des Respekts ins Spiel. So wie Jesus sagte: »Alles nun, was ihr wollt, dass die Leute euch tun sollen, das tut ihnen auch!« (Mt 7,12). Wir müssen die Grenzen von anderen respektieren. Wir müssen die Grenzen anderer lieben, damit wir Respekt für unsere eigenen fordern können. Wir müssen ihre Grenzen so behandeln, wie wir wollen, dass sie unsere behandeln sollen.

Wenn wir Menschen, die uns Nein sagen, lieben und respektieren, werden sie unser Nein respektieren. Freiheit erzeugt Freiheit. Wenn wir im Geiste wandeln, geben wir den Menschen die Freiheit, ihre eigenen Entscheidungen zu treffen. »Wo aber der Geist des Herrn ist, da ist Freiheit« (2Kor 3,17). Wenn wir überhaupt urteilen wollen, dann muss es durch »das vollkommene Gesetz der Freiheit« sein (Jak 1,25).

Unsere wahre Sorge um andere sollte nicht sein »Tun sie, was ich tun würde, oder was ich will, dass sie tun?«, sondern »Treffen sie wirklich eine freie Wahl?« Wenn wir die Freiheit anderer akzeptieren, werden wir nicht zornig, haben wir keine Schuldgefühle oder entziehen ihnen nicht unsere Liebe, wenn sie bei uns Grenzen setzen. Wenn wir die Freiheit anderer akzeptieren, haben wir bei unserer eigenen ein besseres Gefühl.

5. Die Regel von der Motivation

Stan war verwirrt. Er las in der Bibel und wurde in den Bibelstunden der Gemeinde gelehrt, dass mehr Segen auf dem Geben als auf dem Nehmen liegt, aber er hatte festgestellt, dass dies oft nicht wahr ist. Er fühlte sich oft nicht richtig geschätzt für die vielen Dinge, die er tat. Er wünschte sich, dass die Leute etwas mehr Rücksicht auf seine Zeit und Energie nähmen. Trotzdem tat er, was immer die Leute von ihm wollten. Er dachte, dass er dadurch liebevoll handelte, und er wollte eine liebende Person sein.

Als er dieses Missstandes schließlich müde geworden war und eine Depression eintrat, kam er zu mir.

Als ich ihn fragte, was ihm fehlte, sagte er, dass »er zuviel liebte«.

»Wie können Sie ›zuviel lieben‹«? fragte ich. »Ich habe noch nie von so etwas gehört.«

»Ach, das ist ganz einfach«, antwortete Stan, »Ich tue viel mehr für andere Leute, als ich sollte. Und das macht mich depressiv.« »Ich weiß nicht genau, was Sie tun«, meinte ich, »aber es ist sicher nicht Liebe. Die Bibel sagt, dass wahre Liebe zu Segen und Freude führt. Liebe bringt Freude, nicht Depression. Wenn Ihre Liebe Sie depressiv macht, ist es wahrscheinlich keine Liebe.« »Wie können Sie so reden? Ich tue so viel für alle. Ich gebe und gebe und gebe. Wie können Sie sagen, dass ich nicht liebe?«

»Ich kann das sagen, weil ich die Frucht Ihres Verhaltens sehe. Sie sollten Freude haben, nicht depressiv sein. Warum erzählen Sie mir nicht von den Dingen, die Sie für andere tun?«

In der Zeit, die wir zusammen verbrachten, lernte Stan, dass vieles an seinem Engagement nicht aus der Liebe kam, sondern aus der Furcht. Stan hatte früh im Leben gelernt, dass, wenn er nicht tat, was seine Mutter von ihm wollte, sie ihm ihre Liebe entziehen würde. Als Ergebnis lernte Stan, nur noch vorsichtig zu geben. Sein Motiv war nicht Liebe, sondern es war die Furcht vor dem Verlust von Liebe! Stan fürchtete auch den Zorn anderer. Weil sein Vater ihn in seiner Kindheit oft anbrüllte, lernte er, zornige Auseinandersetzungen zu fürchten. Diese Angst hinderte ihn daran, anderen nein zu sagen. Egozentriker werden oft zornig, wenn jemand nein zu ihnen sagt.

Stan sagte ja aus Furcht, dass er Sympathien verlieren und andere Menschen auf ihn zornig werden würden. Folgende falschen Motive und noch andere halten uns davon ab, Grenzen zu setzen:

1. *Furcht vor dem Verlust von Liebe oder vor dem Verlassenwerden.* Menschen, die Ja sagen und dann darüber grollen, dass sie ja gesagt haben, fürchten den Verlust von Zuwendung. Dies ist das vorherrschende Motiv von Märtyrern. Sie geben, um Liebe zu empfangen, und wenn sie sie dann nicht bekommen, fühlen sie sich verlassen.
2. *Furcht vor dem Zorn anderer.* Wegen Verletzungen und schwacher Grenzen halten es manche Menschen nicht aus, wenn jemand auf sie böse ist.
3. *Furcht vor Einsamkeit.* Manch einer gibt anderen nach, weil er glaubt, dass er dadurch Liebe gewinnen und seine Einsamkeit beendet wird.

4. *Furcht davor, das »gute Ich« in sich selbst zu verlieren.* Wir sind geschaffen worden, um zu lieben. Daher erleiden wir Schmerz, wenn wir nicht lieben. Viele Menschen können nicht sagen: »Ich liebe dich, doch ich will das nicht tun.« Eine solche Aussage ergibt für sie keinen Sinn. Sie glauben, dass zu lieben bedeutet, immer ja zu sagen.
5. *Schuldgefühle.* Viele Menschen versuchen, genügend gute Dinge zu tun, um ihr Schuldgefühl zu überwinden und über sich selbst ein gutes Gefühl zu haben. Wenn sie Nein sagen, fühlen sie sich schlecht. Deswegen versuchen sie immer weiter, sich ein Gefühl des Gutseins zu verdienen.
6. *Rückzahlung.* Menschen sind Dinge geschenkt worden, die mit einem Schuldzettel versehen waren. Zum Beispiel sagen Eltern zu ihren Kindern: »Ich hatte es nie so gut wie du. – Du solltest dich schämen für alles, was du bekommst.« Sie empfinden eine Last, dass sie für alles bezahlen müssen, was sie einmal bekommen haben.
7. *Billigung.* Etliche Menschen haben noch das Gefühl, sie müssten weiterhin ihren Eltern gefallen. Deswegen meinen sie, wenn jemand etwas von ihnen will, dass sie es geben müssen, damit dieser symbolische Elternteil zufrieden ist.
8. *Überidentifikation mit dem Verlust eines anderen.* Diese Menschen haben sich noch nicht durch all ihre eigenen Enttäuschungen und Verletzungen durchgearbeitet, sodass sie, wenn sie jemanden mit einem Nein enttäuschen müssen, dessen Schmerz extrem nachempfinden. Sie können es einfach nicht aushalten, jemanden so zu verletzen, da geben sie lieber nach.

Der Punkt dabei ist der: Wir sind zur Freiheit berufen, und diese Freiheit führt in die Dankbarkeit, zu einem überfließenden Herzen und zu ungezwungener, echter Liebe für andere. Großherzig zu geben wird großartig belohnt. Es ist tatsächlich gesegneter, zu geben als zu nehmen. Wenn unser Geben nicht zur Freude führt, dann sollten wir die Frage nach unserer Motivation überprüfen: Zuerst Freiheit, dann Hingabe, Handlungen oder Dienst. Wenn wir dienen, um unsere Furcht loszuwerden, dann sind wir zum Scheitern verurteilt. Lassen wir also Gott an unseren Ängsten arbeiten, lassen wir sie von ihm zerstreuen, und schaffen wir uns ein paar gesunde Grenzen, um die Freiheit, zu der wir berufen worden sind, zu schützen.

6. Regel vom Bewerten

»Aber es würde ihn doch verletzen, wenn ich ihm sagte, dass ich das tun will«, sagte Jason. Als Jason mir berichtete, dass er die Verantwortung für etliche Geschäftsbereiche, die sein Partner nur unzulänglich ausführte, wieder übernehmen wollte, ermutigte ich ihn, mit seinem Partner zu sprechen.

»Sicher könnte er verletzt sein«, antwortete ich. »Was ist das Problem?« »Na ja, ich will ihn nicht verletzen«, versetzte Jason und schaute mich an, als ob ich das hätte wissen sollen.

»Sicherlich wollen Sie ihm nicht weh tun«, meinte ich, »aber was hat das mit der Entscheidung zu tun, die Sie fällen müssen?« »Ich kann nicht einfach über seine Gefühle dabei hinweg entscheiden. Das wäre gemein.«

»Da haben Sie recht, das wäre gemein. Aber wann wollen Sie es ihm sagen?« »Sie sagten doch eben, dass es ihn verletzen würde und gemein war«, sagte Jason verwirrt. »Nein, das habe ich nicht. Ich sagte, es ihm zu sagen, ohne seine Gefühle in Betracht zu ziehen, wäre gemein. Das ist etwas ganz anderes, als nicht zu tun, was man tun muss.«

»Ich sehe immer noch keinen Unterschied. Es würde ihn trotzdem verletzen.« »Aber es würde ihm keinen Schaden zufügen, und das ist der große Unterschied. Wenn überhaupt, würde der Schmerz ihm helfen.«

»Jetzt bin ich ganz verwirrt. Wie kann es ihm helfen, ihm weh zu tun?«

»Sind Sie jemals beim Zahnarzt gewesen?« fragte ich ihn. »Sicher.«

»Hat der Zahnarzt Ihnen Schmerz zugefügt, als er bohrte, um den Karies zu entfernen?« »Ja.«

»Hat er Ihnen geschadet?« »Nein, er hat mir geholfen.«

»Verletzen und schaden sind zwei verschiedene Dinge«, erklärte ich ihm. »Als Sie den Zucker gegessen haben, der die Karies verursachte, hat das weh getan?« »Nein, es schmeckte gut«, antwortete Jason mit einem Lächeln, das mir sagte, dass er langsam begriff.

»Hat es Ihnen geschadet?«

»Ja.«

»Das ist es, was ich meine. Dinge können uns verletzen und uns trotzdem nicht schaden. Tatsächlich sind sie sogar gut für uns. Und Dinge, die sich gut anfühlen, können uns sehr schaden.« Sie müssen die Auswirkungen der Grenzen abschätzen und der anderen Person gegenüber verantwortungsvoll handeln, aber das bedeutet nicht, dass Sie es vermeiden sollten, Grenzen zu setzen, weil jemand mit Schmerz und Wut reagiert. Grenzen zu haben – in diesem Fall, Jasons Nein zu seinem Partner –, das ist sinnvolle Lebensführung.

Jesus nennt es »die schmale Pforte«. Es ist immer einfacher, durch das »breite Tor des Verderbens« zu gehen und weiterhin keine Grenzen dort zu setzen, wo sie nötig wären. Aber das Ergebnis ist immer dasselbe: Verderben. Nur das ehrliche, sinnvolle Leben bringt gute Frucht. Sich zu entscheiden, Grenzen zu setzen, ist schwierig, weil es Entscheidungen und Konfrontation erfordert, was möglicherweise einem Menschen, den wir lieben, Schmerz verursacht. Wir müssen den Schmerz, der durch unsere Entscheidungen entsteht, einschätzen lernen, und mitfühlen. Wie Sandy zum Beispiel. Sandy entschied sich, mit Freunden Ski fahren zu gehen, anstatt in den Winterferien nach Hause zu fahren. Ihre Mutter war traurig und enttäuscht, aber kam dadurch nicht zu Schaden. Sandys Entscheidung verursachte Traurigkeit, aber die Traurigkeit ihrer Mutter konnte Sandy nicht zwingen, ihre Meinung zu ändern. Eine liebende Reaktion auf den Schmerz ihrer Mutter wäre: »Ach, Mutter, ich bin auch traurig, dass wir nicht zusammen sein werden. Ich freue mich auf den Besuch im Sommer.«

Wenn Sandys Mutter ihre Freiheit, Entscheidungen zu treffen, respektiert, würde sie ungefähr so antworten: »Ich bin sehr enttäuscht, dass du zu Weihnachten nicht nach Hause kommst, aber ich hoffe, dass du deine Reise genießt.« Sie würde zu ihrer Enttäuschung stehen und Sandys Entscheidung, die Zeit mit ihren Freunden zu verbringen, respektieren.

Wir verursachen Schmerz, wenn wir Entscheidungen treffen, die andere nicht mögen, aber wir verursachen auch Schmerz, wenn wir Menschen damit konfrontieren, dass sie etwas Falsches tun. Wenn wir aber unseren Groll nicht einander mitteilen, können Bitterkeit und Hass entstehen. Wir müssen darüber ehrlich sein, wie wir verletzt sind. »Darum legt die Lüge ab und redet die Wahrheit, ein jeder mit seinem Nächsten, weil wir untereinander Glieder sind« (Eph 4,25).

So wie ein Messer ein anderes Messer wetzt, brauchen wir gesunde Auseinandersetzungen mit und Wahrheiten durch andere, um zu wachsen. Keiner hört gerne negative Dinge über sich selbst. Aber auf lange Sicht kann es für uns gut sein. Die Bibel sagt, wenn wir weise sind, werden wir davon lernen. Ermahnung von einem Freund, auch wenn es weh tut, kann helfen.

Wir müssen lernen, den Schmerz, den wir mit unserem Widerspruch anderen Menschen zuweilen zufügen, richtig einzuschätzen. Wir müssen erkennen, wie dieser Schmerz anderen hilfreich sein kann und dadurch manchmal das Beste ist, was wir für diesen Menschen und unsere Beziehung tun können. Wir sollten manche Krise und manchen Konflikt auch in einem positiven Licht sehen.

7. Regel von der Proaktivität

Für jede Handlung gibt es eine gleichwertige oder vielmehr eine komplementäre Reaktion. Paulus sagt, dass Zorn und sündige Leidenschaften eine direkte Reaktion auf die Härte des Gesetzes sind (Röm 4,15; 5,20; 7,5). In Epheser und Kolosser sagt er, dass Zorn und Enttäuschung Reaktionen auf elterliche Ungerechtigkeit sein können (Eph 6,4; Kol 3;21). Viele von uns kennen Menschen, die jahrelang nachgiebig und passiv sind und plötzlich explodieren; dann wundern wir uns, was in aller Welt passiert ist. Wir schieben es auf den Psychiater, den sie gerade hatten, oder ihren momentanen Umgang.

In Wahrheit waren sie jahrelang zu nachgiebig, und ihre verschluckte Wut bricht einfach heraus. Diese Phase der Reaktion ist in der Zeit des Formens von Grenzen, insbesondere für Opfer, sehr hilfreich. Sie müssen herauskommen aus dem machtlosen, misshandelten Bereich, in den sie durch mögliche körperliche und sexuelle Misshandlung oder durch emotionale Erpressung und Manipulation gedrängt worden sind. Wir sollten ihre Emanzipation davon redlich feiern.

Aber wann ist es genug? Reaktionsphasen sind nötig, aber nicht ausreichend für die Errichtung von Grenzen. Es ist wichtig für den Zweijährigen, Mama mit den Erbsen zu bewerfen, aber das als

Dreiundvierzigjähriger noch zu tun, ist zuviel. Es ist wichtig für die Opfer von Misshandlung, den Zorn und Hass dieser überstandenen Machtlosigkeit in sich zu spüren, aber für den Rest ihres Lebens nach »ihren Rechten als Opfer« zu schreien, heißt, in einer Opfermentalität gefangen zu bleiben.

Auf der emotionalen Ebene bringt diese retroaktive (= nachträglich etwas Gelerntes hemmende) Haltung immer den geringeren Gewinn ein. Wir müssen reagieren, um unsere eigenen Grenzen zu finden, haben wir sie aber gefunden, dürfen wir »nicht durch die Freiheit dem Fleisch Raum geben. Wenn ihr euch aber untereinander beißt und fresst, so seht zu, dass ihr nicht einer vom anderen aufgefressen werdet« (Gal 5,13+15).

Mit der Zeit müssen wir zu der Menschheit, auf deren Vertreter wir gerade reagiert haben, zurückkehren und Verbindungen als Gleichberechtigter schaffen, indem wir unseren Nächsten lieben wie uns selbst. Hier liegt der Anfang vom Errichten proaktiver (im voraus wirkender) anstatt retroaktiver Grenzen. Hier können wir die Freiheit, die wir durch die Reaktionsphase gewonnen haben, nutzen, um andere zu lieben, Freude an anderen zu haben und ihnen zu dienen. »Proaktive« Menschen zeigen uns, was sie lieben, was sie wollen, was sie vorhaben und wofür sie stehen. Diese Menschen unterscheiden sich sehr von denen, die man dafür kennt, was sie hassen, was sie nicht mögen, wogegen sie sind und was sie nicht tun werden.

Während retroaktive Opfer hauptsächlich für ihre Anti-Haltungen bekannt sind, fordern aktive Menschen nicht Rechte, sie leben sie. Macht ist nicht etwas, was wir fordern oder verdienen, es ist etwas, das wir ausdrücken. Der höchste Ausdruck von Macht ist die Autorität der Liebe; die Fähigkeit, Macht nicht auszudrücken, sondern sich dessen zu enthalten. Aktive Menschen können »andere lieben wie sich selbst.« Sie haben gegenseitigen Respekt. Sie können »sich selbst sterben«, vergelten nicht »Böses mit Bösem«. Sie sind über die retroaktive Haltung des »Gesetzes« hinausgewachsen und können lieben und brauchen nicht mehr bloß zu reagieren.

Jesus beschreibt einmal die retroaktive Person, die noch vom Gesetz und anderen kontrolliert wird, im Vergleich zur freien Person: »Ihr habt gehört, dass gesagt ist: ›Auge um Auge, Zahn um Zahn.‹ Ich aber sage euch, dass ihr nicht widerstreben sollt dem Übel, sondern: Wenn dich jemand auf deine rechte Backe schlägt, dem biete die andere auch dar« (Mt 5,38-39).

Wir sollten nicht versuchen, Freiheit zu erlangen, ohne zu unserer retroaktiven Phase und den entsprechenden Gefühlen zu stehen. Wir müssen nicht danach handeln, aber wir müssen sie aussprechen. Wir müssen üben und lernen, uns zu behaupten. Wir müssen uns weit genug von uns misshandelnden Personen entfernen, um unseren Persönlichkeitsbesitz gegen weitere Invasionen einzuzäunen. Und dann müssen wir die Schätze, die wir in unserer eigenen Seele finden, für uns in Anspruch nehmen.

Doch wir dürfen nicht dort bleiben. Geistliches Erwachsensein hat höhere Ziele, als »sich selbst zu finden«. Eine Reaktionsphase ist eine Entwicklungsphase, nicht eine Identität, ein bloßes Stadium. Sie ist notwendig, aber nicht ausreichend zur weiteren Grenzenbildung.

8. Regel vom Neid

Das Neue Testament hat starke Worte gegen ein neidisches Herz. Wie bei Jakobus (4,2): »Ihr seid begierig und erlangt's nicht; ihr mordet und neidet und gewinnt nichts; ihr streitet und kämpft«.

Was hat Neid mit Grenzen zu tun? Neid ist wahrscheinlich das niedrigste Gefühl, das wir haben. Das war Satans Sünde –, ein direktes Ergebnis des Sündenfalls. Die Bibel sagt, dass er den Wunsch hatte, »dem Höchsten gleich zu sein«. Er beneidete Gott. Er versuchte Adam und Eva mit demselben Gedanken, sagte ihnen, dass sie auch wie Gott sein könnten. Satan und unsere Eltern, Adam und Eva, waren nicht zufrieden damit, wer sie waren und rechtmäßig werden konnten. Sie wollten, was sie nicht haben konnten, und es zerstörte sie.

Neid definiert »gut« als das, »was ich nicht habe«, und hasst das Gute, das es gibt. Wie oft haben Sie schon gehört, wie jemand unterschwellig die Errungenschaften anderer schmälerte und sie dadurch irgendwie des Guten, das sie erreicht hatten, beraubte? Wir haben alle neidische Ansätze in unseren Persönlichkeiten. Aber was diese Sünde so gravierend macht, ist die Garantie dabei, dass wir nicht bekommen werden, was wir wollen, und ständig hungrig und unzufrieden sind.

Damit soll nicht gesagt sein, dass es falsch ist, etwas zu wollen, was wir nicht haben. Gott hat gesagt, dass er uns die Wünsche unseres Herzens geben wird. Das Problem mit Neid ist, dass er sich auf andere, außerhalb unserer Grenzen, konzentriert. Wenn wir uns darauf konzentrieren, was andere haben oder erreicht haben, vernachlässigen wir unsere Verantwortungsbereiche und werden am Ende ein leeres Herz haben. Schauen wir den Unterschied in Galater 6,4 an: »Ein jeder aber prüfe sein eigenes Werk; und dann wird er seinen Ruhm bei sich selbst haben und nicht gegenüber einem andern.«

Neid ist eine immerwährende Spirale. Menschen ohne Grenzen fühlen sich leer und unausgefüllt. Sie schauen sich das sinnerfüllte Leben anderer an und sind mit Neid erfüllt. Diese Zeit und Energie sollten damit verbracht werden, die Verantwortung für ihren Mangel anzunehmen und dagegen etwas zu tun. Aktiv zu werden ist der einzige Ausweg. »Ihr habt nicht, weil ihr nicht bittet.« Und die Bibel fügt noch hinzu: »weil du nicht arbeitest.« Besitz und Errungenschaften sind nicht alles, worauf wir neidisch sind. Wir können jemandem seinen Charakter und seine Persönlichkeit neiden, anstatt dankbar zu sein für die Gaben, die Gott uns geschenkt hat, damit wir sie entwickeln (Röm 12,6). Überdenken wir diese vier Situationen:

- Eine einsame Person bleibt isoliert und neidisch auf die engen Beziehungen, die andere haben.
- Eine ledige Frau zieht sich aus der Gesellschaft ihrer Freunde zurück, neidet ihnen ihre Ehen und Familien.
- Eine Vierzigjährige fühlt sich in ihrem Beruf festgefahren und möchte etwas probieren, das ihr Spaß machen würde, hat aber immer »ja, aber...«-Gründe, warum sie es nicht kann. Sie grollt und beneidet diejenigen, die es einfach versucht haben.
- Ein Mensch entscheidet sich für das Christsein, aber er beneidet und grollt denen, die scheinbar »den ganzen Spaß haben.«

Diese Menschen verneinen alle ihre eigenen Handlungen (Gal 6,4) und vergleichen sich mit anderen, bleiben festgefahren und voller Groll. Beachten Sie den Unterschied zwischen den Aussagen eben und den Folgenden:

Eine einsame Person erkennt ihren eigenen Mangel an Beziehungen und überlegt bei sich und bei Gott: »Ich frage mich, warum ich mich immer von Leuten zurückziehe. Ich kann jetzt doch wenigstens mit einem Seelsorger darüber sprechen. Auch wenn ich vor Geselligkeiten Angst habe, kann ich mir Hilfe holen. Keiner sollte einsam leben müssen. Ich werde ihn anrufen.«

Die ledige Frau sagt sich: »Ich frage mich, warum ich nie eingeladen werde? Was stimmt nicht mit der Art, wie ich mich gebe oder was ich tue? Wo werde ich Leute kennenlernen? Wie kann ich eine interessantere Person werden? Vielleicht könnte ich eine Therapie beginnen oder einer Interessengruppe beitreten, um Menschen kennenzulernen.«

Die Vierzigjährige fragt sich: »Warum bin ich so zurückhaltend darin, meine Interessen zu verfolgen? Warum fühle ich mich egoistisch, wenn ich meinen Beruf an den Nagel hängen will, um etwas zu tun, das mir Spaß macht? Wovor habe ich eigentlich Angst? Wenn ich wirklich ehrlich bin, würde ich sehen, dass die, die tun, was sie möchten, Risiken eingehen, und manchmal gleichzeitig jobben und zur Abendschule gehen mussten, um etwas Neues anzufangen. Vielleicht ist das mehr, als ich tun möchte.«

Der Christ wiederum kommt zu dem Ergebnis: »Wenn ich wirklich gewählt habe, Gott zu lieben und zu dienen, warum fühle ich mich wie ein Sklave? Was stimmt nicht mit meinem geistlichen Leben? Wie kann ich nur auf jemanden neidisch sein, der ohne Gott lebt?«

Diese Menschen stellen sich selbst infrage, anstatt andere zu beneiden. Unser Neid sollte uns immer ein Zeichen sein, dass uns etwas fehlt. Wenn uns das klar wird, sollten wir Gott einfach bitten, dass wir verstehen, was in uns Groll hervorruft, warum wir etwas nicht haben, was immer es ist, auf das wir gerade neidisch sind, und ob wir es wirklich brauchen. Bitten wir ihn, uns zu zeigen, was wir tun müssen, um es entweder zu finden oder um den Wunsch danach loslassen zu können.

9. Regel von der Aktivität

Menschen reagieren und initiieren (Anstoß geben). Oft haben wir Grenzenprobleme, weil uns die Initiative fehlt – die gottgegebene Fähigkeit, uns ins Leben hineinzubewegen, es zu gestalten. Wir reagieren auf Einladungen, und das Leben geht seinen Gang.

Die besten Grenzen werden geformt, wenn ein Kind ganz natürlich die Welt testet und die Außenwelt dem Kind ihre Grenzen vermittelt. Auf diese Art lernt das aggressive Kind seine Grenzen, ohne dass seine geistige Entwicklung zerstört wird. Unsere geistliche und emotionale Gesundheit basiert auf diesem Geist im Menschen. Betrachten Sie den Unterschied im Gleichnis von den Talenten. Diejenigen, die etwas daraus machten, waren aktiv und behaupteten sich. Sie initiierten und fingen etwas an. Derjenige, der verlor, war passiv und inaktiv.

Das Traurige ist, dass viele passive Menschen im Grunde nicht schlechte oder gar böse Menschen sind. Aber das Böse ist eine aktive Macht, und Passivität kann die Realität des Bösen geradezu noch stärken, weil sie nichts dagegenhält. Passivität macht sich niemals bezahlt. Gott wird unsere Versuche unterstützen, aber er wird nicht unsere Arbeit für uns tun. Das wäre ein Verletzen unserer Grenzen. Er möchte, dass wir uns behaupten, aktiv suchen und an die Tür des Lebens klopfen (Offb 3,20). Wir wissen auch, dass Gott bestimmt nicht gemein ist zu Menschen, nur weil sie Angst haben. Die Bibel enthält viele Beispiele für seine Barmherzigkeit. Aber er wird uns nicht zur Passivität befähigen. Der »unnütze und böse« Knecht war passiv. Er versuchte es noch nicht einmal. Gottes Gnade bedeckt jedes Versagen, nur Passivität kann sie nicht auffangen. Wir müssen unseren Teil tun.

Die Sünde besteht nicht darin, dass wir versuchen und versagen, sondern, dass wir es gar nicht erst versuchen etwas zu versuchen. Zu versagen und es noch mal zu versuchen, heißt lernen. Und das ist ein menschliches Vorrecht.

Den Versuch, sein Leben neu in die Hand zu nehmen, erst gar nicht zu wagen, das nimmt kein gutes Ende; das Böse in unserer Welt ist zu real und allgegenwärtig, um nicht immer wieder in irgendeiner Form zu triumphieren. Es sei denn, wir setzen etwas Stärkeres dagegen ein. Gott drückt seine Meinung über Passivität in Hebräer 10,38-39 aus: »Mein Gerechter aber wird aus Glauben leben. Wenn er aber zurückweicht, hat meine Seele keinen Gefallen an ihm. Wir aber sind nicht von denen, die zurückweichen und verdammt werden, sondern von denen, die glauben und die Seele erretten.« Passives Zurückweichen ist unerträglich für Gott, und wenn wir verstehen, wie destruktiv es für die Seele ist, können wir auch sehen, warum Gott es nicht toleriert. Gottes Anliegen war und ist immer gewesen, dass wir unsere Seele erhalten und es ihr gut ergeht. Das ist die Rolle, die Grenzen spielen; sie definieren und erhalten unseren Besitz, unsere Seele.

Mir ist gesagt worden, dass, wenn ein kleiner Vogel bereit ist auszuschlüpfen und jemand ihm seine Eischale aufbricht, dieser stirbt. Er muss seinen eigenen Weg aus dem Ei in die Welt heraushacken. Diese aggressive Arbeit stärkt den Vogel, sodass er leben kann. Wird ihm diese Verantwortung genommen, stirbt er. So hat Gott auch uns gemacht. Wenn er »unsere Schale entfernt«, unsere Arbeit für uns tut, in unsere Grenzen eindringt, würden wir sterben. Wir dürfen nicht passiv zurückschrecken. Unsere Grenzen können nur gebildet werden, wenn wir uns bewegen lassen und aus uns herausgehen, wenn wir anklopfen, suchen und bitten (Mt 7,7-8).

10. Regel von der Offenheit

Eine Grenze ist eine Besitzgrenze. Sie definiert, wo eine Person anfängt und wo sie aufhört. Wir haben schon darüber gesprochen, dass wir generell in Beziehungen leben und dazu geschaffen sind und ein Rückzug daraus gar nicht guttut. Offenheit ist also ein Lebenselixier. Das ganze Konzept unserer Grenzen hat damit zu tun, dass wir in Beziehung zu anderen stehen. Deswegen geht es auch bei der Frage nach unseren Grenzen um Beziehung und letztlich um unsere Liebesfähigkeit.

Die Regel von der Offenheit besagt, dass unsere Grenzen für andere sichtbar gemacht und ihnen vermittelt werden müssen. Wir haben allerlei Probleme mit Grenzen, weil wir Beziehungsängste haben. Wir fürchten uns vor Schuldgefühlen, davor, nicht gemocht zu werden, Liebe, Beziehungen und Anerkennung zu verlieren, vor Zorn, dem wirklich Erkannt-werden und so weiter. Alle diese Ängste sind Versagen in der Liebe, und Gottes Plan besteht darin, dass wir zu lieben lernen.

Diese Beziehungsprobleme können auch nur innerhalb von Beziehungen gelöst werden, denn Probleme entstehen durch Beziehungen, und auch unsere geistliche Existenz wird auf Beziehungen aufgebaut. Es sind mehr geheime Grenzen, die wir in Beziehungsfragen errichten: Wir ziehen uns passiv und leise zurück, anstatt einem Menschen, den wir lieben, ein klares Nein zu vermitteln. Wir grollen im Stillen, anstatt einer Person zu sagen, dass wir zornig darüber sind, wie sie uns verletzt hat. Oft ertragen wir ganz allein den Schmerz, den jemandes Unverantwortlichkeit uns verursacht hat, anstatt ihm zu sagen, wie sein Verhalten uns und andere trifft, eine Information, die ihm unter Umständen guttun würde.

Gibt etwa eine Ehefrau insgeheim in allem ihrem Ehemann nach, äußert sie zwanzig Jahre lang weder ihre Gefühle noch ihre Meinungen und drückt dann plötzlich ihre Grenzen aus, indem sie die Scheidung einreicht, ist das wohl verständlich, aber nicht ganz richtig. Oder Eltern »lieben« ihre Kinder, indem sie ihnen Jahr für Jahr nachgeben, keine Grenzen setzen und innerlich über die Liebe, die sie geben, grollen. Die Kinder haben wegen der mangelnden Ehrlichkeit nie das Gefühl, wirklich geliebt zu sein, und die Eltern sind verwirrt und denken: »Nach allem, was wir getan haben«.

In allen diesen Fällen haben die Beziehungen gelitten, weil Grenzen nicht offengelegt wurden. Es ist wichtig, sich in Bezug auf Grenzen zu merken, dass sie existieren und dass sie sich auf uns auswirken, ob wir sie nun mitteilen oder nicht. Genauso wie der Außerirdische aus dem Beispiel weiter vorne darunter zu leiden hatte, dass er die Gesetze der Erde nicht kannte, werden wir leiden, wenn wir die Realität unserer Grenzen nicht mitteilen. Wenn unsere Grenzen nicht offen mitgeteilt und aufgedeckt werden, indirekt oder durch Manipulation, werden sie dennoch zutage treten.

Die Bibel spricht dies in vielen Stellen an. Paulus schreibt: »Darum legt die Lüge ab und redet die Wahrheit, ein jeder mit seinem Nächsten, weil wir untereinander Glieder sind. Zürnt ihr, so sündigt nicht; lasst die Sonne nicht über eurem Zorn untergehen« (Eph 4,25-26). Das biblische Gebot lautet, ehrlich zu sein und im Licht zu wandeln. Paulus sagt weiter: »Das alles aber wird offenbar, wenn's vom Licht aufgedeckt wird; denn alles was offenbar wird, das ist Licht. Darum heißt es: Wach auf, der du schläfst, und steh auf von den Toten, so wird dich Christus erleuchten« (Eph 5,13-14). Die Bibel spricht ständig davon, dass wir im Licht und von dem Licht sind und dass wir nur dort Zugang zu Gott und anderen finden.

Aber wegen unserer Ängste verstecken wir Teile unseres Selbst im Dunkeln, wo der Teufel eine Gelegenheit findet. Wenn unsere Grenzen im Licht sind, das heißt, offen mitgeteilt werden, beginnt unsere Persönlichkeit zum ersten Mal sich zu verfestigen. Sie wird »sichtbar«, um mit Paulus zu reden, und dann wird sie Licht. Unsere Persönlichkeit wird verändert und verwandelt. Heilung geschieht immer im Licht. David hat so davon gesprochen: »Siehe, dir gefällt

Wahrheit, die im Verborgenen liegt, und im Geheimen tust du mir Weisheit kund« (Ps 51,8).

Gott möchte eine echte Beziehung zu uns und möchte, dass wir echte Beziehungen haben. Echte Beziehung bedeutet, dass ich mit meinen Grenzen und anderen Aspekten, die ich schwer mitteilen kann, im »Licht« stehe. Unsere Grenzen sind von der Sünde beeinflusst; sie »liegen daneben« und müssen ans Licht gebracht werden, damit Gott sie heilen kann und andere von ihnen profitieren können. Das ist der Weg zu wahrer Liebe: Legen Sie Ihre Grenzen offen dar.

Noch einmal die Geschichte mit dem Außerirdischen: Die gute Nachricht ist, dass, wenn Gott uns aus einem fremden Land herausführt, er uns nicht unwissend lässt. Er rettete sein Volk aus Ägypten, aber er lehrte sie auch seine Prinzipien und Wege. Sie bedeuteten für sie das Leben. Aber sie mussten sie lernen, einüben und viele Schlachten schlagen, um diese Prinzipien des Glaubens wirklich zu beherzigen.

Gott hat Sie wahrscheinlich auch aus der Gefangenschaft geführt. Ob es nun eine schlechte Familiensituation war, die Welt unserer eigenen religiösen Selbstgerechtigkeit oder das Verlorensein, er ist Ihr Erretter gewesen. Das Land, in das er Sie gebracht hat, wird von bestimmten Realitäten und Prinzipien regiert. Erlernen Sie diese anhand seines Wortes und Sie werden entdecken, dass sein Reich ein wunderbarer Ort ist.

6. Verbreitete Mythen über Grenzen

Eine Definition von Mythos lautet, dass es sich um eine erfundene Geschichte handelt, die aussieht wie die Wahrheit. Manchmal hört sich ein Mythos so wahr an, dass auch Christen ihn automatisch glauben. Manche dieser Mythen kommen aus unserer Familie. Manche kommen von unserer Gemeinde oder unserem theologischen Fundament. Und manche entspringen unseren eigenen Missverständnissen. Was auch immer der Ursprung ist, betrachten wir einmal die folgenden »Hören-sich-an-wie-Wahrheiten«.

Mythos eins: Wenn ich Grenzen setze, bin ich egoistisch

»Moment mal«, sagte Theresa, »wie kann ich bei Menschen, die mich brauchen, Grenzen ziehen? Bedeutet das nicht, für mich zu leben anstatt für Gott?«

Damit äußerte Theresa einen der Haupteinwände, die Christen gegen Grenzen haben: die tiefsitzende Furcht, selbstsüchtig, nur an sich selbst interessiert zu sein und nicht an anderen. Es ist wahr, dass wir liebende Menschen sein sollen. Um das Wohlergehen anderer bemüht. Tatsächlich ist das erste, überragende Zeichen der Christen, dass sie andere lieben (Joh 13,35).

Führen uns Grenzen also von der Konzentration auf andere zur Selbstsucht? Die Antwort ist nein. Angemessene Grenzen erhöhen unsere Fähigkeit, uns um andere zu sorgen. Menschen, die hochentwickelte Grenzen haben, sind die fürsorglichsten Menschen, die es gibt. Wie kann das sein?

Wir müssen unterscheiden zwischen Selbstsucht und Hilfsbereitschaft. Selbstsucht hat damit zu tun, dass wir uns auf unsere eigenen Wünsche und Begierden fixieren, und unsere Verantwortung scheuen, sie auch zu lieben. Wünsche und Begierden zu haben ist eine Eigenschaft, die Gott uns geschenkt hat (Spr 13,4). Sie muss aber in Übereinstimmung mit gesunden Zielen und einer gesunden Verantwortung gehalten werden.

Es kann sein, dass wir nicht wollen, was wir brauchen. Herr Unsensibel braucht vielleicht verzweifelt Hilfe, weil er ein miserabler Zuhörer ist. Aber es kann sein, dass er sie nicht möchte. Gott ist viel mehr daran interessiert, unsere Bedürfnisse zu erfüllen als unsere Wünsche. Zum Beispiel verweigerte er Paulus seinen Wunsch, von »dem Pfahl im Fleisch« befreit zu werden (2Kor 12,7-10). Gleichzeitig erfüllte er Paulus Bedürfnisse so, dass er sich zufrieden und erfüllt fühlte: »Ich kann niedrig sein und kann hoch sein; mir ist alles und jedes vertraut: Beides, satt sein und hungern, beides, Überfluss haben und Mangel leiden; ich vermag alles durch den, der mich mächtig macht« (Phil 4,12-13).

Es hilft dem Christen, der Grenzen setzt, zu wissen, dass Gott unsere Bedürfnisse erfüllt. »Mein Gott aber wird all eurem Mangel abhelfen nach seinem Reichtum in Herrlichkeit, in Christus Jesus« (Phil 4,19). Zur selben Zeit sieht er unsere Wünsche und Bedürfnisse nicht als »verderbt« an. Gott selbst will so viele wie möglich davon erfüllen.

Unsere Bedürfnisse sind Teil unserer Verantwortung

Trotz Gottes Hilfe ist es wichtig zu verstehen, dass der Weg zur Erfüllung unserer Bedürfnisse im Grunde unsere Aufgabe ist. Wir können nicht passiv darauf warten, dass sich andere um uns kümmern. Jesus ermahnte uns, zu »bitten ... suchen ... klopfen« (Mt 7,7). Wir sollen »schaffen, dass wir selig werden, mit Furcht und Zittern« (Phil 2,12). Auch wenn wir wissen, dass »Gott ist's, der in euch wirkt ...« (Phil 2,13), tragen wir für uns selbst eine Verantwortung.

Dies ist ein sehr unterschiedliches Bild zu dem, das wir gewohnt sind. Manche Menschen sehen ihre Bedürfnisse als schlecht, egoistisch und als Luxus an. Andere sehen sie als etwas, das Gott oder andere für sie erfüllen müssten. Aber das biblische Bild ist klar: Unser Leben liegt in unserer Verantwortung. Am Ende unseres Lebens wird sich dies auch einmal kristallklar herausstellen: Wir werden alle vor dem Richterthron Jesu erscheinen, um das zu empfangen, was jedem Einzelnen zusteht für das, was er »im Fleische« getan hat, sei es gut oder schlecht (2Kor 5,10). Das ist ein ernster Gedanke.

Selbstorganisation

Um den Einsatz von Grenzen zu verstehen, ist es hilfreich, uns klarzumachen, dass unser Leben ein Geschenk Gottes ist. Genauso, wie ein Manager sein Geschäft für den Besitzer seines Geschäftes gut führt, sollen wir dasselbe mit unseren Seelen tun. Wenn ein Mangel an Grenzen bewirkt, dass wir das Geschäft falsch führen, kann der Inhaber mit Recht auf uns böse sein.

Wir sollen unser Leben, unsere Fähigkeiten, Gefühle, Gedanken und Handlung weiterentwickeln. Unser geistliches und emotionales Wachstum sind Gottes »Dividenden« auf seine Investition in uns. Wenn wir zu Menschen und Aktivitäten Nein sagen, die uns Schaden zufügen können, schützen wir Gottes Investition. Wie Sie sehen, besteht ein großer Unterschied zwischen Selbstsucht und Selbstbeherrschung.

Mythos zwei: Grenzen sind ein Zeichen des Ungehorsams

Viele Christen befürchten, das Setzen und Einhalten von Grenzen sei ein Zeichen von Rebellion oder Ungehorsam. In religiösen Kreisen werden wir Sätze hören wie: »Deine Weigerung, an unserem Programm teilzunehmen, zeigt dein hartes Herz.« Wegen diesem Mythos bleiben unzählige Menschen in endlosen Aktivitäten ohne echten geistlichen und emotionalen Wert gefangen. Die Wahrheit verändert auch ihr Leben: Ein Mangel an Grenzen ist oft ein Zeichen des Ungehorsams. Menschen mit wackligen Grenzen sind nicht selten nach außen hin nachgiebig, innen aber rebellisch und voller Groll. Sie würden gerne Nein sagen, haben aber Angst. Also verbergen sie ihre Furcht hinter einem halbherzigen Ja, so wie Barry.

Barry hatte nach dem Gottesdienst fast sein Auto erreicht, als Ken neben ihm auftauchte. Schon wieder! dachte Barry, vielleicht komme ich trotzdem noch daran vorbei.

»Barry!« rief Ken. »Gut, dass ich dich noch erwische!«

Ken war für die Planung und Koordinierung der Bibelstunde für Ledige verantwortlich und suchte immer mit Eifer und Hingabe Leute für seine Stunden. Er war aber leider unempfänglich für die Tatsache, dass nicht alle an diesen Stunden teilnehmen wollten.

»Für welche Stunde kann ich dich notieren, Barry? Prophetie, Evangelisation oder Markus?«

Barry überlegte fieberhaft. Ich könnte sagen: »Ich interessiere mich für keins. Ich rufe dich dann an.« Aber er ist ein wichtiger

Mann in der Ledigengruppe. Er könnte meine Beziehungen zu den anderen in der Gruppe gefährden. Welche der Stunden könnte die kürzeste sein? »Wie wäre es mit der Stunde über Prophetie?« riet Barry. Er hatte falsch geraten.

»Wunderbar! Wir werden für die nächsten achtzehn Monate die Endzeit durchnehmen! Bis Montag!« rief Ken.

Betrachten wir, was eben mit Barry passiert ist. Barry vermied es, Ken nein zu sagen. Auf den ersten Blick sieht es so aus, als ob er sich für den Gehorsam entschieden hat. Er verpflichtete sich für eine ›Bibelstunde‹. Das ist doch eine gute Sache, nicht? Natürlich.

Aber schauen wir noch einmal hin. Was waren Barrys Motive dafür, Ken nicht nein zu sagen? Was waren die »Gedanken und Einstellungen seines Herzens« (Hebr 4,12)? – Furcht, Barry fürchtete den Einfluss Kens auf die Gruppe der Ledigen. Er fürchtete wohl auch, dass er andere Beziehungen verlieren würde, wenn er Ken enttäuschte.

Zu welcher Beobachtung führt uns das? Es geht wieder um ein biblisches Prinzip: Ein inneres Nein löscht ein äußeres Ja. Denn Gott ist mehr an unserem Herzen interessiert als an unserer äußeren Nachgiebigkeit. »Ich habe Lust an der Liebe und nicht am Opfer, an der Erkenntnis Gottes und nicht am Brandopfer« (Hosea 6,6). Mit anderen Worten, wenn wir zu Gott oder jemand anderem Ja sagen, obwohl wir eigentlich nein meinen, begeben wir uns in eine Haltung der Nachgiebigkeit. Das ist genauso, als ob wir lügen. Unsere Lippen sagen ja, aber unser Herz (und oft auch unsere halbherzigen Handlungen) sagen nein. Glauben Sie wirklich, dass Barry seine eineinhalbjährige Bibelstunde mit Ken durchhalten wird? Es ist wahrscheinlicher, dass irgendeine andere Priorität aufkommt, die Barrys Verpflichtung, die Stunde zu besuchen, sabotieren wird, und er wird sie fallenlassen – allerdings wieder, ohne Ken den wahren Grund zu sagen.

Man könnte diesen Mythos, dass Grenzen ein Zeichen für Ungehorsam sind, auch so ausdrücken: Wenn wir nicht Nein sagen können, sind wir auch nicht fähig, ja zu sagen. Wieso? Das hat mit unserer Motivation, zu gehorchen, zu lieben oder Verantwortung zu tragen, zu tun. Denn um ein Ja zu sagen, braucht es eigentlich immer ein liebendes Herz, die richtige Haltung, ein Motiv. Wenn unser Motiv die Angst ist, lieben wir nicht. Die Bibel sagt uns, wie unser Gehorsam aussehen soll: »Ein jeder gebe, wie er sich's vorgenommen hat, nicht mit Unwillen oder aus Zwang; denn einen fröhlichen Geber hat Gott lieb« (2Kor 9,7).

Schauen wir die ersten beiden Arten des Gebens an: »mit Unwillen« und »aus Zwang«. Beide haben mit Furcht zu tun – entweder vor einer Person oder einem schlechten Gewissen. Diese Motive können nicht neben der Liebe existieren, denn »Furcht ist nicht in der Liebe, sondern die vollkommene Liebe treibt die Furcht aus« (1Joh 4,17-18). Jeder von uns muss so geben, wie er es sich vorgenommen hat. Wenn wir Angst haben, nein zu sagen, dann ist auch unser Ja infrage gestellt. Gott hat kein Interesse daran, dass wir aus Furcht gehorchen, denn die Furcht rechnet mit Strafe. »Wer sich aber fürchtet, der ist nicht vollkommen in der Liebe« (1Joh 4,18). Gott will eine Reaktion, die der Liebe entspringt.

Sind Grenzen ein Zeichen des Ungehorsams? Sie können es sein. Wir können zu guten Dingen aus den falschen Gründen Nein sagen. Aber ein »Nein« zu haben hilft uns, ehrlich zu sein, die Wahrheit über unsere Motive zu sagen. Dann können wir Gott erlauben, in uns zu wirken. Dieser Prozess kann sich nicht in einem ängstlichen Herzen abwickeln.

Mythos drei: Wenn ich mit Grenzen anfange, werden mich andere verletzen

Normalerweise eine der ruhigen Teilnehmerinnen in ihrer Frauen-Bibelgruppe, brach Debbie plötzlich ihr Schweigen. Das Thema des Abends war »Biblische Konfliktlösung«, und sie konnte keine Sekunde länger stillsitzen. »Ich weiß, wie ich Fakten und meine Meinung in einer liebevollen Art rüberbringe. Aber wenn ich anfange, anderer Meinung zu sein als er, wird mein Mann mich verlassen! Was soll man da tun?« Debbie ist eine von vielen, die dieses Problem haben. Sie glaubt wirklich daran, dass Grenzen wichtig sind, aber die Konsequenzen machen ihr natürlich Angst.

Ist es möglich, dass andere wegen unserer Grenzen auf uns zornig werden und uns deswegen angreifen oder sich uns entziehen? Allerdings. Gott hat uns nie die Macht oder das Recht gegeben, darüber zu verfügen, wie andere auf unser Nein reagieren. Manche werden es begrüßen, andere werden es hassen. So vermittelte Jesus dem reichen Jüngling eine harte Wahrheit über das ewige Leben. Er verstand, dass der Mann Geld anbetete. Deswegen sagte er ihm, dass er es weggeben sollte – um in seinem Herzen Raum für Gott zu schaffen. Die Resultate waren nicht ermutigend: »Als der Jüngling das hörte, ging er betrübt davon, denn er hatte große Güter« (Mt 19,22).

Jesus hätte die Situation so manipulieren können, dass es leichter zu schlucken gewesen wäre. Er hätte sagen können: »Wie wär's mit 90 Prozent?« Er ist ja schließlich Gott und kann die Regeln festlegen! Aber er tat es nicht. Er wusste, dass der junge Mann wissen musste, wem er glauben wollte. Also ließ er ihn gehen. Auch für uns schaut es so aus, dass wir es nicht einfacher haben können. Menschen lassen sich von uns nicht so manipulieren, dass sie unsere Grenzen schlucken, nur weil wir sie mit Zuckerguss versehen. Grenzen sind der Härtetest für die Qualität unserer Beziehungen – für die Menschen in unserem Leben, die unsere Grenzen akzeptieren, die unseren freien Willen lieben, unsere Meinungen und unsere Eigenständigkeit. Diejenigen, die unsere Grenzen nicht respektieren können, sagen uns, dass sie unser Nein nicht lieben. Sie lieben nur unsere Nachgiebigkeit, unser scheinbares Ja.

Als Jesus sagte: »Weh euch, wenn euch jedermann wohlredet! Denn das gleiche haben ihre Väter den falschen Propheten getan« (Lk 6,26), hieß das soviel wie: »Redet nicht jedem nach dem Mund. Seid nicht chronische Friedensstifter.« Wenn alles, was wir sagen, von allen geliebt wird, besteht eine große Wahrscheinlichkeit, dass wir an der Wahrheit gedreht haben.

Grenzen zu setzen hat mit Wahrhaftigkeit zu tun. Die Bibel unterscheidet klar zwischen denen, die Wahrheit reden, und denen, die es nicht tun. Es gibt den Typ von Mensch, der unsere Grenzen begrüßt. Der sie akzeptiert, anhört und sagt: »Ich freue mich, dass du eine eigenständige Meinung hast. Es macht mich zu einem besseren Menschen.« Solche Menschen nennt man auch weise oder gerecht.

Der zweite Typ hasst Grenzen. Grollt uns wegen unseres Andersseins. Versucht, uns so zu manipulieren, dass wir unsere Grundsätze aufgeben. Probieren wir unseren »Härtetest« in unseren wichtigsten Beziehungen aus, indem wir unseren Freunden und Verwandten auf irgendeinem Gebiet Nein sagen. Wir werden entweder mit größerer Intimität daraus hervorgehen – oder lernen, dass da sowieso kaum etwas war.

Was soll also Debbie, deren Mann ein verschworener Grenzenzerstörer ist, tun? Wird ihr Mann seine Drohung, sie zu verlassen, wahr machen? Vielleicht. Wir können den anderen nicht kontrollieren. Aber wenn komplette Nachgiebigkeit das Einzige ist, was Debbies Mann zu Hause hält, ist das dann Ehe? Und wie werden Probleme jemals angegangen, wenn weder sie noch er sie ansprechen?

Verurteilen Debbies Grenzen sie zu einem Leben der Isolation? Natürlich nicht. Wenn die Wahrheit jemanden dazu bringt, von uns Abstand zu nehmen, gibt dies der Gemeinde eine Gelegenheit, uns Unterstützung und ein geistliches und emotionales »Zuhause« zu bieten. Wir befürworten in keiner Weise die Scheidung. Der Punkt ist, dass wir niemanden zwingen können, bei uns zu bleiben oder uns zu lieben. Am Ende ist das die Entscheidung unseres Partners. Unser Grenzensetzen bringt zuweilen lediglich die Tatsache hoch, dass wir schon vor langer Zeit verlassen wurden, nur noch nicht äußerlich. Oft führt eine solche Krise dazu, dass das Paar sich versöhnt und ihre Ehe auf einer biblischen Grundlage wiederaufbaut. Ein angesprochenes Problem kann auch angegangen werden.

Warnung: Der Partner ohne Grenzen, der jetzt anfängt, welche zu entwickeln, beginnt damit auch, seine Ehe zu verändern. Es wird mehr Meinungsverschiedenheiten geben. Es gibt mehr Konflikte über Werte, Termine, Geld, Kinder und Sexualität. Sehr oft jedoch helfen die Grenzen dem Partner, der außer Kontrolle geraten war, anzufangen, den nötigen Schmerz zu erleiden, den er braucht, um mehr Verantwortung in der Ehe zu übernehmen. Viele Ehen werden stärker, nachdem Grenzen gesetzt worden sind, weil der Partner anfängt, die Beziehung zu vermissen.

Werden manche Menschen uns verlassen oder angreifen, weil wir neue Grenzen haben? Ja. Aber es ist besser, ihren (schlechten) Charakter offenzulegen und Schritte zu unternehmen, um das Problem zu lösen, als weiterhin so zu tun, als ob alles bestens wäre.

Erst Bindung schaffen, dann Grenzen

Gina hörte genau zu, als ihr Seelsorger ihr ihre Grenzenprobleme auseinandersetzte. »Das ergibt jetzt alles für mich einen Sinn«, sagte sie, als sie ging. »Ich erkenne jetzt, wo ich Dinge ändern muss.« Bei der nächsten Sitzung kam sie aber bedrückt und verletzt herein. »Diese Grenzen sind nicht so toll, wie sie angepriesen werden«, meinte sie traurig. »Diese Woche habe ich meinen Mann, meine Kinder, meine Eltern und meine Freunde damit konfrontiert, wie sie meine Grenzen nicht respektieren. Und jetzt will keiner mehr mit mir sprechen!«

Was war das Problem? Gina ist ihr Grenzenproblem mit großem Elan angegangen – aber sie hatte sich keinen sicheren Ort geschaffen, um an ihren Grenzen zu arbeiten. Es ist nicht weise, sich sofort mit allen, die uns wichtig sind, anzulegen. Vergessen wir nicht, dass wir für Beziehungen geschaffen sind. Wir brauchen Menschen. Wir brauchen einen Zufluchtsort, zu dem wir Beziehung haben, wo wir bedingungslos geliebt werden. Nur von einem Ankerplatz aus, an dem wir »eingewurzelt und gegründet in der Liebe sind« (Eph 3,17), können wir in Sicherheit beginnen zu lernen, die Wahrheit zu sagen. So bereiten wir uns auf den Widerstand anderer vor, wenn wir beginnen biblische Grenzen zu setzen.

Mythos vier: Wenn ich Grenzen setze, werde ich andere verletzen

»Das größte Problem damit, meiner Mutter nein zu sagen, ist ihr ›verletztes Schweigen‹«, meinte Barbara. »Es hält etwa fünfundvierzig Sekunden an, und es passiert immer, wenn ich ihr sage, dass ich sie nicht besuchen kann. Es wird nur unterbrochen, wenn ich mich für meinen Egoismus entschuldige und einen Besuchstermin ausmache. Dann ist sie in Ordnung. Ich würde alles tun, um dieses Schweigen zu vermeiden.«

Wenn Sie Grenzen setzen, fürchten Sie, dass Ihre Grenzen jemanden verletzen werden, jemanden, den Sie ernsthaft glücklich und erfüllt sehen möchten: Den Freund, der Ihr Auto ausleihen möchte, obwohl Sie es brauchen. Den Verwandten, der in chronischen Geldschwierigkeiten steckt und Sie verzweifelt um Geld bittet. Die Person, die Sie um Unterstützung bittet, obwohl Sie selber gerade in einer schweren Situation stecken.

Das Problem ist, dass Sie Grenzen manchmal als eine Angriffswaffe betrachten. Aber genau das ist eben nicht wahr. Grenzen sind ein defensives Werkzeug. Angemessene Grenzen kontrollieren keinen, greifen niemanden an und verletzen nicht. Sie verhindern einfach nur, dass jemand Ihre Schätze zur falschen Zeit nimmt. Erwachsenen, die selbst dafür verantwortlich sind, ihre Bedürfnisse erfüllt zu bekommen, nein zu sagen, kann etwas unangenehm sein. Sie werden vielleicht anderswo suchen müssen. Aber es verursacht keinen Schaden.

Dieses Prinzip spricht nicht nur diejenigen an, die uns gerne kontrollieren oder manipulieren würden. Es lässt sich auch auf die berechtigten Wünsche anderer anwenden. Auch wenn jemand ein echtes Problem hat, gibt es Zeiten, zu denen wir aus irgendeinem Grund uns nicht dafür opfern können. So ließ Jesus eine große Menschenmenge zurück, um Zeit alleine mit seinem Vater zu verbringen (Mt 14,22-23). In solchen Fällen müssen wir dem anderen erlauben, die Verantwortung für seinen eigenen »Rucksack« zu tragen (Gal 6,5) und woanders zu versuchen, seine Bedürfnisse erfüllt zu bekommen.

Diesen Aspekt möchte ich jedem ans Herz legen: Wir brauchen alle mehr als Gott und einen besten Freund. (Das soll nicht falsch verstanden werden, aber es gibt Menschen, die meinen, nur sie und der Herr seien bedeutsam. Von diesen Menschen hat dann aber niemand etwas.) Wir brauchen eine freundschaftliche Gruppe um uns herum. Der Grund ist einfach: Mehr als einen Menschen in unserem Leben zu haben, erlaubt unseren Freunden, menschlich zu sein. Beschäftigt zu sein. Unerreichbar zu sein. Selbst zu leiden und Probleme zu haben. Zeit für sich alleine zu haben.

Wenn die eine Person dann einmal nicht für uns da sein kann, gibt es eine andere Telefonnummer, die wir anrufen können. Eine andere Person, die etwas geben kann. Und wir sind nicht an die Termine einer einzigen Person gebunden.

Das ist das Schöne an den Lehren der Bibel über die Gemeinde, dem Leib Christi. Wir sind eine Gruppe von knubbligen, rauhen, unfertigen Sündern, die um Hilfe bitten und die Hilfe geben, die wieder bitten und wieder geben. Und wenn unser Sicherheitsnetz stark genug ist, helfen wir uns alle gegenseitig, in das hineinzuwachsen, was Gott für uns geplant hat: »In aller Demut und Sanftmut, in Geduld, ertragt einander mit Liebe und seid darauf bedacht, zu wahren die Einigkeit im Geist durch das Band des Friedens« (Eph 4,2-3).

Wenn wir die Verantwortung eingegangen sind, mehrere Beziehungskisten in dieser biblischen Art zu entwickeln, dann können wir ganz souverän ein Nein – egal, von wem – akzeptieren. Warum? Weil wir uns einfach umdrehen und woanders hingehen können.

Erinnern wir uns daran, dass Gott kein Problem damit hatte, Paulus zu verweigern, seinen Dorn zu entfernen. Er sagt uns allen sehr oft nein! Gott sorgt sich nicht darum, dass seine Grenzen uns schaden könnten. Er weiß, dass wir Verantwortung für unser Leben übernehmen sollen – und hilft uns unter Umständen, genau das zu tun.

Mythos fünf: Grenzen bedeuten, dass ich zornig bin

Brenda hatte endlich genug Mut aufgebracht, ihrem Chef zu sagen, dass sie nicht länger am Wochenende ohne Bezahlung arbeiten würde. Sie hatte um ein Gespräch gebeten, das gut verlaufen war. Ihr Chef war sehr verständnisvoll gewesen, und die Situation war dabei, gelöst zu werden. Alles war gutgegangen, nur in Brenda selbst stimmte etwas nicht.

Es hatte eigentlich harmlos angefangen. Brenda hatte sich eine Liste der Dinge gemacht, die sie störten, und hatte ihre Ansicht und Vorschläge vorgebracht. Aber mitten in der Unterredung war sie von einem überwältigenden inneren Zorn überrascht worden. Es war schwer gewesen, ihre Gefühle des Zorns und der Ungerechtigkeit versteckt zu halten. Ihr war sogar eine sarkastische Bemerkung über die »Golf-Freitage« des Chefs herausgerutscht, eine Sache, die sie überhaupt nicht hatte erwähnen wollen.

Zurück an ihrem Schreibtisch, sortierte Brenda ihre verwirrenden Gefühle. Warum diese Wut? War sie denn »diese Art von Person«? Vielleicht waren diese Grenzen, die sie gesetzt hatte, schuld.

Es ist kein Geheimnis, dass, wenn Menschen anfangen, die Wahrheit zu sagen, Grenzen zu setzen und Verantwortung zu übernehmen, sie eine Zeit lang »eine Wolke des Zorns« begleitet. Sie werden empfindlich und leicht beleidigt, und sie entdecken, dass sie sich wegen Kleinigkeiten aufregen können, was sie zudem erschreckt. Freunde machen Bemerkungen wie: »Du bist nicht der nette, liebende Mensch, den ich früher kannte.« Die Schuldgefühle und Scham, die solche Bemerkungen verursachen, verwirren frische Grenzensetzer noch mehr.

Verursachen Grenzen in uns Zorn? Nein. Dieser Mythos entspringt einem falschen Verständnis von Gefühlen im Allgemeinen und von Zorn im Besonderen. Emotionen oder Gefühle haben eine Funktion. Sie sagen uns etwas. Sie sind ein Signal.

Unsere »negativen« Emotionen können uns vieles über uns selbst sagen. Angst sagt uns, der Gefahr auszuweichen, vorsichtig zu sein. Traurigkeit sagt uns, dass wir etwas verloren haben – eine Beziehung, eine Gelegenheit, eine Idee. Zorn ist auch ein Signal. Wie Angst, so signalisiert auch Zorn Gefahr. Aber anstatt uns zum Rückzug zu drängen, ist Zorn das Signal dafür, dass wir vorwärtsgehen sollten, um der Bedrohung ins Auge zu sehen. Jesu Zorn über die Verunreinigung des Tempels ist ein Beispiel dafür, wie dieses Gefühl funktioniert (Joh 2,13-17). Zorn sagt uns, dass unsere Grenzen verletzt worden sind. Ähnlich einem Radarabwehrsystem, dient Zorn als »Frühwarnsystem«, um uns zu warnen, dass wir Gefahr laufen, verletzt oder kontrolliert zu werden.

»Deswegen verabscheue ich aufdringliche Verkäufer so!« rief Carl. Er konnte jedoch nicht verstehen, warum er Verkaufspersonal, das kein Nein hören wollte, so verabscheute. Sie versuchten, in seine finanziellen Grenzen einzudringen, und Karls Zorn tat einfach seine Aufgabe. Zorn gibt uns auch das Gefühl der Macht, ein Problem lösen zu können. Er gibt uns die Energie, uns selbst, die, die wir lieben, und unsere Prinzipien zu schützen. Tatsächlich ist das alttestamentliche Bild eines zornigen Mannes das einer »schnaubenden Nase«. Stellen Sie sich einen Bullen in einem Ring vor, schnaubend und scharrend, sich zum Angriff vorbereitend, und Sie wissen, was ich meine.

Zorn hat jedoch, wie alle Emotionen, keinen Zeitbegriff. Zorn verschwindet nicht einfach automatisch, sobald die Gefahr vorbei ist – egal, ob es sich um zwei Minuten oder zwanzig Jahre handelt! Er muss entsprechend verarbeitet werden. Sonst lebt der Zorn einfach im Herzen weiter. Deswegen sind Menschen oft so schockiert von dem Zorn, den sie empfinden, wenn sie beginnen, Grenzen zu setzen. Es ist meistens kein neuer Zorn – es ist alter Zorn. Er ist die jahrelange Anhäufung von Neins, die nie geäußert, nie respektiert, nie gehört wurden. Die Proteste gegen all das Böse und die Verletzungen unserer Seelen sitzen tief in uns und warten darauf, ihre Wahrheiten zu erzählen.

Die Bibel sagt, dass »die Erde bebt unter einem Knecht, wWenn er König wird« (Spr 30,22). Der einzige Unterschied zwischen einem

Knecht und einem König besteht darin, dass der eine keine und der andere alle Wahlmöglichkeiten hat. Gibt man denen, die ihr Leben lang eingesperrt waren, plötzlich viel Macht, werden sie oft zu zornigen Tyrannen. Jahrelange ständige Verletzungen von Grenzen verursachen großen Zorn. Es geschieht sehr oft, dass grenzenverletzte Menschen mit ihrem Zorn viel aufholen müssen. Sie durchleben möglicherweise eine lange Phase, in der ihnen Grenzenverletzungen bewusst werden, die sie vorher nie richtig wahrgenommen haben.

Nathans Familie war in seiner kleinen Heimatstadt als die ideale Familie bekannt. Andere Kinder beneideten ihn und sagten: »Du hast Glück, dass du dich mit deinen Eltern so gut verstehst, meine kümmern sich einen Dreck um mich.« Da er sehr viel Dankbarkeit für seine Familie empfand, bemerkte Nathan nie, dass seine Familie sorgfältig Anderssein und Eigenständigkeit kontrollierte. »Ich dachte immer, dass Konflikte einen Verlust der Liebe bedeuteten«, sagte er.

Erst als Nathans Ehe in Mitleidenschaft gezogen wurde, fing er an, seine Vergangenheit zu überdenken. Er hatte ganz naiv eine Frau geheiratet, die ihn kontrollierte und manipulierte. Nach ein paar Jahren Ehe wusste er, dass sie ernste Schwierigkeiten hatten. Aber zu seiner Überraschung war er nicht nur zornig auf sich selber, dass er sich in eine solche Lage gebracht hatte, sondern er zürnte auch seinen Eltern, weil sie ihn nicht mit den nötigen Werkzeugen ausgerüstet hatten, das Leben besser zu meistern.

Weil er die warmherzige Familie, in der er erzogen wurde, wirklich liebte, hatte Nathan Schuldgefühle und meinte, illoyal zu sein, wenn er sich an Begebenheiten erinnerte, in denen er versucht hatte, sich zu lösen und Grenzen zu setzen, und dies immer liebevoll verhindert wurde. Mutter würde über seine Streitlust weinen. Vater würde Nathan befehlen, aufzuhören, seine Mutter aufzuregen. Und Nathans Grenzen waren seitdem unausgegoren geblieben und funktionierten nicht. Je klarer er erkannte, was ihn das gekostet hatte, desto zorniger wurde er. »Ich habe meine eigenen Entscheidungen im Leben getroffen«, sagte er, »aber das Leben wäre viel besser gewesen, wenn sie mir geholfen hätten zu lernen, nein zu sagen.«

Blieb Nathan ewig auf seine Eltern zornig? Nein, und Sie müssen es auch nicht sein. Wenn feindselige Gefühle auftauchen, bekennen Sie sie. Die Bibel sagt uns, dass wir einander in Liebe die Wahrheit sagen sollen, damit wir geheilt werden können (Eph 4,15). Erleben Sie die Gnade Gottes durch andere, die Sie durch Ihren latenten

Zorn lieben. Das ist der erste Schritt, um sich von vergangenem Zorn zu lösen. Ein zweiter Schritt ist, die verletzten Bereiche Ihrer Seele wiederaufzubauen. Übernehmen Sie die Verantwortung dafür, die »Schätze«, die möglicherweise zerstört worden sind, wiederherzustellen. In Nathans Fall war sein Empfinden einer persönlichen Autonomie und Sicherheit tief verwundet worden. Er musste sehr lange üben, um dies in seinen wichtigsten Beziehungen wiederzuerlangen. Aber je mehr er heilte, desto weniger Zorn fühlte er.

Schließlich entwickeln Sie, wenn Ihr Empfinden für biblische Grenzen wächst, größere Sicherheit in der Gegenwart. Sie sind weniger gefangen in der Furcht vor anderen. In Nathans Fall hieß das, dass er wirksamere Grenzen mit seiner Frau setzte und seine Ehe verbesserte. Mit der Entwicklung von wirksameren Grenzen haben Sie den Zorn weniger nötig. Das geschieht deswegen, weil der Zorn oft die einzige Grenze war, die Sie hatten. Wenn Sie erst Ihr »Nein« haben, brauchen Sie nicht länger das »Zornsignal«. Sie können erkennen, wenn Böses auf Sie zukommt, und durch Ihre Grenzen verhindern, dass es Sie verletzt.

Haben Sie keine Angst vor dem Zorn, den Sie entdecken, wenn Sie gerade erst anfangen, Ihre Grenzen zu entwickeln. Es ist der Protest von früheren Erinnerungen Ihrer Seele. Diese Teile müssen aufgedeckt, verstanden und geliebt werden, von Gott und von anderen. Und dann müssen Sie die Verantwortung dafür übernehmen, dass sie geheilt werden und Sie bessere Grenzen entwickeln.

Grenzen verringern den Zorn

Das bringt uns zu einem wichtigen Punkt in Bezug auf Zorn: Je biblischer unsere Grenzen sind, desto weniger Zorn empfinden wir! Menschen mit reifen Grenzen sind die am wenigsten zornigen Menschen auf der Welt. Obwohl diejenigen, die gerade mit der Grenzen-Arbeit beginnen, ihren Zorn wachsen sehen, geht dies mit dem Wachstum und der Entwicklung der Grenzen auch wieder vorbei.

Warum? Erinnern Sie sich an die Funktion des Zorns als »Frühwarnsystem«. Wir empfinden ihn, wenn wir verletzt werden. Wenn Sie die Verletzung Ihrer Grenzen von vornherein verhindern können, brauchen Sie auch den Zorn nicht mehr. Sie haben mehr Kontrolle über Ihr Leben und Ihre Werte. Tina grollte ihrem Mann, weil er immer eine dreiviertel Stunde zu spät nach Hause kam. Sie konnte das Essen nur schwer so lange warmhalten, die Kinder hatten Hunger und waren knatschig, und ihre Zeit für Hausaufgaben nach dem Essen wurde durcheinandergebracht. Die Dinge änderten sich aber, als sie anfing, das Essen pünktlich zu servieren, mit oder ohne ihrem Mann. Er kam zu kalten Resten nach Hause, die er sich selbst warm machen und alleine essen musste. Nach drei oder vier solcher »Sitzungen« konnte sich ihr Mann plötzlich rechtzeitig von der Arbeit losreißen!

Tinas Grenze (mit den Kindern pünktlich essen) verhinderte, dass sie sich verletzt und missbraucht fühlte. Ihre Bedürfnisse wurden erfüllt, die Bedürfnisse der Kinder wurden erfüllt, und sie war nicht länger zornig. Ein amerikanisches Sprichwort sagt: »Werde nicht wütend, räche dich!« Aber das nützt nicht viel. Es ist besser zu sagen: »Werde nicht wütend, setze eine Grenze!«

Mythos sechs: Wenn andere Grenzen setzen, verletzt es mich

»Es tut mir leid, Rolf, aber ich kann dir das Geld nicht leihen«, sagte Peter. »Es ist jetzt für mich einfach ein schlechter Zeitpunkt.« Mein bester Freund, dachte Rolf bei sich. Ich komme zu ihm, weil ich etwas brauche, und er schlägt es mir ab. Was für ein Schlag! Das zeigt mir wohl, was für eine Art Freundschaft wir wirklich haben. Rolf war gerade im Begriff, ein Leben ohne Grenzen anderen gegenüber anzufangen. Warum? Weil es für ihn schmerzhaft war, am »empfangenden Ende« zu sein.

Viele von uns sind wie Rolf. Wenn jemand zu einer unserer Bitten nein sagt, hinterlässt das einen schlechten Nachgeschmack bei uns. Wir empfinden so etwas als unangenehm, abstoßend und gefühllos. Es wird schwierig, sich das Grenzensetzen als hilfreich oder gut vorzustellen. Die Grenzen anderer akzeptieren zu müssen ist sicherlich nicht angenehm. Keiner von uns hört gerne das Wort Nein. Lassen Sie uns mal betrachten, warum die Grenzen anderer zu akzeptieren so ein Problem ist.

Erstens, unangemessene Grenzen gegen uns selber gesetzt zu bekommen, kann uns verletzen, besonders in der Kindheit. Die Eltern können ein Kind dadurch verletzen, dass sie nicht zur richtigen Zeit genügend emotionale Bindung geben. Die emotionalen Bedürfnisse von Kindern liegen überwiegend in der Verantwortung der Eltern. Je jünger das Kind, desto weniger Orte hat es, an denen es sich die Erfüllung seiner Bedürfnisse holen kann. Ein egozentrischer, unreifer oder abhängiger Elternteil kann ein Kind verletzen, indem es zu den falschen Zeiten nein sagt.

Roberts früheste Kindheitserinnerung war, dass er stundenlang alleine in seinem Zimmer in seinem Bettchen lag. Seine Eltern würden ihn dort lassen im Glauben, dass er in Ordnung war, wenn er nicht weinte. Tatsächlich war er vom Weinen in eine Säuglingsdepression verfallen. Ihr Nein schuf in ihm ein tiefes Gefühl des Ungewolltseins, das ihn bis ins Erwachsenenalter hinein begleitete.

Zweitens, projizieren wir unsere eigenen Verletzungen auf andere. Wenn wir Schmerz empfinden, ist eine Reaktion darauf, das schlechte Gefühl abzuwehren und auf einen anderen zu übertragen. Sehr oft übertragen Menschen, die in ihrer Kindheit durch unangemessene Grenzen verletzt worden sind, ihre Zerbrechlichkeit auf andere. Da sie ihren eigenen Schmerz bei anderen spüren, vermeiden sie es, bei den anderen Grenzen zu setzen, weil sie sich vorstellen, wie niederschmetternd das für sie selbst wäre.

Robert hatte extreme Schwierigkeiten, bei seiner dreijährigen Tochter Grenzen zu ziehen, wenn es ums Schlafengehen ging. Wann immer Anne weinte, weil sie ins Bett gehen sollte, schien er innerlich in Panik zu geraten und zu denken: Ich vernachlässige meine Tochter – sie braucht mich, und ich bin nicht für sie da. In Wirklichkeit war er ein wunderbarer Vater, der seinem kleinen Mädchen abends vorlas, mit ihr betete und Lieder sang. Aber er las in ihren Tränen seinen eigenen Schmerz. Roberts Verletzungen hinderten ihn daran, Annes Wunsch, die ganze Nacht hindurch zu singen und zu spielen, angemessen einzugrenzen.

Drittens kann die Unfähigkeit, Grenzen zu akzeptieren, darauf hindeuten, dass eine Vergötterung der Person besteht. Kathy fühlte sich verletzt und isoliert, wenn ihr Mann abends nicht mit ihr reden wollte. Seine Schweigsamkeit führte zu extremen Gefühlen der Entfremdung. Sie begann, sich zu fragen, ob sie durch die Grenzen ihres Mannes verletzt wurde. Das eigentliche Problem lag jedoch bei Kathys Abhängigkeit von ihrem Mann. Ihr emotionales Wohlergehen beruhte darauf, dass er zu allen Zeiten für sie da war. Er sollte all das für sie sein, was ihre eigenen alkoholabhängigen Eltern nicht gewesen waren. Wenn er einen schlechten Tag hatte und sich zurückzog, war ihr eigener Tag eine Katastrophe.

Obwohl wir einander wirklich brauchen, ist niemand außer Gott unersetzlich. Wenn ein Konflikt mit einer uns wichtigen Person uns in die Verzweiflung treibt, ist es möglich, dass wir diese Person auf einen Thron erheben, der nur von Gott eingenommen werden sollte. Wir sollten niemals eine bestimmte Person als die einzige Quelle alles Guten in der Welt betrachten. Das verletzt unsere geistliche und emotionale Freiheit und ist für unser Wachstum nicht förderlich.

Fragen wir uns also: »Wenn die Person, von der ich kein Nein ertragen kann, heute Nacht sterben würde, was wäre dann mit mir in Zukunft?« Es ist sehr wichtig, mehrere tiefe, bedeutsame Beziehungen zu entwickeln. Das erlaubt den Menschen in unserem Leben die Freiheit, uns auch einmal nein zu sagen, weil wir noch weitere Kontakte haben, zu denen wir gehen können.

Wenn es einen Menschen gibt, von dem wir kein Nein akzeptieren, haben wir doch irgendwie unser Leben in seine Hand gegeben. Alles, was er jetzt tun muss, ist mit Entzug zu drohen, und schon geben wir nach. Dies passiert oft in Ehen, wo ein Partner durch die Drohung des anderen, zu gehen, emotional erpresst wird. Nicht nur, dass dies kein Leben ist, es funktioniert auch nicht. Der Kontrollierende zieht sich weiterhin zurück, wann immer er oder sie unzufrieden ist. Und derjenige, ohne Grenzen, versucht weiter verzweifelt, ihn oder sie glücklich zu machen. Das Buch von Dr. Janles Dobson, »Gemeinsam oder einsam?«, ist ein klassisches Werk über diese Art von Grenzenproblem.

Viertens, die Unfähigkeit, die Grenzen anderer zu akzeptieren, kann ein Problem mit der Annahme von Verantwortung bedeuten. Rolf, der eine Anleihe von seinem besten Freund brauchte, ist ein Beispiel dafür. Er macht Peter für seine eigenen finanziellen Schwierigkeiten mitverantwortlich. Manche Leute sind so daran gewöhnt, dass andere sie retten, dass sie anfangen zu glauben, ihr Wohlergehen sei das Problem anderer. In einem seiner Briefe konfrontierte Paulus die Korinther mit einer solchen Sache. Er setzte ihrer Widerspenstigkeit Grenzen. Sie reagierten scheinbar gut darauf: »Denn wenn ich euch auch durch den Brief traurig gemacht habe, reut es mich nicht. Und wenn es mich reute – ich sehe ja, dass jener Brief euch wohl eine Weile betrübt hat –, so freue ich mich doch jetzt nicht darüber, dass ihr betrübt worden seid, sondern darüber, dass ihr betrübt worden seid zur Reue« (2Kor 7,8-9).

Die Korinther nahmen Paulus Grenzen an, akzeptierten sie und reagierten gut auf sie, worin sie auch immer bestanden haben. Das ist ein Zeichen dafür, dass man Verantwortung übernimmt. Es ist in diesem Zusammenhang hilfreich, sich an Jesu goldene Regel zu erinnern: »In allem, tue anderen, was du willst, das sie dir tun« (Mt 7,12). Wenden Sie diese an in Bezug auf Grenzen. Wollen Sie, dass andere Ihre Grenzen respektieren? Dann müssen Sie willens sein, die Grenzen anderer zu respektieren.

Mythos sieben: Grenzen verursachen Schuldgefühle

Edward schüttelte den Kopf: »An dieser ganzen Sache stimmt für mich irgendetwas nicht«, sagte er. »Meine Eltern waren immer so besorgt und fürsorglich. Es ist eine wunderbare Beziehung gewesen. Und dann ...« Er unterbrach sich, suchte nach Worten. »Und dann traf ich Judy und wir heirateten. Und das war wunderbar. Wir trafen uns jede Woche mit meinen Eltern, manchmal noch öfter. Dann kamen die Kinder. Alles war gut. Bis ich dieses Stellenangebot erhalten habe. Wir müssten weit wegziehen, aber es ist das Angebot meiner Träume – Judy war auch davon ganz begeistert.«

»Sobald ich aber meinen Eltern von dem Angebot erzählt habe, veränderte sich die Lage. Ich hörte plötzlich, wie sie sich über Vaters Gesundheit unterhielten – ich hatte nie gewusst, dass es ihm so schlecht ging. Über Mutters Einsamkeit – darüber, wie wir das einzige Schöne in ihrem Leben seien. Und über alle Opfer, die sie für mich gebracht haben.« »Was soll ich jetzt tun? Sie haben recht ... sie haben ihr Leben für mich geopfert. Wie kann ich sie nach alldem verlassen?«

Edward ist mit seinem Dilemma nicht allein. Eine der größten Hürden, die wir überwinden müssen, wenn wir bei anderen in unserem Leben Grenzen setzen wollen, ist unser Gefühl der Verpflichtung. Was schulden wir nicht nur unseren Eltern, sondern jedem, der uns gegenüber liebevoll gewesen ist? Was ist angemessen und biblisch und was nicht?

Viele Menschen lösen dieses Dilemma, indem sie es bei denen, wo sie eine Verpflichtung empfinden, vermeiden, Grenzen zu setzen. Auf diese Weise können sie den Schuldgefühlen aus dem Weg gehen, wenn sie zu jemandem, der ihnen gegenüber nett gewesen ist, Nein sagen müssen. Sie verlassen nie ihr Zuhause, wechseln niemals die Schule oder die Gemeinde und haben niemals eine andere Arbeitsstelle oder neue Freunde. Sogar dann, wenn es eine unter ihren Umständen reife Entscheidung wäre.

Die Idee, die dahinter steckt: Weil wir etwas erhalten haben, schulden wir etwas. Das Problem ist die nicht existierende Schuld. Die Liebe, die wir empfangen, oder das Geld oder die Zeit – oder sonst etwas, das uns das Gefühl vermittelt, verpflichtet zu sein – sollte als Geschenk angenommen werden.

Geschenk besagt, ohne Bedingungen. Alles, was wirklich nötig ist, ist Dankbarkeit. Der Schenkende hat keinen Hintergedanken, dass das Geschenk eine Erwiderung fordert. Es wurde einfach gegeben, weil jemand einen anderen liebte, und für ihn oder sie etwas tun wollte. Ebenso sieht Gott sein Geschenk der Errettung: Es kostete ihn seinen Sohn. Es entsprang seiner Liebe für uns. Und unsere Erwiderung darf sein, es anzunehmen und dankbar zu sein. Warum ist Dankbarkeit so wichtig? Weil sie uns veranlasst, andere zu lieben: »wie ihr gelehrt worden seid, und seid reichlich dankbar« (Kol 2,7). Was schulden wir denen, die gut und nett zu uns sind, die sich aufrichtig um uns gesorgt haben? Wir schulden ihnen Dankbarkeit. Und aus diesem dankbaren Herzen heraus sollten wir hinausgehen und anderen helfen.

Wir müssen hier unterscheiden zwischen denen, die geben und empfangen, und denen, die wahrlich selbstlos geben. Es ist normalerweise einfach, den Unterschied zu erkennen. Wenn der Schenkende verletzt oder zornig über ein ernstgemeintes Danke ist, dann war das Geschenk wahrscheinlich eine Anleihe; wenn die Dankbarkeit genug ist, haben Sie wahrscheinlich ein legitimes Geschenk ohne das Preisschild der Schuld erhalten.

Gott hat eine sehr lehrreiche Art, den Sachverhalt von normaler Dankbarkeit und die Frage verletzter Grenzen dabei auseinanderzuhalten. In den sieben Sendschreiben der Offenbarung spricht er drei Gemeinden an (Ephesus, Pergamon und Thyatira):

1. Er lobt sie für ihre Errungenschaften (Dankbarkeit).
2. Er sagt ihnen, dass er trotzdem »etwas gegen sie hat« (Offb 2,4.14.20).
3. Erst darauf konfrontiert er sie mit ihren Unverantwortlichkeiten (= Grenzen).

Er erlaubt also nicht, dass die beiden Aspekte miteinander verknüpft werden. Wir sollten es auch nicht.

Mythos acht: Grenzen sind unverrückbar, ich habe Angst davor, hinter mir die Brücken abzubrechen

»Was ist, wenn ich meine Meinung ändere?« fragte Carla. »Ich habe Angst davor, eine Grenze gegenüber meiner besten Freundin zu setzen. Ich befürchte, sie wird mich verlassen und vergessen.«

Es ist wichtig zu verstehen, dass unser Nein immer uns untersteht. Wir besitzen unsere eigenen Grenzen. Sie besitzen nicht uns. Wenn wir bei einer Person Grenzen setzen und der Angesprochene reif und liebevoll reagiert, können wir die Grenze neu aushandeln. Zusätzlich können wir die Grenze verändern, wenn wir erst einmal an einem sicheren Ort sind.

Grenzen zu verändern und neu auszuhandeln hat viele biblische Vorbilder: Gott entschied sich, Ninive nicht zu zerstören, als die Stadt sich bekehrte (Jona 3,10). So wies Paulus zuerst Markus als Begleitung für eine Missionsreise ab, weil der junge Mann Paulus im Stich gelassen hatte (Apostelgeschichte 15,37-39). Aber viele Jahre später bat er Markus um Gesellschaft (2. Timotheus 4,11). Die Zeit war reif, seine Grenzen zu verändern.

Wie Sie wahrscheinlich gemerkt haben, sind manche dieser Mythen echte Missverständnisse, die möglicherweise verzerrten Anschauungen entsprungen sind. Andere resultieren einfach aus der Angst, sich auch einmal hinzustellen und gegenüber Verantwortungslosigkeit auch einmal nein zu sagen. Überlegen Sie noch einmal mit viel Gebet, welche Mythen etwa Sie verleitet haben und umschlungen halten. Lesen Sie die Bibelstellen, die in diesem Kapitel angegeben sind. Und bitten Sie Gott um die Zuversicht, dass er mehr als Sie, an »gute Grenzen« glaubt.

Teil 2
Konflikte mit Grenzen?

7. Grenzen und die Familie

Miriam hatte ein Problem, das ich schon unzählige Male vorher gesehen hatte. Die dreißigjährige Frau verfiel jedesmal, wenn sie von einem Besuch bei ihren Eltern zurückkehrte, in tiefe Depression. Als sie mir ihr Problem beschrieben hatte, fragte ich sie, ob sie überhaupt bemerke, dass sie genau nach diesen Reisen depressiv nach Hause kommt.

»Das ist absurd«, sagte sie. »Ich wohne nicht mehr dort. Wie könnte mich ein Besuch so beeinflussen?« Als ich sie bat, mir von ihren Besuchen zu erzählen, sprach Miriam von Zusammenkünften mit alten Freunden und von Familientreffen um den Esstisch herum. Das machte Spaß, sagte sie, besonders, wenn die Familie wieder mal ganz unter sich war.

»Was meinst du mit ›nur Familie‹?« fragte ich.

»Manchmal luden meine Eltern ein paar von meinen Freunden ein, und diese Zeiten fand ich nicht so schön.« – »Warum?«

Miriam überlegte eine Weile und erwiderte dann: »Ich glaube, ich bekomme dann Schuldgefühle.« Sie begann die kleinen Spitzen zu beschreiben, mit denen ihre Eltern ihr heutiges Leben mit dem dieser Freunde verglichen. Sie würden davon sprechen, wie wunderbar es war, wenn Großeltern an der Erziehung ihrer Enkel teilhaben können. Sie schwärmten von den vielen Dingen, die ihre Freunde in ihrer Heimatstadt unternahmen, und wie schön es doch wäre, wenn sie bei all den Dingen mitmachen könnte, wenn sie nur da wohnen würde. Und so weiter und so fort. Miriam entdeckte bald, dass, wenn sie nach Hause kam, ihr das Gefühl vermittelt wurde, dass ihr Lebensstil schlecht sei. Sie hatte das nagende Gefühl, dass sie den Wünschen ihrer Eltern für ihr Leben nachkommen sollte.

Miriams Problem war eines, das weit verbreitet ist. Sie hatte nach außen hin Entscheidungen getroffen. Sie war von ihrer Familie weggezogen, um ihre Karriere aufzubauen. Sie bezahlte ihre Rechnungen selbst. Sie hatte geheiratet und ein Kind bekommen. Aber innen waren die Dinge anders. Sie hatte nicht die emotionale Erlaubnis, eine eigenständige Person zu sein, die Entscheidungen für ihr Leben zu treffen, ohne ein schlechtes Gewissen zu haben, wenn sie nicht das tat, was ihre Eltern von ihr wollten. Sie gab ihrem Druck immer noch nach.

Das eigentliche Problem war hier ein inneres. Grenzen definieren jemandes »Besitz«. Miriam und andere wie sie »besitzen« sich nicht wirklich selbst. Menschen, die ihr eigener Herr sind, haben kein schlechtes Gewissen, wenn sie Entscheidungen darüber treffen, wo sie hingehen. Sie nehmen Rücksicht auf andere, sollten sie sich aber für die Wünsche anderer entscheiden, wählen sie diesen Weg aus Absicht, nicht um zu verletzen.

Zeichen für einen Mangel an Grenzen

Wir wollen im Folgenden ein paar der häufigsten Anzeichen für einen Mangel an Grenzen in der Ursprungsfamilie betrachten.

Sich anstecken

Ein häufiges Szenario ist dieses: Ein Partner hat keine guten emotionalen Grenzen zu der Familie, in der er aufwuchs – seiner Ursprungsfamilie. Wenn er dann per Telefon oder persönlich mit ihnen Kontakt hat, wird er danach jeweils depressiv, streitsüchtig, selbstkritisch, perfektionistisch, zornig, aggressiv oder zieht sich zurück. Es ist, als ob sich der eine bei seiner Ursprungsfamilie »ansteckt« und dies an seine unmittelbare Familie weitergibt. Seine Ursprungsfamilie hat offensichtlich noch die Macht, seine neue Familie durch eine Art Durchsickereffekt zu beeinflussen. Es ist ein sicheres Zeichen für Grenzendefekte, wenn unsere Beziehung zu einer Person die Macht hat, unsere Beziehung zu anderen zu beeinflussen. Dadurch gibt man einer Person viel zu viel Macht über unser Leben.

Ich kann mich einer jungen Frau erinnern, die in der Therapie beständige Fortschritte machte, aber immer wenn sie mit ihrer Mutter sprach, zog sie sich wieder in sich zurück. Ihre Standardaussage lautete dazu: »Ich verändere mich überhaupt nicht. Es wird bestimmt nicht besser werden.« Sie identifizierte sich mit der Ansicht, die ihre Mutter von ihr hatte, und konnte keine eigenständige Person bleiben. Diese Verschmelzung mit ihrer Mutter wirkte sich auf ihre anderen Beziehungen aus. Sie schloss praktisch nach einem Gespräch mit ihrer Mutter jeden anderen aus ihrem Leben aus. Ihre Mutter besaß ihr Leben; sie gehörte nicht sich selbst.

Zweite Geige

»Sie würden nicht glauben, wie sie sich bei ihm aufführt«, sagte Daniel. »Sie konzentriert sich auf jeden einzelnen Wunsch von ihm. Wenn er sie kritisiert, gibt sie sich noch mehr Mühe. Mich ignoriert sie praktisch. Ich habe es satt, der ›zweite Mann‹ in ihrem Leben zu sein.«

Daniel sprach nicht von Janes Liebhaber. Er sprach von ihrem Vater. Daniel hatte es satt, das Gefühl zu haben, dass Jane sich mehr um die Wünsche ihres Vaters sorgte, als um seine.

Dies ist auch ein häufiges Zeichen für einen Mangel an Grenzen zur Ursprungsfamilie: Der Partner hat das Gefühl, dass er nur Reste bekommt. Er meint, dass die wahre Loyalität seiner Frau bei ihren Eltern liegt. Diese Frau hat wohl den Prozess des »Verlassens und Anhangens« nicht vollzogen. Gott hat aber vorgesehen, dass »ein Mann seinen Vater und seine Mutter verlassen wird und seinem Weibe anhangen, und sie werden ein Fleisch sein« (1. Mose 2,24). Das hebräische Wort für »verlassen« kommt von einem Grundwort, dessen Bedeutung »lockern« oder »aufgeben« ist. Damit eine Ehe funktionieren kann, muss jeder der Partner seine Bindungen an die Ursprungsfamilie einmal lockern und mit seiner neuen Familie, die durch diese Ehe geschaffen wird, neue Bindungen eingehen.

Das soll nicht heißen, dass Eheleute keine Beziehungen zu ihren jeweiligen Familien pflegen sollten. Aber es ist doch nötig, zu den Ursprungsfamilien klare Grenzen zu setzen. Viele Ehen scheitern, weil ein Partner zu seiner Ursprungsfamilie keine Grenzen setzt und der Partner und die Kinder nur zweite Geige sind.

Darf ich bitte mein Taschengeld haben?

Terry und Sabine waren ein attraktives Ehepaar. Sie besaßen ein großes Haus und gingen auf Luxusreisen; ihre Kinder besuchten Klavier- und Ballettunterricht, hatten ihre eigenen Ski, Rollschuhe, Schlittschuhe und Surfbretter. Terry und Sabine hatten alle Annehmlichkeiten des Erfolgs. Es gab nur ein Problem. Ihr Lebensstil wurde nicht von Terrys Gehalt finanziert. Terry und Sabine erhielten großzügige finanzielle Unterstützung von seiner Familie.

Terrys Familie hatte immer das Beste für ihn gewollt, und sie hatten ihm immer geholfen, das auch zu bekommen. Sie hatten zum Haus, zum Urlaub und zu den Hobbys der Kinder beigetragen. Dies erlaubte Terry und Sabine vieles, das sie sonst nicht gehabt hätten, aber es kostete sie auch viel.

Terrys Selbstrespekt litt tief unter diesen »Rettungsaktionen« seiner Eltern. Und Sabine hatte immer das Gefühl, jede Ausgabe mit ihren Schwiegereltern besprechen zu müssen, da sie ja das Geld dafür aufbrachten.

Terry verdeutlicht ein durchaus häufiges Grenzenproblem junger Leute heutzutage, seien sie nun verheiratet oder ledig: Man ist – oft ja ungewollt – finanziell noch nicht erwachsen. Er konnte dem Wunsch seiner Eltern, dass er und Sabine »alles haben sollten, was wir haben«, keine Grenzen entgegensetzen. Er hatte auch festgestellt, dass er so verwachsen war mit ihrer Einstellung zum Erfolg, dass es ihm schwerfiel, diesen Wünschen in sich selber nein zu sagen. Er war sich gar nicht sicher, dass er die Geschenke und Unterstützung aufgeben wollte, damit er sich unabhängiger fühlen konnte. Terrys Geschichte ist die »Sonnenseite« des Problems mit finanziellen Grenzen. Es gibt auch eine »Ich bin in Schwierigkeiten«-Seite. Viele erwachsene Kinder haben fortwährend finanzielle Schwierigkeiten, weil sie unverantwortlich sind, etwa in Bezug auf Drogen oder Alkohol, unkontrolliert ausgeben oder unter dem modernen »Ich habe mein Leben noch nicht gefunden«-Syndrom leiden. Ihre Eltern finanzieren ihnen diesen Weg des Versagens und der Unverantwortlichkeit, weil sie denken, dass es »dieses Mal besser wird.« In Wahrheit verkrüppeln sie das Zielbewusstsein ihrer Kinder fürs Leben, hindern sie daran, unabhängig zu werden.

Ein Erwachsener, der finanziell nicht auf eigenen Beinen steht, ist noch ein Kind. Um erwachsen zu sein, müssen Sie innerhalb Ihrer Möglichkeiten leben und lernen, fürs Versagen auch einmal den Preis zu zahlen.

Mutter, wo sind meine Socken?

Bei dem ewigen Kind-Syndrom mag eine Person sich zwar finanziell selbst versorgen, aber ihrer Ursprungsfamilie immer noch erlauben, bestimmte Lebensbereiche für sie zu erledigen, und wenn es nur aus Bequemlichkeit ist.

Dieses erwachsene Kind ist oft bei den Eltern im Haus, fährt mit ihnen in den Urlaub, bringt die Wäsche vorbei und isst dort sehr oft. Es ist die Vertrauensperson von Mutter oder Vater, teilt mit ihr/ihm »alles«. Obwohl es über dreißig ist, hat es immer noch nicht seinen Wunschberuf gefunden, und es hat keine Ersparnisse, keine Altersversorgung und keine Krankenversicherung. Auf den ersten

Blick scheinen diese Dinge kein großes Problem zu sein. Aber oft verhindern die Eltern auf diese Weise symbolisch, dass ihr erwachsenes Kind sich von ihnen löst. Das passiert gerade in freundlichen, liebevollen Familien, wo alles so schön ist, dass es schwerfällt zu gehen. (Psychologen nennen diese Familien »verstrickte Familien« – eben solche, in denen den Kindern keine klaren Grenzen möglich waren.) Es sieht nicht wie ein Problem aus, weil sich ja alle so gut verstehen. Die Familie ist miteinander sogar sehr glücklich. Es kann jedoch sein, dass die anderen Beziehungen des erwachsenen Kindes zu Erwachsenen nicht richtig funktionieren. Sie suchen sich vielleicht »schwarze Schafe« als Freunde und Partner aus. Sie können vielleicht zu einer Person des anderen Geschlechts keine Bindung eingehen oder sich nicht für einen Beruf entscheiden. Oft sind ihre Finanzen ein existentielles Problem. Sie haben viele und umfangreiche Kreditkartenrechnungen und sind meistens mit ihren Steuern im Verzug. Obwohl sie sich vielleicht Tag für Tag so durchschlagen, denken sie niemals an die Zukunft. Dies ist im Grunde das finanzielle Leben eines Teenagers. Teenager verdienen genug, um sich ein Surfbrett, eine Stereoanlage oder Kleider zu kaufen, aber sie denken nicht weiter als die unmittelbare Gegenwart. Habe ich genug verdient, um mir die Freuden des Wochenendes zu finanzieren? Teenager – und erwachsene Kinder, die sich von ihren Eltern nicht getrennt haben – stehen noch unter dem elterlichen Schutz, und es ist Aufgabe der Eltern, an die Zukunft zu denken.

Das Dreieck

Familien mit Störungen sind für eine bestimmte Art von Grenzenproblem bekannt, das man das »Dreieckssyndrom« nennt. Das geht etwa so: Person A ist wütend auf Person B. Person A sagt es nicht Person B. Person A ruft Person C an und beschwert sich über Person B. Person C freut sich über das Vertrauen von Person A und hört zu, wann immer Person A dieses Dreieckspiel spielen möchte. Jetzt fühlt sich Person B einsam und ruft bei Person C an. Sie bemerkt nebenbei etwas zum Konflikt mit Person A. Person C wird jetzt auch zum Vertrauten von Person B. Die Personen A und B haben ihren Konflikt nicht gelöst, und C hat zwei Freunde.

Das Dreieckssyndrom besteht aus dem Versagen, einen Konflikt zwischen zwei Personen zu lösen, sodass deswegen eine dritte Person herangezogen wird, die sich auf jeweils eine Seite stellen soll. Das ist ein Grenzenproblem, weil eine dritte Person in diesem Konflikt eigentlich nichts zu suchen hat, aber von den beiden, die Angst haben, sich zu konfrontieren, benutzt wird, um Trost und Bestätigung zu erhalten. So dauern Konflikte an, Menschen ändern sich nicht, und es werden unnötig Feinde gemacht.

In einem Dreieck sprechen Menschen die Unwahrheit, decken ihren Hass mit netten Worten und Schmeicheleien zu. Person A ist meistens Person B gegenüber sehr entgegenkommend, nett und sogar lobend, aber wenn A mit C spricht, kommt der Zorn zum Vorschein. Das ist ein klarer Mangel an Grenzen, weil Person A nicht zu ihrem Zorn steht. Die Person, auf die A zornig ist, verdient es, von ihr direkt darauf angesprochen zu werden. Wie oft sind Sie verletzt worden durch ein: »Weißt du, was John über dich gesagt hat?« Und als Sie das letzte Mal mit John gesprochen haben, war alles in Ordnung.

Zusätzlich dazu wird Person C in den Konflikt mit hineingezogen und sein Wissen um den Streit steht seiner Beziehung zu B im Wege. Tratsch trennt Menschen. Er beeinflusst unsere Meinung über die Menschen, die Gegenstand des Tratsches sind, ohne dass sie sich verteidigen können. Oft ist das, was wir von einer dritten Person hören, nicht ganz richtig. Deswegen weist uns die Bibel an, zwei oder drei Zeugen zu hören, nicht nur einen.

Dreiecksbeziehungen sind ein häufiges Grenzenproblem in Ursprungsfamilien. Alte Konfliktmuster zwischen einem Elternteil und einem Kind oder zwischen den Eltern führen dazu, dass ein Familienmitglied ein anderes Mitglied anruft und sie über das dritte Familienmitglied reden. Diese extrem destruktiven Muster sorgen dafür, dass Beziehungen weiterhin nicht richtig funktionieren.

Die Bibel ermahnt uns sehr ernsthaft, bei Konflikten direkt mit dem umzugehen, den es betrifft:

- »Wer einen Menschen zurechtweist, wird zuletzt Dank haben, mehr als der da freundlich tut« (Spr 28,23).
- »Du sollst deinen Bruder nicht hassen in deinem Herzen, sondern du sollst deinen Nächsten zurechtweisen, damit du nicht seinetwegen Schuld auf dich ladest« (3. Mose 19,17).
- »Darum: Wenn du deine Gabe auf dem Altar opferst und dort kommt dir in den Sinn, dass dein Bruder etwas gegen dich hat, so lass dort vor dem Altar deine Gabe und geh

zuerst hin und versöhne dich mit deinem Bruder und dann komm und opfere deine Gabe« (Mt 5,23-24).

- »Sündigt aber dein Bruder an dir, so geh hin und weise ihn zurecht zwischen dir und ihm allein. Hört er auf dich, so hast du deinen Bruder gewonnen« (Mt 18,15).

Diese Bibelstellen zeigen, dass es eine einfache Art gibt, Dreiecksbeziehungen zu vermeiden, nämlich immer zuerst mit der Person zu sprechen, mit der wir im Konflikt stehen. Man muss den Konflikt mit ihr durcharbeiten, und nur wenn sie das Problem verleugnet, sollte man jemanden suchen, der vielleicht helfen kann, das Problem besser zu durchschauen, aber nicht, um zu tratschen und Groll loszuwerden. Dann kann man zusammen mit dem Dritten sprechen und versuchen, eine Lösung zu finden. Wenn wir mit jemandem ein Problem haben, sollten wir niemals zu einem Dritten über sie etwas sagen, das wir ihr nicht selbst gesagt haben.

Wer ist hier eigentlich das Kind?

»Denn es sollen nicht die Kinder den Eltern Schätze sammeln, sondern die Eltern den Kindern« (2Kor 12,14). Manche Leute wurden geboren, um für ihre Eltern zu sorgen. Sie haben diese Pflicht nicht freiwillig übernommen; sie haben sie geerbt. Auch diese Menschen nennt man mitabhängig (kodependent). Sie haben früh im Leben gelernt, dass sie für ihre Eltern verantwortlich sind, die in kindischen, unverantwortlichen Beziehungsmustern gefangen waren. Wenn sie dann erwachsen werden, haben sie es schwer, zwischen sich selbst und ihren unverantwortlichen Eltern Grenzen zu setzen.

Jedes Mal, wenn sie versuchen, ein eigenständiges Leben zu führen, kommen sie sich egoistisch vor. Die Bibel lehrt, dass erwachsene Kinder für ihre altgewordenen Eltern sorgen sollen. »Ehre die Witwen, die echte Witwen sind. Wenn aber eine Witwe Kinder oder Enkel hat, so sollen diese lernen, zuerst im eigenen Hause fromm zu leben und sich den Eltern dankbar zu erweisen; denn das ist wohlgefällig vor Gott« (1Tim 5,3-4). Es ist gut, unseren Eltern gegenüber dankbar zu sein, und ihnen für das, was sie für uns getan haben, etwas zurückzugeben.

In diesem Zusammenhang tauchen aber oft zwei Probleme auf. Erstens kann es sein, dass die Eltern nicht wirklich in Not sind. Es kann sein, dass sie unverantwortlich oder fordernd sind oder sich wie Märtyrer benehmen. Vielleicht müssen sie erst die Verantwortung für ihre eigenen »Rucksäcke« übernehmen. Zweitens, sind sie wirklich in Not, die Kinder haben vielleicht keine klaren Grenzen, die festlegen, was sie geben können und was nicht. Sie können ihr Geben nicht begrenzen, und die Unfähigkeit der Eltern, sich an ihr Älterwerden zu gewöhnen - zum Beispiel -, dominiert die Familie. Eine solche Dominanz kann Ehen zerstören und Kinder verletzen. Eine Familie muss sich entscheiden, was sie geben will und was nicht, sodass sie die Eltern weiterhin lieben und schätzen und nicht anfangen zu grollen.

Gute Grenzen beugen dem Groll vor. Es ist gut zu geben. Sorgen Sie aber dafür, dass es im richtigen Ausmaß für Ihre Situation und Ihre Möglichkeiten ist.

Aber ich bin dein Bruder

Oft taucht ein Problem in der Beziehung zwischen erwachsenen Geschwistern auf. Ein noch unverantwortliches erwachsenes Kind verlässt sich auf einen erwachsenen Bruder oder eine Schwester, um zu vermeiden, erwachsen zu werden und die Familie zu verlassen. (Wir meinen hier nicht einen Bruder oder eine Schwester mit echten Bedürfnissen, wie etwa auch bei einer geistigen oder körperlichen Behinderung.) Das unverantwortliche Kind spielt bis weit in das Erwachsenenalter hinein alte Familienspiele.

Das Schwierige an dieser Situation sind die Schuldgefühle und der Druck dabei: Sie empfinden das, weil es Ihr Bruder oder Ihre Schwester ist. Ich habe erlebt, dass Menschen total verrückte und wenig hilfreiche Dinge für einen Bruder oder eine Schwester tun, die sie niemals für einen Freund tun würden. Unsere Familienangehörigen können unsere stärksten Grenzen zerstören, einfach weil sie »Familie« sind.

Warum tun wir das?

Warum in aller Welt entscheiden wir uns dafür, weiterhin in solchen Mustern zu leben? Was stimmt da nicht? Ein Grund dafür kann sein, dass wir in unserer Ursprungsfamilie nicht die Gesetzmäßigkeiten von Grenzen gelernt haben und dass unsere Probleme mit Grenzen im Erwachsenenalter in Wahrheit Probleme sind, die uns seit unserer Kindheit begleiten. Ein anderer Grund kann sein, dass wir nicht den biblischen Übergang ins Erwachsenensein und die geistliche

Adoption in Gottes Familie erlebt haben. Wir wollen uns beide Gründe einmal näher anschauen.

Die Weiterführung von alten Grenzenproblemen

Erinnern Sie sich an die Geschichte von dem Außerirdischen? Er war auf einem anderen Planeten aufgewachsen und kannte die Gesetze der Erde sowie die Schwerkraft und den Umgang mit Geld nicht. Die Verhaltensmuster, die Sie zu Hause lernen, nehmen Sie mit denselben Spielern ins Erwachsenenalter mit: Mangel an Konsequenzen bei unverantwortlichem Verhalten, Mangel an gesundem Durchsetzungsvermögen, Mangel an Grenzen, Verantwortung für andere übernehmen anstatt für sich selbst, unter Druck und aus Groll geben, Neid, Passivität und Geheimniskrämerei. Diese Muster sind nicht neu, sie sind einfach noch nie konfrontiert und verändert worden.

Solche Muster sind tief eingeprägt. Sie haben gelernt, Ihr Leben um Ihre Familienmitglieder zu organisieren, somit können sie allein durch ihre bloße Anwesenheit alte Muster wieder hervorrufen. Sie fangen wie automatisch an, aus früheren Prägungen heraus zu handeln, anstatt aus dem heraus, was Sie mittlerweile geworden sind. Um sich zu verändern, müssen Sie diese »Familiensünden« erkennen und sich von ihnen abwenden. Diese Haltungen sind – pauschal gesprochen – wie eine tiefsitzende Sünde, von der es umzukehren gilt, um sich zu verändern. Der erste Schritt in der Aufstellung von Grenzen ist es, Ihnen alte Familienmuster, die sich noch bis in die Gegenwart erhalten haben, bewusst zu machen. Schauen Sie sich die Schwierigkeiten, die Sie mit Grenzen in Ihrer Ursprungsfamilie haben, an; klären Sie, welche Gesetze übertreten werden, und erkenne Sie die negative Frucht, die daraus in Ihrem Leben entsteht.

Adoption

Dies ist kein Buch über geistliches Wachstum, aber Grenzen sind ein wichtiger Teil des Erwachsenwerdens. Ein Schritt zum Erwachsenwerden beinhaltet, sich von der elterlichen Autorität zu lösen und sich unter die Autorität Gottes zu stellen. Die Bibel sagt, dass sich Kinder unter der Autorität der Eltern befinden, bis sie erwachsen werden (Gal 4,1-7). Die Eltern sind wirklich für sie verantwortlich. Aber sie sind schließlich erwachsen – egal, ob mehr oder weniger –, können zur Rechenschaft gezogen werden, sie streifen die Aufsicht von Vormündern und Verwaltern ab und sind für sich selbst verantwortlich. Christen begeben sich in eine neue elterliche Beziehung mit Gott als Vater. Gott lässt uns nicht verwaist, sondern nimmt uns in seine Familie auf.

Zahlreiche Stellen im Neuen Testament lehren, dass wir unsere Loyalität zu unserer Ursprungsfamilie aufgeben müssen und uns von Gott adoptieren lassen sollen (Mt 23,9). Gott verlangt von uns, ihn als Vater anzusehen und keine elterlichen Fürsprecher dazwischenzuschalten. Erwachsene, die noch an einer Verpflichtung zu ihren irdischen Eltern festhalten, sind sich ihres neuen Adoptivstatus nicht bewusst.

Sehr oft gehorchen wir nicht Gottes Wort, weil wir geistlich noch nicht »zu Hause ausgezogen sind«. Wir haben das Gefühl, dass wir noch unseren Eltern gefallen und die Dinge auf ihre traditionelle Weise tun sollen, anstatt unserem himmlischen Vater mindestens ebenso gut zu gehorchen (Mt 15,1-6).

Wenn wir ein Teil von Gottes Familie werden, wird der Gehorsam ihm gegenüber manchmal Konflikte mit unseren Familien verursachen und auch zu Trennungen führen (Mt 10,35-37). Jesus sagt, dass unsere geistlichen Bindungen die engsten und wichtigsten sind (Mt 12,46-50). Unsere wahre Familie ist Gottes Familie. In dieser Familie, die unser stärkstes Band sein soll, werden die Dinge auf bestimmte Art gehandhabt. Wir sollen in Wahrheit miteinander reden, Grenzen ziehen, Verantwortung übernehmen und erwarten, einander konfrontieren, einander vergeben und so weiter. Starke Maßstäbe und Werte liegen dieser Familie zu Grunde. Und Gott erlaubt in seiner Familie kein anderes Vorgehen.

Das bedeutet überhaupt nicht, dass wir alle anderen Bindungen einfach beenden müssen. Wir sollen Freunde auch außerhalb der Familie Gottes und starke Verbindungen zu unseren Ursprungsfamilien haben. Wir müssen jedoch zwei Fragen stellen: »Verhindern diese Bindungen, dass ich in irgendeiner Situation das Richtige tue?« und »Bin ich in Bezug auf meine Ursprungsfamilie aus dieser wirklich herausgewachsen?«

Wenn unsere Bindung wirklich liebevoll ist, werden wir eigenständig und frei sein und aus Liebe heraus und mit »entschiedenem« Herzen geben. Wir werden Groll vermeiden, wir werden mit

Grenzen lieben, und wir werden keinen zu bösem Handeln befähigen. Wenn wir als Erwachsene nicht unter der ständigen Bevormundung von Verwaltern und Vormündern stehen, können wir »reife Entscheidungen« treffen, da wir die Kontrolle über unseren eigenen Willen ausüben und unserem wahren Vater untergeordnet sind.

Die Lösung von Grenzenproblemen in der Familie

Der Ursprungsfamilie gegenüber Grenzen zu setzen ist eine schwere Aufgabe, aber eine mit großem Lohn. Es ist ein Prozess mit bestimmten, erkennbaren Schritten.

Das Symptom identifizieren

Schauen Sie sich Ihre eigene Situation an und finden Sie heraus, wo mit Ihren Eltern und Geschwistern Grenzenprobleme existieren. Die Grundfrage lautet: Wo haben Sie die Kontrolle über Ihren Besitz verloren? Wenn Sie diese Bereiche erkennen und ihre Beziehung zu der Familie, in der Sie aufgewachsen sind, sehen können, sind Sie auf dem richtigen Weg.

Den Konflikt identifizieren

Entdecken Sie, welche Dynamik sich in Ihren Beziehungen abspielt. Welches »Grenzen-Gesetz« haben Sie gerade verletzt? Haben Sie so eine Dreiecksbeziehung? Nehmen Sie die Verantwortung für ein Elternteil oder einen Bruder oder eine Schwester auf sich, anstatt dass Sie für sich und sie für sich selbst verantwortlich sind? Ziehen Sie Ihre Konsequenzen nicht durch, und müssen Sie am Ende für das Verhalten anderer geradestehen? Sind Sie ihnen und dem Konflikt gegenüber passiv und blockiert? Sie können nicht aufhören, ein eingefahrenes Verhaltensmuster durchzuspielen, bis Sie verstehen, was Sie da tun. »Nehmen Sie den Balken« aus dem eigenen Auge, dann können Sie klar sehen, wie Sie mit Ihren Familienmitgliedern umgehen sollen. Betrachten Sie sich selbst als aller Probleme Anfang und finden Sie Ihre Grenzenübertretungen.

Das Bedürfnis, das den Konflikt verursacht, identifizieren:

Sie benehmen sich nicht grundlos unangemessen. Oft versuchen Sie ein verborgenes Bedürfnis zu erfüllen, das Ihre Ursprungsfamilie nicht erfüllt hat. Vielleicht bleiben wir noch verfangen, weil wir ein Bedürfnis nach Liebe, nach Anerkennung oder Annahme haben. Sie müssen diesem Defizit ins Auge sehen und akzeptieren, dass es nur in Ihrer neuen Familie Gottes erfüllt werden kann, bei denen, die jetzt Ihre »Mutter, Vater, Brüder und Schwestern« (Mk 10,29+30) sind; bei denen, die Gottes Willen tun und die Sie so lieben können, wie er es vorgesehen hat.

Das Gute aufnehmen und es verinnerlichen

Es reicht nicht aus, dass Sie Ihr Bedürfnis erkennen. Sie müssen es erfüllt bekommen. Gott ist willens, Ihre Bedürfnisse durch Mitwirkung seines Volks zu erfüllen, aber Sie müssen Ihre Ergänzungsbedürftigkeit ansehen, sich Menschen öffnen und das Gute aufnehmen, wenn Sie welches finden. Verbergen Sie nicht weiterhin Ihr Talent im Boden, und warten Sie nicht darauf, dass alles gut wird. Lernen Sie, Liebe zu geben und zu empfangen, auch wenn es im ersten Moment nicht gleich klappt.

Die Grenzen trainieren

Ihre Fähigkeiten, mit Grenzen umzugehen, sind ja noch zerbrechlich und neu. Sie können sie nicht sofort auf schwierige Situationen anwenden. Üben Sie diese erst in Situationen, in denen Sie sich Ihrer sicher werden können. Beginnen Sie damit, zu Menschen Ihres Vertrauens, die Ihre Grenzen lieben und respektieren werden, nein zu sagen, wo Sie es bisher nicht getan haben, aber immer gern tun wollten. Wenn Sie sich von einer Verletzung erholen, stemmen Sie nicht als erstes ein schweres Gewicht. Sie arbeiten sich an die schweren Gewichte erst heran. Betrachten Sie es so, als ob Sie Krankengymnastik machen würden.

Zum Schlechten Nein sagen

Neben dem Einüben geänderter Grenzen in »sicheren« Situationen müssen Sie nachteilige Umstände vermeiden. Wenn Sie in den Anfangsphasen der Genesung Ihres Verhaltensmusters sind, ist es wichtig, solchen Menschen rechtzeitig aus dem Weg zu gehen, die Sie bisher und in der Vergangenheit misshandelt und kontrolliert haben. Wenn Sie der Meinung sind, dass Sie weit genug sind, einer solchen Person gegenüberzutreten, nehmen Sie jemanden als Unterstützung mit. Seien Sie darüber im Klaren, dass Sie einen Hang dazu haben, sich in schmerzliche Situationen und Beziehungen zu begeben. Die Verletzung, von der Sie sich erholen, ist ernsthaft, und Sie können eine Beziehung nicht wiederherstellen, wenn Sie nicht die richtigen Werkzeuge dafür haben. Nehmen Sie sich davor in Acht, wieder in eine Sie kontrollierende Situation zu geraten, bloß weil Ihr Wunsch nach Versöhnung so groß ist.

Vergeben

Nichts klärt Grenzen besser als die Vergebung. Jemandem zu vergeben heißt, ihn auch loszulassen. Wenn Sie sich weigern zu vergeben, wollen Sie noch etwas von ihm. Auch wenn es Rache ist, die Sie möchten, hält Sie das unendlich an ihn gebunden. Die Weigerung, einem Familienmitglied zu vergeben, ist oft der Grund dafür, dass Menschen jahrelang festsitzen und sich nicht von ihren gestörten Familien trennen können. Sie wollen von ihnen noch etwas. Es ist viel besser, Gottes Gnade in Anspruch zu nehmen, denn er hat etwas zu geben, und denen, die nichts haben, um ihre Schulden zu zahlen, zu vergeben. Dies beendet Ihr Leid, denn es macht Ihrem Wunsch nach einer Rückzahlung, die nie kommen wird und Sie belastet, ein Ende.

Wenn Sie nicht vergeben, bestehen Sie auf etwas, das derjenige, der Sie verletzt hat, wahrscheinlich nicht geben möchte, selbst wenn es nur mal um das Eingeständnis ginge, dass er bekennt, was er Ihnen angetan hat. Dies »bindet« Sie an ihn und ruiniert Grenzen. Lassen Sie die fehlfunktionierende Familie, aus der Sie stammen, los. Kappen Sie die Leine, und Sie werden frei sein.

Erwidern, nicht reagieren

Wenn Sie auf etwas reagieren, das jemand sagt oder tut, haben Sie möglicherweise ein Problem mit Grenzen. Wenn jemand in der Lage ist, durch das, was er sagt oder tut, Chaos in Ihnen zu verursachen, dann übt er in diesem Moment Kontrolle über Sie aus, und Ihre Grenzen sind verlorengegangen. Wenn Sie dem aber standhalten, bleibt Ihnen die Kontrolle, und Sie haben Möglichkeiten und Entscheidungsfreiheit. Wenn Sie merken, dass Sie in Reaktionen verfallen, schaffen Sie sich etwas Abstand und gewinnen Sie die Kontrolle über sich zurück. Auf diese Weise können Sie etwa Familienmitglieder nicht dazu zwingen, etwas zu sagen oder zu tun, das Sie nicht wollen oder das Ihre Eigenständigkeit verletzt. Wenn Ihre Grenzen erst einmal stabil geworden sind, entscheiden Sie sich für die für Sie jeweils beste Möglichkeit. Der Unterschied zwischen Erwiderung und bloßer Reaktion ist die Entscheidungsmöglichkeit. Wenn Sie lediglich reagieren, weil man etwas von ihnen erwartet, üben die anderen die Kontrolle aus. Wenn Sie dagegen Stellung beziehen, üben Sie sie aus.

Lernen, in Freiheit und in Verantwortung zu lieben, nicht aus Schuldgefühlen

Die besten Grenzen sind liebende Grenzen. Dem Menschen, der langfristig in einer Schutzhaltung leben muss, geht viel an Freiheit und Liebe verloren. Grenzen bedeuten nicht, dass man aufhören soll zu lieben. Sie bedeuten das Gegenteil: Man gewinnt die Freiheit zu lieben. Es ist gut, sich um anderer willen selbst zu verleugnen. Aber Sie brauchen Grenzen, um diese Wahl zu treffen, in wen Sie von Ihrer Kraft und Ihrem Vertrauen investieren.

Und Sie werden feststellen, je mehr Sie in gesundem Sinne geben, aus der Freiheit der Liebe Gottes in Ihnen, umso mehr werden Sie ernten. Üben Sie sich in bewusstem Geben, um dieses Vorrecht Ihrer Freiheit zu vergrößern. Manchmal haben es Menschen, die gerade erst lernen, Grenzen zu setzen, nicht einfach, ihre Beziehungsgeflechte zu erkennen und nicht erneut aus irgendeiner Mitveranwortung oder einem unangebrachten Mitgefühl heraus gefällig zu sein. Hier ist die schon erwähnte Mitabhängigkeit eine Gefährdung, die wir verstehen sollten. Einer Person etwas Gutes tun, wenn die Motivation stimmig ist, kann mit den richtigen Grenzen zusammen, etwas sehr Schönes sein. Mitabhängige Menschen dagegen tun nichts Gutes; sie lassen anderen Menschen in ihrem Leben einen ungesunden Vortritt, vor allem weil sie Angst haben.

8. Grenzen und Freunde

Maren schaltete den Fernseher ein, ohne so recht zu bemerken, was überhaupt lief. Sie dachte gerade an ihr Telefonat mit ihrer besten Freundin, Tammy. Sie hatte Tammy gebeten, mit ihr ins Kino zu gehen. Aber Tammy hatte für den Abend andere Pläne gehabt. Wieder einmal hatte Maren die Initiative übernommen. Wieder einmal war sie enttäuscht worden. Tammy rief nie von sich aus an. Sollte das etwa Freundschaft sein? *Freundschaft.* Das Wort beschwört Vorstellungen von Vertrauen und dem Sich-Kennen zweier Menschen herauf. Freunde haben einen Symbolwert dafür, wie bedeutungsvoll unser Leben schließlich einmal gewesen ist. Die traurigsten Menschen der Erde sind solche, die ihre Tage hier beenden ohne Beziehungen, in denen sie gekannt und geliebt gewesen sind.

Der Begriff der Freundschaft kann weit gefasst werden; die meisten Beziehungen, die in diesem Buch beschrieben werden, haben Aspekte der Freundschaft. Aber lasst uns für jetzt Freundschaft so beschreiben: eine Beziehung, die nicht romantisch ist, aber dennoch auf Zuneigung basiert. Rein funktionale Freundschaften, die auf einer gemeinsamen Aufgabe basieren, wie bei der Arbeit oder einem Dienst in der Gemeinde, lassen wir in dieser Betrachtung aus. Freunde sind Menschen, mit denen wir um ihrer selbst willen gerne zusammen sind. Grenzen-Konflikte mit Freunden kommen in allen Schattierungen vor. Damit wir die verschiedenen Komponenten verstehen, lasst uns ein paar Konflikte betrachten und sehen, wie sie mit Grenzen gelöst werden können.

Konflikt 1: Der Nachgiebige und der Nachgiebige

In manchen Dingen war es eine großartige Freundschaft; andere Aspekte waren schrecklich. Mike und Tim hatten an denselben Sportarten, Aktivitäten, und Freizeitbeschäftigungen ihren Spaß. Sie gingen in dieselbe Gemeinde und aßen gerne in denselben

Restaurants. Aber sie waren einfach zu nett zueinander. Sie hatten beide Schwierigkeiten, einander nein zu sagen.

Ihnen ging das Problem an einem Wochenende auf, als eine Wildwasserfahrt und ein Sixties-Konzert gleichzeitig angesagt waren. Mike und Tim hätten gerne beides gemacht, aber das ging ja nicht. Mike rief Tim an und schlug vor, die Wildwasserfahrt mitzumachen. »Gerne«, sagte sein Freund. Aber ohne dass es einer vom anderen wusste, wären beide Männer eigentlich viel lieber zum Konzert gegangen.

Mitten auf der Wildwasserfahrt wurden die beiden Männer plötzlich offen miteinander. Müde und nass platzte Tim heraus: »Es war eine großartige Idee von dir, diese Fahrt zu machen!«

»Tim!« sagte Mike überrascht, »ich dachte, du wolltest diese Fahrt machen!«

»Aber nein! Da du mich angerufen hast, dachte ich, dass du das wolltest! Alter Freund«, meinte Tim, »ich glaube, es ist an der Zeit, dass wir aufhören, uns gegenseitig mit Samthandschuhen anzufassen.«

Wenn zwei nachgiebige Menschen aufeinandertreffen, tut am Ende keiner das, was er wirklich will. Jeder vermeidet es, dem anderen etwas zu sagen, sodass es keiner jemals tut.

Wir wollen in diesem Konflikt eine Checkliste durchgehen. Diese Fragen werden uns nicht nur helfen festzustellen, wo wir uns beim Grenzensetzen befinden, sondern auch zeigen, wie wir dahin kommen, wo wir hinwollen.

1. Welches sind die Symptome?

Ein Symptom bei Konflikten zwischen Nachgiebigen ist die Unzufriedenheit – das Gefühl, dass man etwas erlaubt hat, was man nicht hätte erlauben sollen.

2. Was ist die Wurzel dafür?

Nachgiebige kommen aus einer Vergangenheit, in der sie vermeiden mussten, nein zu sagen, um sich nicht für das Wohlbefinden anderer in der Verantwortung wiederzufinden. Und wenn zwei von dieser Sorte aufeinandertreffen, ist es beiden natürlich so gut wie unmöglich, je zu irgend etwas nein zu sagen.

3. Worin besteht der Grenzen-Konflikt dabei?

Nachgiebige Menschen verleugnen höflich ihre eigenen Grenzen, um ja den Frieden zu bewahren,

4. Wer muss dazu stehen?

Jeder Nachgiebige muss die Verantwortung für seine oder ihre Versuche, den anderen zu besänftigen oder ihm zu gefallen, übernehmen. Mike und Tim müssen beide dazu stehen, dass sie den jeweils anderen dadurch kontrollieren wollen, dass sie nett zu ihm sind.

5. Was brauchen sie?

Nachgiebige Menschen brauchen unterstützende Beziehungen, seien es nun Selbsthilfegruppen, Bibelkreisstunden oder seelsorgerliche Hilfe. Ihre Furcht, den anderen zu verletzen, macht es schwer für sie, von sich aus Grenzen zu setzen.

6. Wie fangen sie an?

Beide Nachgiebige müssen üben, indem sie Grenzen bei kleinen Dingen setzen. Sie könnten damit anfangen, offen zu sein, zum Beispiel bei den bevorzugten Restaurants, Musikgruppen und so weiter.

7. Wie können die Betroffenen gemeinsam Grenzen setzen?

Mike und Tim sollten ernsthaft miteinander reden und über alle Grenzen sprechen, die jeder von ihnen gerne setzen würde.

8. Was kommt als nächstes?

Mike und Tim müssen wahrscheinlich zugeben, dass ihre Interessen nicht so identisch sind, wie sie dachten. Sie sollten eher auch mal getrennt, dafür mit anderen Freunden verschiedene Aktivitäten planen.

Konflikt 2:
Der Nachgiebige und der aggressiv Kontrollierende

Der Konflikt zwischen dem Nachgiebigen und dem aggressiv Kontrollierenden – der am leichtesten zu erkennende Konflikt – hat klassische Symptome. Der Nachgiebige fühlt sich in der Beziehung eingeschüchtert und minderwertig; der aggressiv Kontrollierende fühlt sich von der Nörgelei des Nachgiebigen irritiert.

»Na gut, wenn du darauf bestehst«, ist der beliebteste Ausspruch des Nachgiebigen. Meistens besteht der aggressiv Kontrollierende gerade darauf, etwas von der Zeit, den Gaben oder Schätzen des Nachgiebigen zu benutzen. Der aggressiv Kontrollierende hat kein Problem damit, das zu fordern, was er gerade will. Manchmal nimmt er sich einfach auch, was er will, ohne zu fragen.

»Ich habe/brauche es« ist Grund genug für den Kontrollierer, sich mit dem zu bedienen, was der Nachgiebige hat, seien es nun die Autoschlüssel, eine Tasse Zucker oder drei Stunden seiner Zeit.

Da es meistens der Nachgiebige ist, der in dieser Situation unglücklich ist, ist er derjenige, der handeln muss. Wir wollen auch hier einmal die Checkliste durchgehen:

1. Welches sind die Symptome?

Der Nachgiebige fühlt sich manipuliert und grollt; der aggressiv Kontrollierende fühlt sich wohl, mag bloß nicht die Nörgelei.

2. Was ist die Wurzel?

Der Nachgiebige wuchs möglicherweise in einer Familie auf, die ihm beibrachte, Konflikte zu vermeiden, anstatt sie anzugehen. Der aggressiv Kontrollierende hat nie gelernt, auf die Erfüllung eines Bedürfnisses zu warten und für sich selber Verantwortung zu übernehmen.

3. Worin besteht der Grenzen-Konflikt?

Zwei deutliche Grenzen-Konflikte sind die Unfähigkeit des Nachgiebigen, bei seinem Freund klare Grenzen zu setzen, und die Unfähigkeit des Kontrollierenden, die Grenzen des Nachgiebigen zu respektieren.

4. Wer muss dazu stehen?

Der Nachgiebige muss erkennen, dass er nicht ein Opfer des Kontrollierenden ist; er serviert seinem Freund die Macht über sich auf einem silbernen Tablett. Seine Macht aufzugeben ist seine Art, seinen Freund zu manipulieren. Der Nachgiebige kontrolliert den aggressiv Kontrollierenden dadurch, dass er ihm zu Gefallen ist, in der Hoffnung, ihn zu besänftigen und zu erreichen, dass er sein Benehmen verändert. Der aggressiv Kontrollierende muss dazu stehen, dass er Schwierigkeiten hat, ein Nein zu hören und die Grenzen anderer zu akzeptieren. Er muss wiederum die Verantwortung für sein Bedürfnis, seinen Freund zu manipulieren, übernehmen.

5. Was brauchen beide?

Um sich auf die Konfrontation mit seinem Freund vorzubereiten, sollte sich der Nachgiebige auch in diesem Fall Unterstützung holen, um zu üben, Grenzen zu setzen. Der aggressiv Kontrollierende braucht richtungsweisende Kritik von liebenden Freunden über seinen Hang, Leute zu überfahren, und wie sie glauben, dass er lernen kann, die Grenzen anderer zu respektieren.

6. Grenzen setzen, aber wie?

Der Nachgiebige kann biblische Prinzipien in seiner Freundschaft anwenden (siehe Mt 18). Dabei konfrontiert er seinen Freund mit dessen Manipulation und Einschüchterungsversuchen. Er sagt ihm, dass er das nächste Mal, wenn er versucht, ihn zu kontrollieren, gehen wird.

Er versucht nicht, ihn zu manipulieren. Konfrontation ist keine ultimative Drohung, mit der er seinem Freund jede Entscheidungsfreiheit nimmt. Er zieht lediglich Grenzen, um ihn wissen zu lassen, dass seine Kontrolle ihn verletzt und ihre Freundschaft belastet. Solche Grenzen schützen den Nachgiebigen vor weiterem Ausgenutztwerden. Der aggressiv Kontrollierende kann so zornig oder einschüchternd werden, wie er will, aber der Nachgiebige wird nicht länger dazu bereit sein. Er will nicht mehr verletzt werden. Er wird aus dem Zimmer, aus dem Haus oder aus der Freundschaft gehen – bis es sich lohnt, zurückzukommen und weiterzumachen.

Der aggressiv Kontrollierende erlebt die Konsequenzen seiner Handlungen. Seinen Freund nicht mehr da zu haben, kann ihn dazu bringen, die gewohnte Verbindung zu vermissen, und er sieht einmal, was die Kontrolle, die seinen Freund verjagt hat, menschlich bewirkt.

7. Was kommt als nächstes?

Zu diesem Zeitpunkt können die Freunde, wenn sie beide offen sind, die Freundschaft neu aushandeln. Sie können Verhaltensregeln aufstellen, etwa: »Ich höre auf zu nörgeln, wenn du aufhörst, so zu kritisieren«. Eine neue Freundschaft kann entstehen.

Konflikt 3: Der Nachgiebige und der manipulativ Kontrollierende

»Katrin, ich bin in echten Schwierigkeiten, und du bist die Einzige, die mir helfen kann. Ich finde keinen, der auf die Kinder aufpasst, und ich habe dieses Gemeindetreffen…« Katrin hörte sich die Leidensgeschichte ihrer Freundin Nadine an. Es war wieder das Übliche. Nadine plante nie im Voraus, kümmerte sich nicht rechtzeitig um einen Babysitter. Sie rief oft bei Katrin an, und bat sie bei diesen selbstverschuldeten Notfällen um Hilfe.

Katrin hasste diese Situationen. Es steckte bei Nadine keine böse Absicht dahinter, und sie brauchte Katrin für eine gute Sache, aber sie fühlte sich trotzdem ausgenutzt. Was sollte sie tun?

Viele Freundschaften bleiben in dieser Interaktion zwischen Nachgiebigen und manipulativ Kontrollierenden stecken. Warum nennen wir Nadine kontrollierend? Sie versucht nicht bewusst, ihre Freundin zu manipulieren; aber trotz ihrer guten Absichten benutzt Nadine ihre Freunde, wenn sie in Schwierigkeiten gerät. Sie nimmt ihre Hilfe einfach selbstverständlich in Anspruch, da sie dummerweise voraussetzt, dass diese nichts dagegen haben, einer Freundin einen Gefallen zu tun. Ihre Freunde helfen ihr, weil »Nadine halt so ist.« Sie unterdrücken ihren Groll.

Wir wollen auch diese Situation anhand unserer Checkliste überprüfen:

1. Welches sind die Symptome?

Die Nachgiebige (Katrin) grollt der manipulativ Kontrollierenden (Nadine) wegen ihrer Bitten, ihre »letzte Rettung« zu sein. Katrin hat das Gefühl, dass ihre Freundschaft als Selbstverständlichkeit hingenommen wird. Sie fängt an, ihrer Freundin aus dem Weg zu gehen.

2. Was ist die Wurzel?

Nadines Eltern retteten sie aus jeder schwierigen Situation, ob es galt, ihr die Semesterarbeiten noch um 3 Uhr früh fertigzustellen oder ihr als Dreißigjährige mit Geld auszuhelfen. Sie lebte in einer sehr verzeihenden Welt, in der nette Leute ihr immer aushalfen. Sie hatte noch nie die Konsequenzen ihrer eigenen Verantwortungs-, Planungs- und Disziplinlosigkeit spüren müssen.

Katrin dagegen konnte als Kind das verletzte Gesicht ihrer Mutter, wenn sie dieser nein sagte, nicht ertragen. Sie wuchs mit der Angst auf, andere zu verletzen, wenn sie Grenzen setzte. Kathy würde alles tun, um Konflikte mit Freunden zu vermeiden – besonders bei Nadine.

3. Worin besteht der Grenzen-Konflikt?

Nadine plant nicht im Voraus und übernimmt nicht die Verantwortung für ihren Terminplan. Wenn ihre Verpflichtungen außer Kontrolle geraten, ruft sie den nächsten Nachgiebigen um Hilfe. Und Katrin ist sofort zur Stelle.

4. Wer muss dazu stehen?

Katrin, als von diesem Konflikt betroffene Partei, erkennt, wie ihr ständiges Ja Nadines Illusion nährt; Nadine hat es dadurch gar nicht nötig, selber zu planen. Katrin muss aufhören, sich als Opfer zu fühlen, und die Verantwortung dafür übernehmen, nein zu sagen.

5. Was braucht sie?

Katrin muss mit anderen in Verbindung treten, die ihr helfen, an den Grenzenproblemen zwischen sich und ihrer Freundin zu arbeiten.

6. Wie fängt sie an?

Katrin übt das Neinsagen mit Freunden. In einer wohlwollenden Atmosphäre lernt sie anderer Meinung zu sein, ihre Meinung zu sagen und zur Diskussion zu stellen. Gemeinsam betet man für Stärke und Führung in dieser Problematik.

7. Wie setzt sie Grenzen?

Wenn sie das nächste Mal zusammen sind, erzählt Katrin Nadine von ihren Gefühlen des Ausgenutztwerdens. Sie erklärt, wie sie sich eine ausgewogenere Beziehung wünscht. Dann lässt sie ihre Freundin wissen, dass sie nicht mehr als »Notfall«-Babysitter zur Verfügung steht. Nadine, der nicht klar war, wie sehr sie ihre Freundin verletzte, sollte es aufrichtig leid tun. Sie fängt an, ihre Planungen weitsichtiger zu gestalten. Nachdem sie ein paar Mal erfolglos versucht hat, Katrin in letzter Minute zum Babysitten zu bewegen und bei ein paar für sie wichtigen Treffen fehlte, fängt sie an, eine oder zwei Wochen im Voraus zu planen.

8. Was passiert als nächstes?

Die Freundschaft wächst und vertieft sich. Mit der Zeit lachen Katrin und Nadine über den Konflikt, der sie eigentlich einander nähergebracht hat.

Konflikt 4: Der Nachgiebige und der Unzugängliche

Erinnern wir uns an die Freundschaft von Maren und Tammy am Anfang dieses Kapitels? Eine Freundin, die die ganze Arbeit tut, und die andere, die einfach nur mitläuft, illustriert wunderbar den Konflikt zwischen Nachgiebigen und Unzugänglichen. Ein Partner ist frustriert und grollt; der andere fragt sich, was das Problem ist. Maren spürte, dass ihr die Freundschaft wichtiger war als Tammy. Wir wollen die Situation analysieren:

1. Welches sind die Symptome?

Maren fühlt sich deprimiert, voller Groll und unwichtig. Tammy kann möglicherweise ein schlechtes Gewissen haben oder sich von den Forderungen und Bedürfnissen ihrer Freundin überfordert fühlen.

2. Was sind die Wurzeln?

Maren hatte immer das Gefühl, dass sie allein gelassen werden würde, wenn sie nicht ihre Beziehungen dadurch kontrollierte, dass sie die ganze Arbeit leistete. So wurde sie eine Martha für die Maria der anderen, eine Arbeiterin anstatt eine Liebende (Lk 10,38-42).

Tammy hat noch nie besonders an ihren Freundschaften arbeiten müssen. Da sie immer beliebt und begehrt war, hat sie sich in ihren Freundschaften immer nur passiv beschenken lassen. Sie hat noch nie deswegen eine Beziehung verloren, weil sie nicht entgegenkommend war. Tatsächlich taten die anderen viel dafür, die Beziehung zu ihr zu halten.

3. Worin besteht Konflikt?

Es könnte hier zwei Grenzen-Konflikte geben. Erstens übernimmt Maren zuviel Verantwortung für die Freundschaft. Sie lässt ihre Freundin nicht ihre eigene Last tragen (Gal 6,5). Zweitens übernimmt Tammy nicht genug Verantwortung für die Freundschaft. Sie weiß, dass Maren sich die Aktivitäten einfallen lassen wird, von denen sie dann auswählen kann. Warum sich einbringen, wenn andere das schon tun?

4. Wer muss dazu stehen?

Maren muss dazu stehen, dass sie es Tammy zu einfach macht. Sie erkennt, dass ihr Ansatz, zu planen, anzurufen und die ganze Beziehungsarbeit zu leisten, versteckte Versuche sind, des anderen Sympathie zu erhalten.

5. Was brauchen sie beide?

Beide Frauen brauchen Unterstützung von Freunden. Keiner von ihnen wird sein Problem objektiv genug betrachten, wenn nicht jeder von ein oder zwei vertrauensvollen Beziehungen getragen wird.

6. Wie sollen sie anfangen?

Maren sollte mit Freunden üben, Grenzen zu setzen. Es muss ihr ab jetzt klar sein, dass sie auch weiterhin Freundschaften haben wird, selbst wenn ihre zu Tammy abbricht. Und zwar welche, in denen beide Seiten gleich viel dazu beitragen.

7. Wie werden die Grenzen umgesetzt?

Maren erzählt Tammy von ihren Gefühlen und sagt ihr, dass sie in Zukunft gleich große Verantwortung für ihre Freundschaft übernehmen muss. Anders ausgedrückt: Wenn Maren anruft und etwas vorschlägt, ruft sie dann nicht wieder an, bis Tammy sich gemeldet hat. Maren hofft, dass sie Tammy fehlen wird, und diese anfängt, auch einmal zurückzurufen.

Wenn es zum Schlimmsten kommt und die Freundschaft wegen Tammys fehlender Zugänglichkeit verkümmert, hat Maren trotzdem etwas gewonnen. Sie hat gelernt, dass es von Anfang an keine gegenseitige Beziehung war. Jetzt kann sie darüber trauern, es überwinden und weitergehen, um neue Freunde zu finden.

8. Was passiert als nächstes?

Die Minikrise verändert nachhaltig den Charakter der Freundschaft. Sie entlarvt sie entweder als nicht tragfähige Beziehung – oder bereitet den Boden für das Wachstum einer besseren.

Fragen zu Grenzen-Konflikten in der Freundschaft

Grenzen-Konflikte in Freundschaften sind schwer zu handhaben, weil das einzige Band, das die Beziehung zusammenhält, die Sympathie an sich ist. Es gibt keinen Trauring. Es gibt keine gemeinsame Arbeit. Es gibt nur die Freundschaft, und die scheint oft nur allzu zerbrechlich und in Gefahr, zerrissen zu werden. Wer sich in einem der im folgenden genannten Konflikte befindet, hat oft eine dieser Fragen, wenn man bei der Überlegung angelangt ist, in seinen Freundschaften Grenzen zu setzen.

Frage 1:
Gehen Freundschaften nicht leicht in die Brüche?

Die meisten Freundschaften haben keine äußere Verpflichtung, so wie sie in Ehen, auf der Arbeit oder in der Gemeinde vorhanden sind und Zusammenhalt bedeuten. Das Telefon könnte einfach aufhören zu klingeln und die Beziehung sterben, ohne dass im Leben der Betroffenen allzuviel Aufruhr entsteht. Sind also Freundschaften nicht in großer Gefahr, auseinanderzubrechen, wenn Grenzen-Konflikte auftauchen? Es gibt zwei Probleme damit, diese Frage so zu betrachten. Erstens, geht man davon aus, dass äußere Institutionen wie Ehe, Arbeit und Gemeinde der Klebstoff sind, der Beziehungen zusammenhält. Man nimmt an, dass es unsere Verpflichtungen sind, die uns zusammenhalten, nicht unsere Zuneigungen. Biblisch gesehen und aus praktischen Überlegungen heraus, ist das so einfach betrachtet nicht ganz richtig.

Wir hören diese Gedanken in vielen christlichen Kreisen: »Wenn du jemanden nicht magst, dann verhalte dich trotzdem so, als ob du ihn magst.« Oder: »Bring dich dazu, sie zu lieben.« Oder: »Entscheide dich, jemanden zu lieben, und die Gefühle werden dann schon kommen (oder gehorchen).« Entscheidung und Verpflichtung sind Elemente einer guten Freundschaft. Wir brauchen aber mehr als nur oberflächliche Freundschaften. Die Bibel lehrt uns, dass wir uns nicht nur auf die Verpflichtung zu etwas oder auf eine reine Willensentscheidung verlassen können, denn das kann uns enttäuschen. Paulus sagte, dass er tat, was er nicht tun wollte, und nicht tat, was er tun wollte (Röm 7,19). Er war festgefahren.

Wir haben alle dasselbe Problem. Auch wenn wir uns einer liebenden Freundschaft verpflichten, kommen einmal schlechte Zeiten. Wir enttäuschen einander. Bittere Gefühle entstehen. Einfach die Zähne zusammenbeißen wird die Beziehung nicht wiederherstellen, doch brauchen wir intakte und funktionierende Beziehungen. Wir können unser Dilemma auf dieselbe Art lösen, wie Paulus das tat: »So gibt es nun keine Verdammnis für die, die in Christus Jesus sind« (Röm 8,1). Die Lösung lautet: »in Christus Jesus zu sein« – mit anderen Worten, in Beziehung zu Jesus, horizontal wie vertikal. Wenn wir mit Gott, unseren Freunden und unseren Hilfegruppen in Verbindung bleiben, ermöglicht uns Gottes Gnade, festzuhalten, und Grenzen-Konflikte, die auftauchen, durchzustehen. Ohne diese äußere Quelle der Verbindung sind wir zu einer leeren Willensentscheidung verdammt, die uns am Ende im Stich lässt oder uns das Gefühl gibt, unfehlbar zu sein. Die Bibel lehrt uns, dass jeder Verpflichtung eine liebende Beziehung zugrunde liegt. Die Liebe erst führt zu echter Verpflichtung und zu freien Willensentscheidungen – nicht umgekehrt.

Wie kann man das auf Freundschaften übertragen? Wie würden Sie sich vorkommen, wenn Ihr bester Freund auf Sie zugeht und sagt: »Ich wollte dir nur sagen, dass wir nur Freunde sind, weil ich mich dazu verpflichtet habe. Es gibt nichts, was mich zu dir hinzieht. Ich bin nicht besonders gerne in deiner Gesellschaft. Aber ich werde mich weiterhin für unsere Freundschaft entscheiden.«

Sie würden sich wahrscheinlich in dieser Beziehung nicht sehr sicher oder geliebt fühlen. Sie würden den Verdacht haben, dass die Freundschaft aus Pflichtgefühl besteht und nicht aus Liebe. Lassen Sie sich nicht an der Nase herumführen. Alle Freundschaften müssen auch auf Zuneigung aufgebaut sein, sonst stehen sie auf wackligen Füßen.

Das zweite Problem mit dem Gedanken, dass Freundschaften schwächer sind als feste Einrichtungen wie Ehe, Gemeinde und Arbeit, liegt in der Annahme, diese drei würden nicht primär auf Zuneigung basieren. Das ist einfach nicht wahr. Wenn dem so wäre, würden Eheversprechen eine absolute Nullrate von Scheidungen garantieren. Glaubensbekenntnisse würden treue Kirchgänger zur Folge haben.

Eine Einstellung würde hundertprozentige Anwesenheit auf der Arbeitsstelle nach sich ziehen. Diese drei wichtigen Institutionen sind zum größten Teil auf Zuneigung aufgebaut.

Es ist beängstigend, wird einem klar, dass das einzige, was unsere Freunde an uns bindet, nicht unsere Leistung, unsere Liebenswürdigkeit ist oder dass sie sich uns verpflichtet fühlen. Das Einzige, was sie dazu bringt, uns weiterhin anzurufen, Zeit mit uns zu verbringen und sich mit uns herumzuschlagen, ist die Liebe. Und die können wir nicht kontrollieren.

Ein Mensch kann sich jederzeit aus einer Freundschaft entfernen. Je mehr wir jedoch in ein Leben eintreten, das auf Zuneigungen aufbaut, desto mehr lernen wir, der Liebe zu vertrauen. Wir werden die Erfahrung machen, dass die Bande einer wahren Freundschaft nicht leicht zerrissen werden. Und wir lernen, dass wir in einer guten Beziehung Grenzen setzen können, die die Verbindung stärken und sie nicht verletzen.

Frage 2: Wie kann ich in romantischen Freundschaften Grenzen setzen?

Ledige Christen haben große Schwierigkeiten damit, zu lernen in romantischen Freundschaften ehrlich zu sein und Grenzen zu setzen. Die meisten Konflikte drehen sich um die Angst, die Beziehung zu verlieren. Ein Bekannter sagte zu mir: »Es gibt in meinem Leben jemanden, den ich sehr mag, aber ich habe Angst, dass ich ihn, wenn ich nein sage, nie mehr wiedersehen werde.«

Im Bereich der romantischen Liebe gibt es einige ganz spezifische Prinzipien:

1. Romantische Beziehungen sind von Natur aus riskant.

Nicht wenige Ledige haben zu anderen Menschen noch keine guten Bindungen entwickelt oder ihre Grenzen sind nicht respektiert worden. Sie wollen dann die Regeln biblischer Freundschaft durch eine Romanze lernen. Sie hoffen, dass die Sicherheit dieser Beziehung ihnen helfen wird, lieben zu lernen, geliebt zu werden und Grenzen zu ziehen. Sehr oft sind diese Menschen nach ein paar Monaten einer solchen Beziehung schlimmer verletzt als davor. Sie fühlen sich enttäuscht, verschmäht und benutzt. Das ist nicht das Problem einer »romantischen« Freundschaft. Denn eine solche besteht darin, zu üben und zu experimentieren, nicht aber, sich dem anderen grenzenlos und voller Erwartungen an den Hals zu werfen. Und es ist nur eines der Ziele richtig verstandener Freundschaft, irgendwann zu entscheiden, ob man heiraten will oder nicht. Dazu gehört, herauszufinden, zu welcher Art von Mensch wir passen und mit wem wir geistlich und emotional harmonieren. Freundschaft zwischen Ledigen ist eine Übungsstrecke für die Ehe.

Ein Konflikt ist dabei natürlich geradezu vorprogrammiert. Wenn wir eine solche Freundschaft eingehen und die Freiheit haben, jederzeit zu sagen, »Es funktioniert nicht«, können wir sie natürlich auch beenden. Und der andere hat dieselbe Freiheit.

Was heißt das für den, dessen Grenzen aber verletzt worden sind, weil er in die romantische Freundschaft ganz falsche Erwartungen einbringt? Dabei handelt es sich oft um kindliche, unentwickelte Aspekte des jeweiligen Charakters, aber unter den Bedingungen von Erwachsenen. In einer Situation mit wenig Anspruch, aber hohem Risiko sucht eine Frau nach der Sicherheit, der Bindung und der Beständigkeit, die ihre Verletzungen brauchen. Er dagegen vertraut sich in einer romantischen Beziehung dem anderen zu schnell an, weil seine Bedürfnisse so intensiv sind. Und er ist am Boden zerstört, wenn »es nicht läuft«.

Es ist so ähnlich, als ob man einen Dreijährigen an die Front schicken würde. Romantische Beziehungen sind ein Ort, an dem Erwachsene gegenseitig ihre Eignung für die Ehe testen: Es ist aber nicht der richtige Ort für junge verletzte Seelen, Heilung zu finden. Solcherlei Regenerierung kann am besten an nicht-romantischen Orten stattfinden, so wie Selbsthilfe- und andere Therapiegruppen, Gemeindekreisen und Freundschaften innerhalb des eigenen Geschlechts. Wir müssen die Zwecke von romantischen und nichtromantischen Freundschaften voneinander trennen.

Am besten erlernt man die Kunst, Grenzen zu ziehen, in diesen nicht-romantischen Zirkeln, wo Zuneigung und Verpflichtung einen anderen Stellenwert haben. Wenn wir gelernt haben, unsere biblischen Grenzen zu erkennen, zu setzen und zu halten, können wir sie in der Arena der Erwachsenen auch in romantischen Beziehungen anwenden.

2. Es ist notwendig, in romantischen Beziehungen Grenzen zu ziehen

Menschen mit reifen Grenzen stellen sie am Anfang einer Beziehung manchmal zurück, um dem anderen zu gefallen. Aber Ehrlichkeit in einer solchen Beziehung hilft, das Interesse an der Beziehung zu klären. Es hilft beiden zu wissen, wo sie anfangen und wo der Beziehungspartner endet.

Unkenntnis der Grenzen des jeweils anderen ist eines der lautesten Warnsignale, wenn es um die Gesundheit einer Beziehung geht. Wir fragen Paare in der vorehelichen Beratung: »Wo habt ihr Meinungsverschiedenheiten? Wo könnt ihr euch nicht einigen?« Wenn die Antwort kommt: »Es ist so erstaunlich, wir passen so gut zusammen, dass wir so gut wie gar keine Differenzen haben«, geben wir dem Paar Hausaufgaben: »Findet heraus, wo ihr einander angelogen habt«. Wenn die Beziehung überhaupt eine Hoffnung hat, hilft diese Hausaufgabe normalerweise enorm.

Frage 3:
Was ist, wenn meine engsten Freunde aus meiner Familie sind?

Menschen, die Grenzen entwickeln, sagen manchmal: »Aber meine Mutter (Vater, Schwester, Bruder) ist meine beste Freundin«. Sie schätzen sich glücklich, dass in dieser Zeit des Familienzerfalls ihre besten Freunde in ihrer Ursprungsfamilie sind. Sie glauben nicht, dass sie einen engen Freundeskreis außerhalb ihrer Eltern und Geschwister brauchen.

Hier liegt ein Missverständnis in Bezug auf die biblische Funktion von Familie vor. Gott hat die Familie als eine Art Inkubator geplant, in dem wir die Reife, Fähigkeiten und Werkzeuge entwickeln, die wir brauchen. Wenn der Inkubator seine Arbeit getan hat, dann muss der junge Erwachsene dazu ermutigt werden, das Nest zu verlassen und mit der Außenwelt in Verbindung zu treten (1. Mose 2,24). Er muss jetzt eine eigene geistliche und emotionale Familie gründen. Der Erwachsene ist frei, das zu tun, was Gott für ihn vorgesehen hat. Eines der wichtigen Ziele für unser Leben ist, dass wir so nach und nach Gottes Plan übernehmen, seine Liebe in alle Welt zu tragen und alle Menschen zu Jüngern zu machen (Mt 28,19-20). Emotional an die Ursprungsfamilie gebunden zu sein verhindert diesen Lebenszweck. Wir können kaum die Welt verändern, wenn wir alle in derselben

Straße leben. Keiner kann im biblischen Sinne erwachsen werden, ohne ein paar Grenzen zu setzen, vor allem sein Zuhause zu verlassen und sich woanders wiederzufinden. Wir werden sonst niemals erkennen, ob wir unsere eigenen Werte, Glaubensmeinungen und Überzeugungen geformt haben – unsere Identität – oder ob wir nur die Vorstellungen unserer Familie übernommen haben.

Kann Ihre Familie Ihr Freund sein? Selbstverständlich. Aber wenn Sie Ihre Umstände nie hinterfragen, Grenzen gesetzt oder Konflikte mit ihren Familienmitgliedern ausgetragen haben, kann es durchaus sein, dass Sie sich über die Qualität der Beziehung zu Ihrer Familie sehr täuschen. Wenn Sie keine anderen »besten Freunde« haben als Ihre Familie, sollten Sie einen scharfen Blick auf diese Beziehungen werfen. Sie haben möglicherweise Angst vor Trennung und der Entwicklung einer eigenen Persönlichkeit, davor, ein eigenständiger Erwachsener zu werden. Aber wenn Sie Ihr Leben führen wollen, brauchen Sie auch die Fähigkeit, es zu führen.

Frage 4: Wie kann ich bei Freunden, die mich brauchen, Grenzen ziehen?

In einer Therapiestunde sprach ich eines Tages mit einer Frau, die sich extrem isoliert und der jeglicher Überblick über ihre Situation verlorengegangen war. Bei ihren Freunden Grenzen zu ziehen kam ihr unmöglich vor; sie befanden sich ständig in einer Krise. Ich bat sie, mir die Qualität ihrer Beziehungen zu beschreiben. »Oh, ich habe viele Freunde. Ich melde mich zwei Abende in der Woche zur freiwilligen Mitarbeit in unseren Gemeindeprogrammen. Ich halte einmal die Woche eine Bibelstunde. Ich bin in ein paar Gemeindekomitees, und ich singe im Chor.« »Danach habe ich aber gar nicht gefragt, wie Sie Ihre Woche verbringen«, sagte ich, »sondern wie ist die Qualität dieser Beziehungen?«

»Ach, wunderbar! Menschen wird geholfen. Sie wachsen im Glauben, und Ehen, die in Schwierigkeiten sind, werden geheilt.«

»Wissen Sie«, erwiderte ich, »ich habe Sie nach Freundschaften gefragt, und Sie erzählen mir von Diensten. Es ist nicht dasselbe.«

Sie hatte sich nie über den Unterschied Gedanken gemacht. Sie hielt es für Freundschaft, Menschen zu finden, die Hilfe brauchten, und Beziehungen zu ihnen zu pflegen. Sie wusste nicht, für sich selbst Freunde zu machen.

Und das war der Ursprung ihrer Grenzen-Konflikte. Ohne diese »Dienstbeziehungen« wäre diese Frau leer dagestanden. Deswegen konnte sie nicht Nein sagen. Nein zu sagen hätte sie in die Isolation getrieben, was für sie unerträglich scheinen musste. Aber es war trotzdem dahin gekommen; sie suchte Hilfe, weil sie völlig ausgebrannt war.

Wenn die Bibel uns anweist, mit dem Trost zu trösten, mit dem wir getröstet wurden (2Kor 1,4), ist das von Bedeutung. Wir müssen selbst getröstet worden sein, bevor wir trösten können. Das bringt auch mit sich, dass wir bei unseren Diensten Grenzen ziehen müssen, damit wir überhaupt Zeit haben, von unseren Freunden auferbaut zu werden. Wir müssen zwischen den zwei Dingen unterscheiden.

Betrachten Sie Ihre Beziehungen mit viel Gebet, um herauszufinden, ob Sie beginnen müssen, bei manchen Ihrer Freunde Grenzen zu setzen. Sie können vielleicht durch das Setzen von Grenzen verhindern, dass gerade wichtige Freundschaften verkümmern. Und wenn eine romantische Beziehung zur Ehe führt, werden Sie jetzt erst recht darauf angewiesen sein, zu wissen, wie Sie in dieser intimsten aller Beziehungen Grenzen setzen und einhalten können.

9. Grenzen und der Partner

Wenn es irgendeine Beziehung gibt, in der Grenzen schnell durcheinanderkommen, ist es die Ehe: Dort ist vorgesehen, dass Mann und Frau »ein Fleisch« werden (Eph 5,31). Grenzen untermauern Eigenständigkeit. Eines der Ziele in der Ehe ist es, Eigenständigkeit aufzugeben, und anstatt zwei zu bleiben, eins zu werden. Was für ein Potential für Verwirrung, besonders, wenn einer ohnehin keine klaren Grenzen besitzt! Es scheitern mehr Ehen an schlechten Grenzen als aus irgendeinem anderen Grund. In diesem Kapitel wollen wir die Gesetze von Grenzen und die Mythen in Bezug auf die Ehe betrachten.

Gehört das dir, mir oder uns?

Eine Ehe spiegelt auch die Beziehung, die Christus mit seiner Braut, der Gemeinde hat, wider. Es gibt bestimmte Dinge, die nur Christus tun kann, andere, die nur die Gemeinde tun kann, und welche, die beide gemeinsam tun. Nur Christus konnte sterben. Nur die Gemeinde kann ihn in seiner Abwesenheit auf der Erde vertreten und seine Gebote halten. Und zusammen arbeiten sie an vielen Dingen, so wie die Verlorenen zu retten. In der Ehe ist es ähnlich, manches wird von einem Partner getan, manches von dem anderen, und manches tun sie gemeinsam. Wenn die zwei an ihrem Hochzeitstag eins werden, verlieren sie nicht ihre eigenen Persönlichkeiten, denn diese sind ja Voraussetzung für das neue Team.

Jeder trägt zu der Beziehung bei, und jeder hat sein eigenes Leben. Niemanden macht es Probleme zu entscheiden, wer das Kleid anzieht und wer die Krawatte trägt. Es ist etwas schwieriger zu entscheiden, wer die Finanzen regelt und wer den Rasen mäht. Aber diese Aufgaben können entsprechend den Fähigkeiten und Talenten der jeweiligen Partner eingeteilt werden. Grenzen werden dort verwirrend, wo es die Elemente der Persönlichkeit betrifft – etwa die Seele, die jeder Mensch besitzt und mit jemanden teilen kann, wenn er das möchte.

Das Problem besteht darin, dass man sich einander doch soweit öffnet und auf natürliche Weise Besitz voneinander erhält, dass sich eine gewisse Kontrolle der Gefühle, Handlungen, Entscheidungen und Werte des anderen zwangsläufig ergibt. Dies sind aber Bereiche unserer Identität, die jeder selbst kontrollieren muss. Der Versuch, sie bei einem anderen zu kontrollieren, ist eine Verletzung seiner Grenzen und wird am Ende nicht funktionieren. Unsere Beziehung zu Christus – und jede andere erfolgreiche Beziehung – ist auf Freiheit aufgebaut. Hier ein paar der häufigsten Ausgangsbereiche und – Situationen, die typisch für Grenzen-Konflikte von Paaren sind:

Gefühle

Die Fähigkeit eines jeden, die Verantwortung für seine Gefühle zu übernehmen, ist eines der wichtigsten Elemente, die das Vertrauen zueinander fordern. Ich beriet ein Ehepaar mit Problemen, weil der Mann trank. Ich bat die Frau, ihrem Mann zu sagen, wie sie sich fühlte, wenn er trank.

»Ich habe das Gefühl, dass er nicht überlegt, was er da tut. Ich habe das Gefühl ...«

»Nein, jetzt beurteilen Sie sein Trinken. Wie fühlen Sie sich dabei?«

»Ich habe das Gefühl, dass es ihm egal ...« »Nein«, sagte ich, »das ist, was Sie über ihn denken. Was fühlen Sie?«

Sie fing an zu weinen. »Ich fühle mich sehr allein und habe Angst.« Endlich hatte sie geäußert, wie sie sich fühlte.

Da legte ihr Mann seine Hand auf ihren Arm. »Ich habe nie gewusst, dass du Angst hast. Ich würde dich nie ängstigen wollen.« Diese Unterhaltung war in ihrer Beziehung ein echter Wendepunkt. Jahrelang hatte die Frau über die Handlungen ihres Mannes, und wie sie ihn lieber haben wollte, genörgelt. Er reagierte damit, dass er sie verantwortlich machte und seine Handlungsweise rechtfertigte. Trotz stundenlanger Gespräche hatten sie aneinander vorbeigeredet. Keiner der beiden übernahm die Verantwortung, für seine Gefühle und deren Übermittlung geradezustehen. Wir vermitteln nicht unsere Gefühle, indem wir sagen: »Ich habe das Gefühl, dass du ...«

Wir vermitteln unsere Gefühle, indem wir sie aussprechen: »Ich fühle mich einsam oder verletzt oder verängstigt oder ...« Solche eingestandene Verletzbarkeit ist der Anfang von neuem, tiefem

Vertrauen und von Fürsorge. Gefühle sind auch ein Warnsignal, das uns sagt, dass wir etwas tun müssen. Sind Sie zum Beispiel auf jemanden wegen etwas, das er ihnen angetan hat, zornig, ist es Ihre Verantwortung, zu ihm zu gehen und ihm das zu sagen. Wenn Sie denken, dass Ihr Zorn sein Problem ist und dass er etwas tun sollte, um es wiedergutzumachen, werden Sie wahrscheinlich Jahre warten. Und Ihr Zorn wird sich eher noch in Bitterkeit verwandeln. Wenn Sie zornig sind, auch wenn jemand gegen Sie gesündigt hat, liegt es an Ihnen, etwas dagegen zu unternehmen.

Das war eine Lektion, die Susanne lernen musste. Als ihr Mann Jim nicht früh genug von der Arbeit nach Hause kam, damit sie gemeinsam noch den Abend verbringen konnten, wurde Susanne zornig. Anstatt das aber ihrem Mann zu sagen, verhielt sie sich den Rest des Abends sehr still. Jim wurde dadurch immer ärgerlicher, weil er es nicht mochte, ihr den Grund immer aus der Nase ziehen zu müssen. Da er ihr Schmollen hasste, ließ er sie allein. Verletztsein oder Zorn nicht aufzudecken kann eine Beziehung gefährden. Susanne hätte mit Jim darüber sprechen sollen, wie sie sich fühlte, anstatt zu warten, bis er auf sie einredete. Obwohl sie der Meinung war, dass er derjenige gewesen war, der sie verletzt hatte, musste sie für ihren Zorn und ihr Verletztsein selbst die Verantwortung übernehmen.

Jim und Susanne konnten ihr Problem nicht einfach dadurch lösen, dass sie ihren Zorn ausdrückte. Sie musste noch einen Schritt weitergehen. Sie musste ihre Wünsche in diesem Konflikt klären.

Wünsche

Wünsche sind ein zweites Element der Persönlichkeit, für das jeder Partner selbst die Verantwortung übernehmen muss. Susanne war zornig, weil sie wollte, dass Jim zu Hause bei ihr war. Sie gab ihm die Schuld dafür, dass er zu spät kam. Als sie zur Beratung kamen, ging unsere Unterhaltung etwa so: »Susanne, sagen Sie mir, warum Sie auf Jim wütend werden«, fragte ich.

»Weil er immer zu spät kommt«, erwiderte sie.

»Das kann nicht der Grund sein«, meinte ich, »Menschen machen andere Menschen nicht zornig. Ihr Zorn muss von etwas in Ihnen selbst herrühren.«

»Was meinen Sie? Er ist derjenige, der zu spät nach Hause kommt.« – »Was wäre, wenn Sie Pläne hätten, an dem Abend mit Ihren Freundinnen auszugehen? Wären Sie dann immer noch wütend?«

»Nein, das wäre etwas anderes.« – »Was ist daran anders? Sie sagten, dass Sie wütend werden, weil er es ist, der zu spät kommt. Er würde immer noch zu spät kommen, aber jetzt wären Sie nicht mehr zornig.« »In der Situation würde er ja nichts tun, um mich zu verletzen.«

»Das stimmt nicht ganz«, erklärte ich »Der Unterschied besteht darin, dass Sie gerade haben wollten, was er nicht geben will. Ihr enttäuschter Wunsch ist es, der Sie zornig macht, nicht sein Zuspätkommen. Das Problem liegt darin, wer für den Wunsch verantwortlich ist. Es ist Ihr Wunsch, nicht seiner. Sie sind dafür verantwortlich, ihn erfüllt zu bekommen. Das ist eine Regel des Lebens. Wir bekommen nicht alles, was wir wollen, und wir müssen eigentlich alle über unsere eigenen Enttäuschungen trauern, anstatt andere dafür verantwortlich zu machen.«

»Was ist mit ein bisschen Respekt? Im Büro zu bleiben ist egoistisch«, sagte sie. »Er möchte manche Abende arbeiten, und Sie möchten ihn zu Hause haben. Ihr wollt beide etwas für Euch selbst. Wir könnten sagen, dass Sie genauso egoistisch sind wie er. Die Wahrheit ist, dass keiner von Euch beiden egoistisch ist. Ihr habt einfach widersprüchliche Ansprüche. Darum geht es in der Ehe – Wünsche, die einander widersprechen, durchzuarbeiten.«

In dieser Situation gab es keinen »Bösen« – Jim und Susanne hatten beide Bedürfnisse. Jim musste länger arbeiten, und Susanne brauchte ihn zu Hause. Probleme entstehen da, wo wir einen anderen für unsere Bedürfnisse und Wünsche verantwortlich machen und wenn wir ihm die Schuld für unsere Enttäuschungen zuweisen.

Grenzen bei dem, was ich geben kann

Wir sind Geschöpfe, die beileibe nicht perfekt sind und die stets so geben müssen, wie wir uns »es in unseren Herzen vorgenommen haben« (2Kor 9,7). Und es gilt, rechtzeitig zu erkennen, wann wir mit unserem Geben an der Liebe vorbei zum Groll gelangt sind. Probleme entstehen, wenn wir einem anderen für unseren eigenen Mangel an Grenzen die Schuld geben. Oft schenken Partner mehr, als sie wirklich wollen, und grollen dann einander, weil der andere sie nicht daran gehindert hat, zuviel zu geben.

Bob hatte dieses Problem. Seine Frau Nancy wollte das perfekte Heim haben, einschließlich selbstgebauter Terrasse, Gartengestaltung und Inneneinrichtung. Sie hatte immer neue Einfälle, die er am Haus verwirklichen sollte. Er fing langsam an, ihre Projekte zu hassen.

Als er zu mir kam, fragte ich ihn, warum er zornig sei.

»Weil sie so viel will. Ich kann keine Zeit für mich finden.« »Was meinen Sie mit ›kann keine Zeit finden‹? Sollten Sie nicht eher sagen, ›will nicht‹?«

»Nein, ich kann nicht. Sie wäre zornig, wenn ich die Arbeit nicht tun würde.« – »Das ist ihr Problem; es ist ihr Zorn.«

»Ja, aber ich muss ihn mir anhören.«

»Nein, das müssen Sie nicht«, sagte ich. »Sie entscheiden sich, alle diese Dinge für sie zu tun, und Sie entscheiden sich, ihre Tiraden anzuhören. Die Zeit, die Sie damit verbringen, etwas für sie zu tun, ist ein Geschenk von Ihnen; wenn Sie es nicht geben möchten, müssen Sie das nicht tun. Hören Sie also auf, sie für all das verantwortlich zu machen.«

Das gefiel Bob nicht. Er wollte, dass sie aufhörte zu wollen, anstatt dass er angefangen hätte, nein zu sagen.

»Wieviel Zeit möchten Sie ihr wöchentlich für Verbesserungen am Haus schenken?« fragte ich ihn. Er überlegte einen Moment lang: »Etwa vier Stunden. Ich könnte Dinge für sie tun und immer noch etwas Zeit für ein Hobby haben.«

»Dann sagen Sie ihr, dass Sie sich über Ihre Zeit Gedanken gemacht haben und dass Sie ihr mit all den anderen Dingen, die Sie für die Familie in der Woche tun, vier Stunden geben können. Sie kann frei entscheiden, wie sie die vier Stunden einteilen will.« »Was ist, wenn sie sagt, dass vier Stunden nicht genug sind?«

»Erklären Sie ihr, dass Sie verstehen, dass das wahrscheinlich nicht genug Zeit ist, alle Dinge, die sie sich wünscht, erledigt zu bekommen, aber das sind ihre Wünsche, nicht Ihre. Sie ist für ihre eigenen Wünsche verantwortlich, und sie hat die Freiheit, selbst zu überlegen, wie sie sie erfüllt bekommt. Sie könnte etwas extra Geld verdienen und jemanden engagieren. Sie könnte lernen, selbst handwerklich geschickt zu werden. Sie könnte einen Freund bitten zu helfen, oder sie könnte sich weniger wünschen. Es ist wichtig, dass sie lernt, dass Sie die Verantwortung für ihre Wünsche nicht mehr automatisch übernehmen werden. Sie bestimmen, wieviel Sie geben wollen, und sie ist für den Rest verantwortlich.«

Bob erkannte die Logik von meinem Vorschlag und nahm sich vor, mit Nancy zu reden. Es war zuerst nicht sehr schön. Keiner hatte jemals zuvor zu Nancy nein gesagt, und sie akzeptierte es nicht gut. Aber im Lauf der Zeit übernahm Bob Verantwortung für seine Grenzen, anstatt sich zu wünschen, dass Nancy nicht so viele Wünsche hätte, und seine Grenzen zeigten Wirkung. Sie lernte etwas, das sie niemals zuvor gelernt hatte: Die Welt existierte nicht nur für sie. Andere Menschen sind nicht der verlängerte Arm ihrer Wünsche und Begierden. Andere Menschen haben eigene Wünsche und Bedürfnisse, und wir müssen eine faire und liebende Beziehung aushandeln und unsere jeweiligen Grenzen respektieren. Der Schlüssel ist, dass der andere nicht für unsere Grenzen verantwortlich ist; wir sind es. Nur wir können wissen, was wir geben können und wollen, und nur wir können dafür verantwortlich sein, diese Grenze zu ziehen. Wenn wir sie nicht ziehen, fangen wir schnell an zu grollen.

Grenzen in der Ehe nützen

In Kapitel 5 sprachen wir über Grenzen als Mittel für jede Lebenssituation. Lasst uns hier ein paar von diesen Regeln für schwierige Ehesituationen anwenden.

Das Gesetz vom Säen und Ernten

Es kommt oft vor, dass ein Partner außer Kontrolle geraten ist und die Konsequenzen dieses Verhaltens nicht zu spüren bekommt. Der Mann brüllt seine Frau an, und sie versucht, liebevoller zu sein. Auf diese Weise produziert das Böse (das Brüllen) für ihn Gutes (mehr Liebe). Oder eine Frau gibt zu viel aus, und ihr Mann begleicht dennoch die Rechnungen. Er nimmt einen zweiten Job an, nur um für genug finanziellen Nachschub zu sorgen.

Um diese Probleme zu lösen, braucht man natürliche Konsequenzen. Eine Frau muss ihrem kritischen Mann sagen, dass sie, sollte er sie weiterhin so beschimpfen, in ein anderes Zimmer geht, bis er die Sache rational besprechen kann. Oder sie könnte etwas Ähnliches sagen wie: »Über diese Sache werde ich nicht mehr alleine mit dir sprechen. Ich werde es nur in der Gegenwart eines Seelsorgers tun.« Oder »Wenn du wieder anfängst, mich anzubrüllen, werde ich zu Jane gehen und bei ihr die Nacht verbringen.« Der Mann mit der verschwenderischen Frau sollte die Kreditkarten stornieren oder ihr sagen, dass sie einen zweiten Job nehmen soll, um die Rechnungen zu bezahlen. Diese Partner müssen alle ihren außer Kontrolle geratenen Partnern erlauben, die Konsequenzen ihres Verhaltens zu tragen.

Ein Freund von mir entschied sich, seine Frau die Konsequenzen für ihre chronische Verspätung tragen zu lassen. Er hatte über das ewige Zuspätkommen genörgelt und geschimpft, doch es hatte nie etwas genutzt. Schließlich kam er zu dem Schluss, dass er sie nicht verändern könne; er konnte nur seine Reaktion auf sie verändern. Er war es leid, die Konsequenzen ihrer Handlungen zu tragen, und gab sie ihr zurück.

Eines Abends hatten sie Pläne, zu einen Bankett zu gehen, und er wollte nicht zu spät kommen. Er sagte ihr im Voraus, dass sie um 18 Uhr fertig sein sollte, sonst würde er ohne sie fahren. Sie verspätete sich und er ging. Als er an dem Abend nach Hause kam, empörte sie sich: »Wie konntest du ohne mich gehen!« Er ließ sie wissen, dass es ihre Verspätung war, die ihr die Teilnahme am Bankett verhindert hatte, dass er traurig gewesen war, ohne sie teilnehmen zu müssen, aber er das Essen nicht verpassen wollte. Nach ein paar ähnlichen Vorkommnissen begriff sie, dass ihre Verspätung sie und nicht ihn treffen würde, und änderte sich. Diese Handlungen sind nicht manipulativ, wie es der betroffene Partner einem vielleicht gerne vorhalten würde. Das sind Beispiele dafür, wie jemand bestimmen kann, wie er behandelt wird, indem er seine Selbstkontrolle ausübt. Die natürlichen Konsequenzen fallen auf die Schultern der verantwortlichen Partei zurück.

Das Gesetz der Verantwortlichkeit

Wir haben früher darüber gesprochen, dass wir Verantwortung für uns übernehmen und Verantwortung gegenüber anderen haben. Die oben genannten Beispiele zeigen das. Menschen, die Grenzen ziehen, zeigen Selbstbeherrschung und Verantwortung für sich. Sie zeigen Verantwortung ihrem Partner gegenüber, indem sie ihn oder sie konfrontieren. Grenzen zu ziehen ist in der Ehe eine liebevolle Handlung; durch das Binden und Eingrenzen von Ungutem schützen sie das Gute.

Die Verantwortung für den Zorn, die Schmollerei und die Enttäuschungen eines anderen zu übernehmen, indem man den Forderungen oder dem beherrschenden Verhalten eines Menschen nachgibt, mindert die Liebe in einer Ehe. Anstatt die Verantwortung für die Menschen, die wir lieben, zu übernehmen oder sie zu retten, müssen wir ihnen gegenüber Verantwortung zeigen, indem wir ungute Entwicklungen ausgrenzen und ihren Lauf von uns weisen, sobald wir es bemerken. Das erst ist wahre Liebe für unseren Partner und die Ehe. Das verantwortungsvollste Verhalten ist meistens auch das schwerste.

Das Gesetz der Macht

Wir haben gesehen, dass wir grundsätzlich unfähig sind, einen anderen Menschen zu verändern. Ein nörgelnder Ehepartner trägt eigentlich zu dem Problem eher noch bei, anstatt es zu lösen. Jemanden so zu respektieren, wie er ist, seine Entscheidung, so zu sein, zu respektieren und ihm in angemessener Konsequenz zu begegnen, ist der bessere Weg. Wenn wir dies tun, nutzen wir die Macht, die wir haben, und wir hören mit dem Versuch auf, die Macht auszuüben, die ja doch keiner wirklich hat. Vergleichen Sie die folgenden Reaktionen; das eine Beispiel spricht quasi »ungefiltert«, das folgende unter Einhaltung von Grenzen.

Ohne Grenzen:

1. »Hör auf, mich anzubrüllen. Du musst netter zu mir sein.«
2. »Du musst mit dem Trinken aufhören. Du ruinierst unsere Familie. Bitte hör auf mich.«
3. »Du musst ja pervers sein, dir diese Pornohefte anzuschauen. Das ist erniedrigend. Wie krank bist du eigentlich?«

Mit Grenzen-Haltung klingt das etwa so:

1. »Wenn du meinst, dass du das willst, kannst du ruhig weiterbrüllen. Ich aber werde mich nicht in deiner Nähe aufhalten, wenn du dich so benimmst.«
2. »Wenn du mit deinem Alkoholproblem nicht umgehen willst, ist das deine Entscheidung. Du machst unser Leben kaputt. Ich werde aber nicht zulassen, dass die Kinder und ich weiterhin diesem Chaos ausgesetzt sind. Das nächste Mal, wenn du betrunken bist, werde ich mit den Kindern zu den Schmidts zum Übernachten gehen, und wir werden

ihnen sagen, warum wir da sind. Deine Trinkerei ist deine Sache. Womit ich leben werde, ist meine.«

3. »Ich möchte dich nicht im sexuellen Bereich mit nackten Frauen, wie in deinen Heften da, teilen. Ich will mit dir nur dann intim sein, wenn du auch an mir interessiert bist. Entscheide dich bitte.«

Dies sind alles nur Beispiele dafür, dass man die Entscheidungsgewalt übernimmt, wo es einem möglich ist – bei sich selber –, und mit dem Versuch, einen anderen zu kontrollieren oder über ihn Macht auszuüben, aufhört.

Das Gesetz der Einschätzung

Wenn Sie Ihren Ehepartner mit seinem eigenen Verhalten konfrontieren und beginnen, Grenzen zu setzen, kann es sein, dass Ihr Partner verletzt reagiert. Denken Sie also daran, dass Liebe und Grenzen zusammengehören. Seien Sie der Person gegenüber, bei der Sie Grenzen setzen und die deswegen leidet, in Liebe verantwortlich. Erspüren Sie, wieviel Sie dem anderen zumuten können. Ihr Partner muss sich erst darauf einstellen, dass etwas anders werden soll. Erfahrene Ehepartner werden Grenzen akzeptieren und verantwortungsvoll darauf eingehen. Ehepartner, die kontrollierend und egoistisch sind, werden zornig reagieren.

Denken Sie daran, dass eine Grenze sich immer auf Sie selbst bezieht und nicht auf den anderen. Sie fordern nicht, dass Ihr Partner etwas tun soll – noch nicht einmal, Ihre Grenzen respektieren. Sie setzen Grenzen, um zu zeigen, was Sie tun oder lassen werden. Nur diese Art von Grenze ist durchsetzbar, denn allein über Sie selbst haben Sie die Kontrolle. Verwechseln Sie Grenzen nicht mit einer neuen Methode, Ihren Partner zu manipulieren und unter Kontrolle zu halten. Grenzen sind etwas ganz anderes als Kontrolle. Sie sind der Verzicht auf Kontrolle und der Beginn der Liebe. Sie geben den Versuch, Ihren Partner zu manipulieren, auf und erlauben ihm mit Ihrem Verhalten, die Verantwortung für sein eigenes Verhalten zu übernehmen.

Das Gesetz der Offenheit

Von allen Beziehungen ist es in der Ehe am wichtigsten, die Grenzen offenzulegen. Passive Grenzen, sowie Rückzug, Dreiecksbildung,

Schmollen, Affären und passiv/aggressives Verhalten, sind sehr destruktiv in einer Beziehung. Ebenso führt passives Verhalten – dem anderen zu zeigen, dass er einen nicht kontrollieren kann – niemals zu Intimität. Solche Grenzen zeigen dem anderen auch nie, wer man wirklich ist; sie entfremden nur. Grenzen müssen zuerst mit Worten und danach dadurch, dass man sie auch tut, mitgeteilt werden. Sie müssen klar und ohne irgendeine Rechtfertigung vorgebracht werden. Wir haben für Grenzenbildung als Stichworte schon folgende vorgestellt: die Haut, Worte, Wahrheit, Zeit, emotionale und räumliche Distanz, andere Menschen, Konsequenzen. Alle diese Grenzen müssen zu verschiedenen Zeiten in einer Ehe respektiert und offengelegt werden:

Haut.

Jeder Partner muss die körperlichen Grenzen des anderen respektieren. Verletzungen von körperlichen Grenzen können alles umfassen, sowohl wenn einer seine Zuneigung mit Gewalt zeigt, als auch hin bis zur körperlichen Misshandlung. Die Bibel sagt zwar, dass Mann und Frau über den Körper des anderen verfügen (1Kor 7,4-6); aber das ist eine gegenseitig, aus freiem Willen geschenkte Verfügbarkeit. Man sollte sich immer an Jesu Prinzip erinnern: »Behandle andere so, wie du behandelt werden möchtest.«

Worte.

Worte sollten klar und in Liebe geäußert werden. Man muss den Partner direkt konfrontieren und Nein sagen – und auf keinen Fall passiven Widerstand benutzen. Auch sollte man nicht schmollen und sich nicht einer richtigen Kommunikation mit dem Partner entziehen, stattdessen kann man es einfach so sagen: »Damit fühle ich mich nicht wohl. – Ich möchte das nicht. – Ich will nicht.«

Wahrheit.

Paulus sagt, dass wir »die Lüge ablegen und die Wahrheit reden sollen« (Eph 4,25). Ehrliche Kommunikation ist immer das Beste. Das beinhaltet auch, dem anderen zu sagen, wenn er eines von Gottes Prinzipien verletzt. Wir müssen auch zu der Wahrheit über unsere eigenen Gefühle und Verletzungen stehen und diese Gefühle unserem Partner offen und liebevoll mitteilen.

Zeit

Jeder Partner braucht Zeit für sich – einmal wegschauen von der ständigen Nähe der Beziehung. Nicht nur um Grenzen zu ziehen, wie wir oben schon gesagt haben, sondern zur Selbsterfüllung. Die Frau in Sprüche 31 hat ein eigenes Leben; sie beschäftigt sich mit vielen

Dingen. Dasselbe trifft auch auf ihren Mann zu. Sie haben Zeit für sich, um Dinge zu tun, die ihnen Spaß machen, und um mit ihren eigenen Freunden zusammenzusein.

Viele Paare haben mit diesem Aspekt der Ehe Schwierigkeiten, Sie fühlen sich sofort allein gelassen, wenn ihre Partner Zeit für sich haben wollen. Tatsächlich brauchen Partner aber auch Zeiten, in denen sie einmal voneinander getrennt sind, sodass sie ihr Bedürfnis erkennen, wieder zusammen sein zu wollen. Partner in gesunden Beziehungen sind froh über den Freiraum des anderen und bejahen ihre Freiräume (solange sie nicht auf Kosten anderer geschehen).

Emotionale Distanz.

In einer Ehe mit Schwierigkeiten, weil ein Partner etwa eine Affäre hatte, kann es sein, dass man emotionale Distanz braucht. Es ist weise, mit dem »Wieder-Vertrauen« etwas zu warten. Man muss sehen können, ob der Partner wirklich bereut, und der Partner muss sehen, dass sein Verhalten einen Preis hat. Der Partner kann dies als Strafe interpretieren, aber es ist nun mal so, dass wir einen Menschen an seinen Früchten beziehungsweise an seinem Verhalten erkennen können, nicht nur nach seinen Worten.

Außerdem brauchen Verletzungen Zeit, um zu heilen. Es ist unmöglich, schnell in eine Vertrauenshaltung zurückzukehren, wenn man zuviel unverarbeiteten Schmerz mit herumträgt. Der Schmerz muss aufgedeckt und ausgesprochen werden. Wenn man leidet, muss man sich dem Leid stellen.

Räumliche Distanz.

Wenn ein Ehepartner Zeit für sich braucht, so soll er es dem Partner sagen. Manchmal braucht man Raum, um »aufzutanken«, zu anderen Zeiten braucht man Abstand, um Grenzen zu ziehen. In beiden Fällen sollte der Partner nicht raten müssen, warum der andere eine Zeit lang nicht bei ihm sein will. Man sollte es deutlich sagen, sodass der Partner nicht das Gefühl hat, dass er bestraft werden soll, sondern weiß, dass er nur die Konsequenzen seines außer Kontrolle geratenen Verhaltens trägt.

Andere Menschen.

Manche Partner brauchen helfende Freunde, um Grenzen zu setzen. Wenn sie noch nie für sich selbst eingestanden sind, brauchen sie Hilfe von Gemeinde und Freunden, um das zu lernen. Ist man zu schwach, um Grenzen zu setzen und durchzuhalten, kann man sich Hilfe von Menschen außerhalb der Ehe holen. Jedoch kommt keine Hilfe infrage, wenn etwa das andere Geschlecht so weit darin verwickelt wäre, dass es zu einer Affäre führen könnte. Es soll nur die Hilfe von anderen Menschen angenommen werden, die zum einen selber in Beziehungen stehen und die bekannt dafür sind, gute Grenzen zu haben, zum Beispiel eine Selbsthilfegruppe oder ein Seelsorger.

Konsequenzen.

Die angekündigten Konsequenzen müssen eintreten. Die Konsequenzen im Voraus ankündigen – und sie auch durchzusetzen – gibt dem Partner eine Wahl, ob er oder sie die Folgen riskieren möchte oder nicht. Weil Menschen eben letztlich die Kontrolle über ihr eigenes Verhalten haben, wollen sie in der Regel auch alle für sie negative Konsequenzen – egal woher und warum – vermeiden.

Aber das klingt nicht nach Unterordnung

Immer wenn wir mit einer Ehefrau über das Setzen von Grenzen sprechen, taucht die Frage nach biblischer Unterordnung auf. Das Folgende ist keine erschöpfende Ausarbeitung zu diesem Thema, aber trotzdem gibt es ein paar allgemeine Punkte, die zu beachten sind. Einmal sollen sowohl der Mann als auch die Frau sich »einander« unterordnen, nicht nur die Frau. »Ordnet euch einander unter in der Furcht Christi« (Eph 5,21). Unterordnung ist immer die freie Entscheidung einer Partei für die andere. Frauen entscheiden sich, sich ihren Männern unterzuordnen, und Männer entscheiden sich, sich ihren Frauen unterzuordnen.

Christi Beziehung zu der Gemeinde ist ein Bild dafür, wie Männer und Frauen miteinander umgehen dürfen: »Aber wie nun die Gemeinde sich Christus unterordnet, so sollen sich auch die Frauen ihren Männer unterordnen in allen Dingen. Ihr Männer, liebt eure Frauen auch wie Christus die Gemeinde geliebt hat und hat sich selbst für sie dahingegeben, um sie zu heiligen. Er hat sie gereinigt durch das Wasserbad im Wort, damit er sie vor sich stelle als eine Gemeinde, die herrlich sei und keinen Flecken oder Runzel oder etwas dergleichen habe, sondern die heilig und untadelig sei« (Eph 5,24,27).

In punkto Unterordnung sollte als Erstes die Frage gestellt werden: Wie sieht die eheliche Beziehung aus? Ist die Beziehung des Mannes zu seiner Frau ähnlich der von Christus zu seiner Gemeinde? Hat sie Entscheidungsfreiheit oder ist sie »ein Sklave unter dem Gesetz«? Viele eheliche Probleme ergeben sich, wenn ein Mann versucht, seine Frau »unter dem Gesetz« zu halten, und sie wegen seiner Haltung natürlich genau all jene Reaktionen empfindet, die aus Gesetzlichkeit entstehen: Zorn, Schuld, Unsicherheit und Entfremdung. Aber schuld wäre daran in diesem Fall der Mann, nicht die Frau.

Freiheit ist das eine; Gnade die zweite Überlegung. Ist die Beziehung des Mannes zu seiner Frau voller Gnade und Liebe, wie sie Gott gibt? Ist sie »ohne Verurteilung«, wie die Gemeinde oder »reinigt« der Mann sie nicht von aller Schuld? Wer auch immer sich mit Epheser 5 rechtfertigen will, macht Frauen zu Sklaven und verurteilt sie dafür, dass sie sich nicht unterordnen. In diesen Situationen kommt es oft vor, dass der Mann versucht, die Frau zu etwas zu zwingen, das entweder schädlich ist oder ihren freien Willen wegnimmt. Beide Verhaltensweisen schaden nur ihm selber.

»So sollen auch die Männer ihre Frauen lieben wie ihren eigenen Leib. Wer seine Frau liebt, der liebt sich selbst. Denn niemand hat je sein eigenes Fleisch gehasst, sondern er nährt und pflegt es, wie auch Christus die Gemeinde« (Eph 5,28-29). So gesehen, ist die Vorstellung von sklavischer Unterordnung nicht zu halten. Christus nimmt uns nie unseren freien Willen oder bittet uns, etwas Schädliches zu tun. Er zwingt uns nie zu mehr, als wir auch vermögen. Er benutzt uns nie wie irgendwelche Objekte. Christus gab sich für uns hin. Er sorgte für uns, als ob wir sein eigener Körper wären.

Wir haben noch nie ein Problem mit Unterordnung gesehen, dessen Ursprung nicht bei einem kontrollierenden Ehemann lag. Wenn die Frau beginnt, klare Grenzen zu setzen, wird der Mangel des kontrollierenden Ehemannes an christlichem Erfülltsein deutlich, weil die Frau ihm nicht länger ermöglicht, sich unreif zu verhalten. Sie konfrontiert ihn mit der Wahrheit und zieht biblische Grenzen gegen schädliches Verhalten. Sehr oft beginnt der Mann erwachsen zu werden, wenn die Frau nicht länger sein falsch verstandenes Hauptsein zudeckt.

Eine Frage des Gleichgewichts

»Ich kann ihn nie dazu bewegen, mit mir Zeit zu verbringen. Er will immer nur mit seinen Freunden zu Sportveranstaltungen gehen. Nie möchte er mich sehen«, beschwerte sich Marianne. »Was sagen Sie dazu?« fragte ich ihren Mann,

»Das stimmt überhaupt nicht«, erwiderte Paul. »Es kommt mir so vor, als ob wir nur noch zusammen sind. Sie ruft mich zwei-, dreimal am Tag auf der Arbeit an. Sie erwartet mich an der Tür, wenn ich nach Hause komme, und will reden. Sie hat unsere Abende und Wochenenden alle verplant. Es macht mich verrückt. Deswegen versuche ich, mal wegzukommen und ein bisschen Golf zu spielen oder zu einem Spiel zu gehen. Ich habe das Gefühl, dass ich ersticke.«

»Wie oft versuchen Sie wegzukommen?«

»Sooft ich kann. Etwa zwei Abende die Woche und einen Nachmittag am Wochenende.«

»Was tun Sie zu diesen Zeiten?« fragte ich Marianne.

»Ich warte darauf, dass er nach Hause kommt. Ich vermisse ihn sehr.«

»Haben Sie nichts, was Sie gerne für sich selbst machen?«

»Nein. Meine Familie ist mein Leben. Ich lebe nur für sie. Ich hasse es, wenn sie weg sind und wir keine Zeit zusammen haben.« »Es ist ja nicht so, dass Ihr keine Zeit zusammen habt«, sagte ich. »Aber es stimmt, dass Ihr nicht die ganze Zeit zusammen verbringt. Und wenn das passiert, scheint Paul erleichtert und Sie unglücklich zu sein. Können Sie diese Diskrepanz erklären?« »Was meinen Sie mit Diskrepanz?« fragte sie.

Jede Ehe besteht aus zwei Bestandteilen: Zusammensein und Getrenntsein. In guten Ehen tragen die Partner beides zu gleichen Teilen. Sagen wir mal, es gibt 100 Punkte des Getrenntseins und 100 Punkte des Zusammenseins. In einer guten Beziehung drückt ein Partner 50 Punkte des Getrenntseins und 50 Punkte des Zusammenseins aus, und der andere tut das gleiche. Beide unternehmen Dinge alleine, und das schafft gegenseitiges Verlangen nach dem anderen, und das Zusammensein schafft ein Bedürfnis nach Getrenntsein. Aber in Eurer Beziehung habt ihr die 200 Punkte anders verteilt. Sie drücken die ganzen 100 Punkte des Zusammenseins aus und er alle 100 Punkte des Getrenntseins.

»Wenn Sie möchten, dass er sich zu Ihnen hin bewegt«, sagte ich, »müssen Sie sich von ihm entfernen und etwas Raum für Verlangen schaffen. Ich glaube nicht, dass Paul jemals die Chance erhält, Sie zu vermissen. Sie gehen ihm immer nach, und er wendet sich ab, um Raum zu schaffen. Wenn Sie etwas Raum schaffen könnten, würde er Raum haben, um sich nach Ihnen zu sehnen, und dann würde er Ihnen nachgehen!« »Genauso ist es«, unterbrach mich Paul. »Schatz, weißt du noch, wie es war, als du dein Diplom gemacht hast und so oft weg sein musstest? Ich wollte nichts sehnlicher als dich sehen. Jetzt habe ich gar keine Chance, dich zu vermissen. Du bist immer da.« Marianne war mit meiner Schlussfolgerung nicht so ganz einverstanden, aber sie wollte gerne mit Paul Wege finden, ein Gleichgewicht in ihre Ehe zu bringen.

Gleichgewicht ist etwas, das Gott in jedes System hineingelegt hat. Jedes System versucht irgendwie ein Gleichgewicht zu finden. Und in einer Ehe müssen viele Dimensionen ausbalanciert werden: Macht, Stärke, Zusammensein, Sexualität und so weiter. Probleme entstehen, wenn ein Partner immer Macht ausübt und der andere machtlos ist; ein Partner immer stark und der andere schwach ist; ein Partner immer Zusammensein und der andere Zeiten des Für-sich-Seins haben will; ein Partner immer Lust auf sexuellen Umgang hat und der andere weniger. Ein Paar wird immer eine Balance finden, aber es wird nicht immer ein Gleichgewicht sein. Grenzen helfen, ein Gleichgewicht herzustellen. Sie helfen Paaren, sich gegenseitig zur Verantwortung zu ziehen und die behaupteten Positionen einmal ein wenig zu tauschen. Wenn jemand keine Grenzen hat und anfängt, die Arbeit des anderen für ihn zu tun, etwa für sämtliche gemeinsame Zeiten in der Beziehung zu sorgen, ist diese Person auf dem Weg in die Mitabhängigkeit oder Schlimmeres. Der andere Partner wird in die andere Richtung ziehen, um ein Gleichgewicht wiederherzustellen. Grenzen zwingen die Partner mittels Konsequenzen dazu, sich gegenseitig zur Verantwortung zu ziehen und das Gleichgewicht auf beide verteilt zu halten.

Der Schreiber des Buches Prediger sagt: »Ein jegliches hat seine Zeit, und alles Vorhaben unter dem Himmel hat seine Stunde« (3,1). Im Leben und in Beziehungen gibt es Pole und Ecksteine. Wenn Sie sich in einer Beziehung wiederfinden, die aus dem Gleichgewicht geraten ist, kann es sein, dass Ihnen Grenzen fehlen. Grenzen zu setzen kann das Ungleichgewicht korrigieren. Wenn Paul zum Beispiel bei Mariannes Forderungen an seine Zeiteinteilung Grenzen setzt, zwingt er sie dazu, selbständiger zu werden.

Die Lösung

Es ist leichter, die Probleme zu erkennen, als die oftmals schweren Entscheidungen hierzu zu treffen. Zumal wir Risiken und Veränderungen naturgemäß eher meiden. Im Folgenden wieder ein paar Schritte für Veränderungen in einer Ehe:

1. Welches Symptom ist vorhanden?

Als erstes müssen Sie das Problem erkennen und auch motiviert sein, etwas zu unternehmen, um es zu lösen. Sie werden das Problem nicht lösen, indem Sie sich die Lösung nur wünschen. Sie müssen zu dem Problem stehen, sei es die Sexualität betreffend, Disziplin der Kinder, Mangel an Zusammensein oder unfaires Ausgeben von Geld.

2. Das Grenzenproblem in seiner Eigenart feststellen.

Der nächste Schritt nach dem Erkennen des Symptoms ist das Erkennen des eigentlichen Grenzenproblems. Zum Beispiel kann das Symptom darin bestehen, dass der eine keinen Sex haben möchte; das Grenzenproblem kann aber sein, dass dieser Partner in anderen Bereichen der Beziehung nicht oft genug nein sagt, sodass dieses der einzige Bereich bleibt, in dem er etwas Macht hat. Oder er mag der Meinung sein, dass er im sexuellen Bereich nicht genügend Kontrolle hat. Vielleicht fühlt er sich machtlos oder hat das Gefühl, dass seine Entscheidungen nicht respektiert werden.

3. Die Ursachen für das Problem finden.

Das ist wahrscheinlich nicht die erste Beziehung, in der dieses eine Grenzenproblem aufgetaucht ist. Sie haben womöglich schon in Ihrer Ursprungsfamilie gelernt, so mit einer Beziehung umzugehen. Bestimmte Ängste, die in der alten Beziehung vorhanden waren, beeinflussen Sie noch. Diese ursprünglichen Gründe sind zu erkennen: Es kann sein, dass Sie aufhören müssen, Ihren Partner mit Ihren Eltern zu verwechseln. In keiner anderen Beziehung werden Eltern-Kind-Konflikte so oft wiederholt wie in der Ehe.

4. Das Gute hereinlassen.

Dieser Schritt beinhaltet den Aufbau eines »Hilfesystems«. Denken Sie daran: Grenzen werden nicht in einem Vakuum gesetzt. Wir brauchen Bindungen und Bestärkung, bevor wir Grenzen bauen; die

Angst vor dem Verlassenwerden hält sowieso viele Menschen davon ab, neue Grenzen zu setzen.

Aus diesem Grunde ist es wichtig, dass Sie eine Art Netzwerk aufbauen, das Sie beim Grenzen-Bau in Ihrer Ehe ermutigt. Das kann eine Selbsthilfegruppe für Mitabhängige sein, sofern Sie eine finden, die Anonymen Alkoholiker, ein Therapeut, ein Eheberater oder ein geeigneter Pastor. Setzen Sie Ihre Grenzen nicht alleine. Sie haben bis jetzt aus Angst keine Grenzen gesetzt; Sie werden es nur mit Unterstützung schaffen können. »Einer mag überwältigt werden, aber zwei können widerstehen und eine dreifache Schnur reißt nicht leicht entzwei« (Pred 4,12). Grenzen sind wie Muskeln. Sie müssen in einem Sicherheit bietenden Zusammenhang aufgebaut werden und wachsen. Wenn Sie versuchen, zu schnell ein zu großes Gewicht zu heben, kommt es zu Muskelzerrungen oder gar zu einem Muskelriss. Holen Sie also Hilfe.

5. Üben.

Üben Sie mit Ihren neuen Grenzen in funktionierenden Beziehungen, in denen die anderen Sie bereits voll annehmen. Sagen Sie einer guten Freundin nein, wenn Sie sie nicht zum Mittagessen treffen können, oder lassen Sie sie wissen, dass Sie eine andere Meinung haben als sie, oder schenken Sie ihr etwas, ohne etwas zurückzuerwarten. Während Sie in zuverlässigen Beziehungen üben, Grenzen zu ziehen, wird Ihre Fähigkeit, in Ihrer Ehe Grenzen zu ziehen, wachsen.

6. Zum Bösen Nein sagen.

Begrenzen Sie böse Situationen in Ihrer Ehe. Leisten Sie bei Misshandlung sinnvoll Widerstand: Sagen Sie nein zu unangemessenen Forderungen. Denken Sie an das Gleichnis von den Talenten. Es gibt kein Wachstum ohne eine gewisse Risikobereitschaft und ohne Widerstandswillen gegen die eigene Furcht. Erfolgreich zu sein ist nicht so wichtig, wie diesen Schritt zu wagen und endlich einmal etwas zu versuchen.

7. Vergeben.

Nicht zu vergeben heißt, keine Grenzen zu haben. Menschen, die nicht vergeben können, erlauben anderen, sie zu kontrollieren. Sooft Sie etwa Ihren Widersacher sehen, kann er in Ihnen irgendwelche Zorngefühle auslösen, selbst wenn die Sache für Sie schon längst abgeschlossen wäre. Gegen solche Einflüsse sollte man gefeit sein und ein dickes Fell entwickeln, das einen darüber erhaben sein lässt. Wenn Sie Menschen, die Sie verletzt haben, innerlich von ihrer Schuld freisprechen, erwarten Sie nicht länger etwas von ihnen; durch diese Befreiung tun Sie Ihnen am meisten Gutes. Vergebung kann zu vorausschauendem Handeln führen, anstatt dem Einfluss passiver Wünsche der Vergangenheit zu erliegen.

8. Proaktiv werden.

Anstatt einem Menschen zu erlauben, die Kontrolle über Sie zu haben, finden Sie heraus, was Sie tun wollen, entscheiden Sie sich, wie Sie es tun werden, und bleiben Sie dabei. Entscheiden Sie sich, wo ihre Grenzen sind, was Sie sich erlauben werden, mitzumachen, was Sie nicht länger hinnehmen werden und welche Konsequenzen Sie ziehen wollen. Definieren Sie sich auf eine vorsorglich handelnde Weise, und zur gegebenen Zeit werden Sie in der Lage sein, Ihre Grenzen aufrechtzuerhalten. Man wird Sie nicht mehr so leicht überrennen können.

9. Lernen, in Freiheit und Verantwortung zu lieben.

Denken Sie an das Ziel von Grenzen: Liebe aus Freiheit. Das ist die wahre Selbstverleugnung des Neuen Testaments. Wenn Sie über sich selber die Kontrolle ausüben, können Sie denen, die Sie lieben, auf hilfreiche Art und Weise helfen und geben, anstatt destruktivem Handeln und Selbstsüchtigkeit nachzugeben. Diese Freiheit ermöglicht es, so zu geben, dass es Frucht trägt. Denken Sie daran: »Größere Liebe hat keiner, als der sein Leben gibt für seine Freunde« (Joh 15,13). Das bedeutet, dem Gesetz Christi zu folgen, einander zu dienen. Es muss aber aus Liebe geschehen, nicht aus grenzenloser Nachgiebigkeit.

Mit Ihrem Partner feste Grenzen zu setzen und auch seine zu akzeptieren wird zu einer viel größeren Intimität führen. Aber Sie müssen nicht nur mit Ihrem Ehepartner Grenzen ansprechen; Sie müssen es auch mit Ihren Kindern tun. Es ist nie zu spät, anzufangen.

10. Grenzen und die Kinder

Julia konnte nicht aufhören zu weinen, Sie war die Mutter von zwei Kleinkindern und konnte sich nicht vorstellen, zornig und außer Kontrolle zu sein oder gar ihre Kinder zu schlagen. Trotzdem hatte sie vor einer Woche den dreijährigen Robbie hochgenommen und ihn durchgeschüttelt. Richtig fest. Sie hatte ihn angebrüllt. Richtig laut. Und es war nicht das erste Mal. Sie hatte es im letzten Jahr sehr oft getan. Der einzige Unterschied war diesmal, dass sie ihren Sohn fast körperlich verletzt hatte. Sie hatte Angst.

Das Erlebnis hatte Julia und ihren Mann Gerald so durcheinandergebracht, dass sie angerufen hatten, um sich bei mir einen Beratungstermin geben zu lassen. Ihr Gefühl des Versagens und der Schuld war sehr stark. Sie konnte mich nicht anschauen, als sie ihre Geschichte erzählte. Die Stunden vor Julias Wutausbruch bei Robbie waren furchtbar gewesen. Gerald und sie hatten sich beim Frühstück gestritten. Er war aus dem Haus gegangen, ohne sich zu verabschieden. Dann verschüttete die einjährige Tanja ihren ganzen Brei auf den Fußboden. Und Robbie entschied sich, an dem Morgen all die Dinge zu tun, die ihm in den letzten drei Jahren verboten worden waren. Er zog die Katze am Schwanz. Er fand heraus, wie er die Eingangstür öffnen konnte, und lief durch den Garten auf die Straße hinaus. Er schmierte Julias Lippenstift an die weiße Tapete im Esszimmer, und er schubste Tanja so, dass sie fiel. Diese letzte Handlung war es, die das Fass zum Überlaufen brachte. Als sie sah, wie Tanja weinend auf dem Boden lag, während Robbie mit einem zufriedenen Gesichtsausdruck über ihr stand, sah Julia plötzlich rot und packte sich impulsiv ihren Sohn.

Nachdem sie sich ein wenig beruhigt hatte, fragte ich Julia, wie sie und Gerald normalerweise ihren Sohn disziplinierten. »Wir wollten nicht, dass sich Robbie uns entfremdet oder dass sein Geist gebrochen wird«, begann Gerald. »Negativ zu sein ist so ... naja, so negativ. Deswegen versuchen wir, mit ihm zu diskutieren. Manchmal warnen wir ihn, dass er zum Nachtisch abends kein Eis bekommen wird. Manchmal versuchen wir, ihn für die guten Dinge, die er tut, zu loben. Und manchmal versuchen wir, sein schlechtes Verhalten zu ignorieren.

Dann hört er vielleicht auf.« »Versucht er nicht, seine Grenzen zu testen?« Beide Eltern nickten. »Sie würden es nicht glauben«, sagte Julia. »Es ist, als ob er uns nicht hört. Er macht einfach weiter, was er will. Und meistens macht er so lange weiter, bis einer von uns explodiert und ihn anbrüllt. Scheinbar haben wir einfach ein Problemkind.« »Auf jeden Fäll habt Ihr ein Problem«, sagte ich. «Aber möglicherweise ist Robbie trainiert worden, auf nichts außer unkontrolliertem Zorn zu reagieren. Lasst uns mal über Grenzen und Kinder reden ...«

Grenzen sind in der Erziehung von Kindern sehr wichtig. Wie wir an Grenzen und Kindererziehung herangehen, wird einen enormen Einfluß auf den Charakter unserer Kinder haben. Darauf, wie sie Werte entwickeln. Darauf, wie sie in der Schule sind. Darauf, welche Freunde sie sich aussuchen. Darauf, wen sie heiraten. Und darauf, wie gut sie in ihrem Beruf vorankommen.

Die Wichtigkeit der Familie

Gott ist ja ein Liebender (1Joh 4,8). Er ist beziehungsorientiert und von Beziehungen getrieben. Er will mit uns in ständiger Verbindung stehen: »Ich habe dich je und je geliebt« (Jeremia 31,3). Gottes liebende Natur ist nicht passiv, sondern aktiv. Die Liebe vermehrt sich selbst. Gott, der beziehungsreich Liebende, ist auch Gott, der handelnde Schöpfer. Er will das Universum mit Wesen Erfüllen, die ihn lieben und – einander lieben.

Die Familie ist die soziale Einheit, die Gott erfunden hat, um die Welt mit Repräsentanten seines liebenden Charakters zu füllen. Es ist ein Ort, wo Kinder wachsen und gedeihen können, bis sie alt genug sind, um als junge Erwachsene die Familie zu verlassen und sich als sein Abbild in anderer Umgebung zu vervielfältigen.

Gott erkor zuerst die Nation Israel dazu, seine Kinder zu sein. Aber nach Jahrhunderten des Widerstands durch Israel erwählte Gott die Gemeinde aller an Christus Gläubigen: »Durch ihren Fall ist den Heiden das Heil widerfahren, damit Israel ihnen nacheifern sollte« (Röm 11,11). Der Körper Christi hat dieselbe Rolle, die Israel erfüllen sollte – Gottes Liebe und Charakter unter allen Menschen zu vermehren.

Die Gemeinde wird oft als Familie beschrieben. Wir sollen Gutes tun, »allermeist an des Glaubens Genossen« (Gal 6,10). Gläubige sind ein Teil von Gottes Haushalt (Eph 2,19). Wir sollen wissen, »wie man sich verhalten soll im Hause Gottes« (1Tim 3,15). Diese und noch viele andere Bibelstellen zeigen uns, wie Gott über Familie denkt. Er spricht von sich, wie ein Vater das tun würde. Er ist ein Papa. Er hat Freude an dieser Aufgabe. Dieses biblische Porträt von Gott hilft uns zu erkennen, wie wichtig es für Eltern ist, in ihren Kindern Gottes eigenen Charakter in dieser Welt zu verbreiten.

Grenzen und Verantwortung

Gott, der gute Vater, will uns, seinen Kindern helfen, erwachsen zu werden. Er will sehen, wie wir »zum vollendeten Mann, zum vollen Maß der Fülle Christi« wachsen (Eph 4,13). Und ein Teil dieses Reifeprozesses ist es, uns zu zeigen, wie wir Verantwortung für unser Leben übernehmen können. Genauso ist es mit unseren Kindern. Das Zweitwichtigste, das sie lernen müssen, nach der Fähigkeit, sich zu binden und starke Zuneigung auszudrücken, ist ein Gefühl der Verantwortlichkeit: zu wissen, wofür sie verantwortlich sind und wofür nicht, zu wissen, wie man nein sagt und wie man ein Nein annimmt. Verantwortungsgefühl ist eine Eigenschaft von enormem Wert. Wir sind alle schon mit Erwachsenen zusammengewesen, die die Grenzen eines eineinhalbjährigen Kindes hatten. Sie haben Wutausbrüche und schmollen, wenn andere ihnen Einhalt gebieten, oder sie geben einfach auf bzw. nach, nur um des lieben Friedens willen. Diese erwachsenen Menschen haben aber auch einmal als kleine Kinder angefangen. Sie haben vor langer, langer Zeit gelernt, Grenzen zu fürchten oder zu hassen. Der Prozess des Umlernens ist für solche Erwachsene harte Arbeit.

Grenzen einprägen anstatt reparieren

Eine erfahrene Mutter zweier erwachsener Kinder beobachtete einmal ihre jüngere Freundin beim Kampf mit ihrem Kleinkind. Das Kind weigerte sich, sich zu benehmen, und die junge Mutter wurde langsam geladen. Die Entscheidung der Mutter unterstützend, dass das Kind alleine auf seinem Stuhl sitzen solle, sagte die ältere Frau: »Tu es jetzt, meine Liebe. Diszipliniere das Kind jetzt – und du wirst die Pubertät vielleicht überleben.«

In jungen Kindern, Grenzen zu erzeugen, ist die sprichwörtliche Vorbeugung. Wenn wir unseren Kindern Verantwortungsbewusstsein, die Empfindung für Grenzen und das Warten auf Befriedigung früh beibringen, werden ihre späteren Lebensjahre etwas glatter verlaufen. Je später wir damit anfangen, desto schwieriger wird es.

Wenn Sie Vater oder Mutter älterer Kinder sind, verlieren Sie nicht den Mut. Es bedeutet nur, dass die Entwicklung von Grenzen auf größeren Widerstand stößt. Sie sehen nicht, dass sie viel zu gewinnen haben, wenn sie Grenzen lernen. Sie werden mehr Zeit damit verbringen müssen, sich von Freunden ermutigen zu lassen - und um mehr zu beten! Wir werden später in diesem Kapitel altersgemäße Grenzen für verschiedene Phasen der Kindheit aufzeigen.

Die Entwicklung von Grenzen bei Kindern

Bei Kindern bedeutet das Lernen, Grenzen zu entwickeln, ein Verantwortungsgefühl zu bekommen. Indem wir ihnen die Vorteile und Einschränkungen von Grenzen zeigen, lehren wir sie die Selbständigkeit – wir vermitteln ihnen, nach und nach die Aufgaben des Erwachsenendaseins wahrzunehmen.

Die Bibel hat viel über die Rolle, die der Grenzen-Bau in der Kindererziehung spielt, zu sagen. Wir nennen es heute meistens Disziplin. Die hebräischen und griechischen Wörter bedeuten aber »lehren«. Dieses Lehren hat sowohl positive wie negative Aspekte. Die positiven Aspekte von Disziplin sind proaktiver Natur, etwa Vorbeugung oder Unterweisung, also die Fähigkeit, Erfahrungen zu machen. Positive Disziplin heißt, ein Kind auszubilden und zu trainieren, eine Aufgabe auszuführen: Väter sollen ihre Kinder »in der Zucht und Ermahnung des Herrn« erziehen (Eph 6,4). Die negativen Aspekte von Disziplin sind retroaktiver (hemmender) Natur: Korrektur, Züchtigung und Konsequenzen. Das heißt, den Kindern zu vermitteln, die Ergebnisse ihrer Handlungen zu spüren, damit sie etwas über Verantwortung lernen: »Den Weg verlassen, bringt böse Züchtigung« (Spr 15,10).

Gute Kindererziehung beinhaltet sowohl vorbeugendes Training und Übung wie auch korrigierende Konsequenzen. Zum Beispiel legen Sie für Ihre Vierzehnjährige eine Bettzeit um 22 Uhr fest. »Du gehst um diese Zeit ins Bett, damit du in der Schule aufpassen kannst«, sagen Sie ihr. Sie haben eben positiv diszipliniert. Dann trödelt Ihre Tochter bis 22.30 Uhr herum. Am nächsten Tag sagen Sie: »Weil du gestern nicht wie ausgemacht ins Bett gegangen bist, darfst du heute das Telefon nicht benutzen.« Jetzt haben Sie negativ diszipliniert.

Warum brauchen wir sowohl Zuckerbrot wie auch Peitsche, um eine gute Grenzenentwicklung sicherzustellen? Weil Gott uns durch Übung wachsen lässt. Wir versuchen etwas, versagen, stehen wieder auf, lernen aus unseren Fehlern und versuchen es wieder, machen es diesmal besser.

Übung ist in allen Bereichen des Lebens nötig: beim Skifahren, beim Aufsatzschreiben, beim Lernen, bei der Bedienung eines Computers. Wir brauchen Übung, um eine tiefe Liebesbeziehung zu entwickeln – und wenn wir die Bibel studieren, um besser auf Gott zu hören. Training ist in unserem geistlichen und emotionalen Wachstum nötig: »Feste Speise aber ist für die Vollkommenen, die durch den Gebrauch geübte Sinne haben und Gutes und Böses unterscheiden können« (Hebr 5,14). Ohne Übung keine Grenzen und keine Verantwortung. Dabei sind auch unsere Fehler unsere Lehrer. Disziplin ist eine äußere Grenze, mit deren Hilfe unsere Kinder innere Grenzen entwickeln sollen. Sie bietet eine Sicherheitsstruktur, bis das Kind genügend Festigkeit in seinem Charakter entwickelt, um sie nicht mehr von uns her zu brauchen. Gute Disziplin führt ein Kind immer zu innerer Stabilität und einem guten Verantwortungsgefühl.

Wir müssen zwischen Disziplin und Strafe unterscheiden. Strafe ist der Preis für falsches Handeln. Im Sinne eines Handelns aus Gesetzlichkeit bezahlt man durch Strafe dafür, dass man ein Gesetz übertreten hat. Strafe lässt jedoch nicht viel Raum für Übung. Sie ist kein guter Lehrer. Der Preis ist zu hoch: »Der Lohn der Sünde ist aber der Tod« (Röm 6,23); »wenn jemand das ganze Gesetz hält und sündigt gegen ein einziges Gebot, der ist am ganzen Gesetz schuldig« (Jak 2,10). Disziplin ist etwas anderes. Disziplin ist nicht die Bezahlung für ein Unrecht. Sie ist das natürliche Gesetz Gottes: Unsere Handlungen haben Konsequenzen. Disziplin unterscheidet sich von Strafe, weil Gott damit fertig ist, uns zu bestrafen. Strafe endete am Kreuz für all jene, die Christus als Retter annehmen: »Der unsere Sünde selbst hinaufgetragen hat an seinem Leibe auf das Holz« (1Petr 2,24). Christus zahlte durch sein Leiden für all unser unrechtes Tun.

Außerdem haben Strafe und Disziplin ein unterschiedliches Verhältnis zur Zeit. Strafe schaut zurück. Sie konzentriert sich auf die Bezahlung für Unrecht, das in der Vergangenheit begangen wurde. Christi Leid war zum Beispiel die Bezahlung für unsere Sünde. Disziplin jedoch schaut nach vorne. Was wir aus der Disziplin lernen, hilft uns, nicht noch einmal dieselben Fehler zu machen: »Dieser aber tut es zu unserem Besten, damit wir an seiner Heiligkeit Anteil erlangen« (Hebr 12,10).

Wie hilft uns diese Botschaft noch? Sie gibt uns die Freiheit, Fehler ohne Furcht vor Verurteilung zu machen, ohne Furcht vor dem Verlust von Beziehung: »So gibt es denn keine Verdammnis für die, die in Christus Jesus sind« (Röm 8,1). Die Freiheit des Kreuzes erlaubt uns zu leben, ohne immer diese Schwerkraft des Lebens nach unten fürchten zu müssen. Die einzige Gefahr besteht in den Konsequenzen, nicht in Isolation und Verurteilung. Nehmen wir eine Mutter, die zu ihrem Zehnjährigen sagt: »Wenn du mir noch einmal frech kommst, werde ich dich nicht mehr liebhaben.« Das Kind befindet sich sofort in einer chancenlosen Position. Er kann entweder rebellieren und die wichtigste Beziehung in seinem Leben riskieren, oder es kann nachgeben, nach außen hin gehorsam sein und die Chance, den Umgang mit Konfrontationen zu lernen, aufgeben. Vergleichen wir das mit dieser Erwiderung: »Ich werde nicht aufhören, dich zu lieben. Du hast einen festen Platz in meinem Herzen. Wenn du aber noch einmal so frech bist, steht deine Stereoanlage für drei Tage im Schrank.« Die Beziehung ist noch intakt. Es gibt keine Verdammnis. Und das Kind hat die Möglichkeit, zwischen Verantwortung und Konsequenzen zu entscheiden – ohne das Risiko, Liebe und Sicherheit zu verlieren. Das ist der Weg zur Reife, zum Lernen, feste Speise zu sich zu nehmen: die sichere Ausübung von Disziplin. Auch ein Kind will als Person behandelt und irgendwie gefragt sein, zumindest sollte es eine Wahl haben.

Grenzenbedürfnisse unserer Kinder

Welche Bedürfnisse erfüllen Grenzen bei unseren Kindern? Die Fähigkeit, Grenzen zu ziehen, kommt uns unser Leben lang in vielen wichtigen Bereichen zugute.

Selbstschutz

Haben Sie jemals etwas gesehen, das schutzloser ist, als ein menschliches Baby? Menschliche Babys sind hilfloser als Tierbabys. Gott hat die ersten Monate eines Säuglings dafür vorgesehen, dass Mutter und Vater sich eng an das Kind binden, wohlwissend, dass das Kind ohne ständige Fürsorge nicht überleben kann. Diese viele Zeit und Energie wird zu einer anhaltenden Bindung, durch die das Kind lernt, sich in der Welt sicher zu fühlen.

Aber Gottes Plan für Reife endet nicht damit. Die Eltern können nicht immer da sein und für das Kind sorgen. Die Aufgabe zu schützen muss schließlich auf die Kinder selbst übergehen. Wenn sie erwachsen sind, müssen sie sich selber schützen. Grenzen sind das, womit wir unsere Seelen schützen und sichern. Grenzen sollen das Gute drinnen und das Böse draußen halten. Und in der Familie müssen solche Fähigkeiten, wie das Neinsagen, die Wahrheit sagen und körperliche Distanz wahren können, gelernt werden, damit das Kind die Verantwortung des Selbstschutzes übernehmen kann.

Nehmen wir zwei zwölfjährige Jungen: Jimmy unterhält sich mit seinen Eltern beim Abendessen. »Stellt euch vor, ein paar von den Jungs wollten, dass ich mit ihnen Hasch rauche. Als ich ihnen sagte, dass ich das nicht will, meinten sie, dass ich ein Feigling wäre. Ich habe zu ihnen gesagt, dass sie die Dummen sind. Ein paar von ihnen finde ich nett, aber wenn sie mich nicht leiden können, weil ich nicht mit ihnen Hasch rauche, dann sind sie wohl nicht wirklich meine Freunde.«

Der andere, Paul, kommt mit roten Augen, nuschelnder Sprache und Gleichgewichtsproblemen aus der Schule. Als seine besorgten Eltern ihn fragen, was los ist, leugnet er alles ab. Schließlich platzt er heraus: »Alle machen es. Warum könnt ihr meine Freunde nicht leiden?«

Jimmy und Paul kommen beide aus einem christlichen Elternhaus, in dem viel Liebe herrscht und an biblischen Werten festgehalten wird. Warum sind sie so verschieden? Jimmys Familie erlaubte Meinungsverschiedenheiten zwischen Eltern und Kind und gaben ihm Gelegenheit, Grenzen-Bau zu üben, auch ihnen gegenüber. Jimmys Mutter hatte ihn als Kleinkind auf dem Schoß und schmuste mit ihm, und wenn er sagte: »Runter!«, meinte er damit: »Gib mir ein bisschen Raum, Mama.« Obwohl sie gerne weiter mit ihm geschmust hätte, setzte seine Mutter ihn auf die Erde und fragte: »Willst du mit deinen Autos spielen?«

Jimmys Vater ging nach dem gleichen Schema vor. Wenn er mit seinem Sohn tobte, versuchte er, auf Jimmys Grenzen Rücksicht zu nehmen. Wenn es Jimmy zu wild wurde oder er müde war, konnte er sagen: »Hör auf, Papa«, und Papa hörte auf. Sie spielten dann etwas anderes.

Jimmy erhielt so Training im Grenzensetzen. Er lernte, dass er Nein sagen durfte, sobald er Angst bekam, ihm etwas unangenehm war oder er etwas ändern wollte. Das kleine Wort gab ihm ein Gefühl der Macht über sein Leben. Es entließ ihn aus einer Position der Hilflosigkeit oder Nachgiebigkeit. Und Jimmy konnte es sagen, ohne eine verletzte oder zornige Erwiderung zu bekommen oder sogar eine manipulative Gegenreaktion so wie: »Aber Jimmy, Mama will doch nur mit dir schmusen.«

Jimmy lernte von Anfang an, dass seine Grenzen gut waren und dass er sie benutzen konnte, um sich zu schützen. Er lernte, Dingen zu widerstehen, die nicht gut für ihn waren. Ein Kennzeichen von Jimmys Familie war die Erlaubnis, eine andere Meinung zu haben. Wenn Jimmy zum Beispiel mit seinen Eltern über seine Bettzeit stritt, zogen sie sich nie zurück oder straften ihn wegen seiner anderen Meinung. Stattdessen hörten sie sich an, was er zu sagen hatte, und wenn es angebracht schien, änderten sie ihre Meinung. Wenn nicht, würden sie ihre Grenzen aufrechterhalten.

Jimmy durfte auch in Familienangelegenheiten mitreden. Wenn es einen Familienabend gab, hörten sich seine Eltern seine Meinung dazu an, ob sie ins Kino gehen, Brettspiele oder Basketball spielen sollten. War dies eine Familie ohne Grenzen? Im Gegenteil! Es war eine Familie, die das Setzen von Grenzen ernstnahm – als Fähigkeit, die sie in ihren Kindern entwickeln wollte.

Das war eine gute Übung für den Tag, an dem ein paar von Jimmys Freunden ihn unter Druck setzten, Drogen zu nehmen. Wie konnte Jimmy sich weigern? Weil er bis dahin zehn oder elf Jahre der Übung hinter sich hatte, mit Menschen anderer Meinung zu sein, die ihm viel bedeuteten, ohne dass er ihre Liebe verlor. Er fürchtete nicht, verlassen zu werden, wenn er sich gegen seine Freunde behauptete. Er hatte es schon viele Male mit seiner Familie getan, ohne ihre Liebe zu verlieren.

Paul andererseits kam aus einer anderen Art von Familie. Bei ihm zu Hause gab es zwei Reaktionen auf ein Nein. Seine Mutter würde verletzt sein, sich ihm entziehen und schmollen. Sie würde für

Schuldgefühle sorgen, indem sie Dinge sagte wie: »Wie kannst du zu deiner Mutter, die dich liebt, Nein sagen?« Sein Vater würde zornig werden, ihm drohen und sagen: »Keine Widerrede, junger Mann!«

Paul brauchte nicht lange, um herauszufinden, dass er, um seinen Willen zu bekommen, äußerlich nachgiebig sein musste. Er entwickelte nach außen hin ein starkes Ja, schien mit den Werten und der Kontrolle seiner Familie übereinzustimmen. Was er über etwas dachte – das Essen, Fernsehregeln, Teilnahme an Gottesdiensten, Kleider oder Hausregeln –, verdrängte er.

Als er einmal versucht hatte, sich der Umarmung seiner Mutter zu entziehen, hatte sie ihn sofort weggeschoben und mit den Worten gestraft: »Eines Tages wird es dir leid tun, dass du meine Gefühle so verletzt hast.« Tag für Tag wurde er trainiert, keine Grenzen zu ziehen.

Als Resultat seiner angelernten Grenzenlosigkeit schien Paul ein zufriedener, respektvoller Sohn zu sein. Die Teenagerjahre sind aber für Kinder eine ungeheure Feuerprobe. Während dieser schwierigen Zeit entdecken wir, was für ein Charakter tatsächlich in unseren Kindern eingepflanzt worden ist.

Paul gab nach. Er unterwarf sich dem Druck seiner Freunde. Ist es denn ein Wunder, dass die ersten, denen er nein sagte, seine Eltern waren – im Alter von zwölf Jahren? Groll und die langen Jahre ohne Grenzen fingen an, das nachgiebige, leicht umgängliche, falsche Selbst, das er gebaut hatte, um zu überleben, einfach wegzuspülen.

Die Verantwortung für die eigenen Bedürfnisse übernehmen

Die Therapiegruppe, die ich gerade leitete, war ruhig. Ich hatte eben Janine eine unbeantwortbare Frage gestellt. Die Frage war: »Was brauchen Sie?« Sie sah verwirrt aus, wurde nachdenklich und lehnte sich zurück.

Janine hatte soeben eine Woche voller schmerzhafter Verluste beschrieben: Ihr Mann wollte sich von ihr trennen, ihre Kinder waren außer Rand und Band, und es sah aus, als würde sie ihren Job verlieren. Die Sorge auf den Gesichtern der anderen Teilnehmer, die alle mit Fragen der Bindung und Sicherheit zu kämpfen hatten, war deutlich. Aber keiner wusste so recht, wie man ihr helfen konnte.

Deswegen hatte ich diese Frage ein bisschen für uns alle gestellt. Aber Janine konnte nicht antworten.

Das war für Janines Hintergrund typisch. Sie hatte fast ihre gesamte Kindheit damit verbracht, die Verantwortung für die Gefühle ihrer Eltern zu übernehmen. Sie war die hausinterne Friedensstifterin, immer dabei, die Wogen zu glätten und tröstende Worte zu sagen wie: »Mama, ich bin sicher, Papa wollte dich nicht anbrüllen – er hat heute einen schlechten Tag gehabt.« Das Ergebnis solcher unbiblischen Verantwortung gegenüber ihrer Familie trat in Janines Leben klar zutage: ein Gefühl der übergroßen Verantwortung für andere und ein Mangel an Gespür für ihre eigenen Bedürfnisse. Sie hatte eine Antenne für den Schmerz anderer, aber ihre eigene Antenne war kaputt. Kein Wunder, dass sie meine Frage nicht beantworten konnte. Janine hatte kein Verständnis für ihre eigenen, gottgeschenkten, rechtmäßigen Bedürfnisse. Sie hatte für diese Art des Denkens keinen Wortschatz.

Diese Geschichte hatte trotzdem ein gutes Ende. Eines der Gruppenmitglieder sagte: »Wenn ich an deiner Stelle wäre, wüßte ich, was ich brauchte. Ich hätte es nötig zu wissen, dass in diesem Raum Menschen sind, die sich wirklich um mich sorgen, die mich nicht als kolossale Versagerin sehen und die für mich beten und mir erlauben, sie diese Woche anzurufen, wenn ich Unterstützung brauchte.«

Janines Augen fingen an, feucht zu werden. Irgendetwas an der mitfühlenden Äußerung ihrer Freundin berührte sie an einer Stelle, die sie selber nicht erreichen konnte. Und sie erlaubte anderen, sie mit dem Trost (2Kor 1,4), wie ihn die geben, die schon selber getröstet worden sind, zu trösten.

Die Geschichte von Janine zeigt die zweite Frucht von Grenz-enentwicklung in unseren Kindern auf: Die Fähigkeit, Verantwortung für unsere eigenen Bedürfnisse zu übernehmen. Gott hat vorgesehen, dass wir wissen, wann wir hungrig, einsam, in Schwierigkeiten, überwältigt oder erholungsbedürftig sind – und dass wir die Initiative ergreifen, um zu bekommen, was wir brauchen. In der Bibel finden wir, dass Jesus diesen Punkt verstand, denn er verließ eine Menschenmenge, die große Nöte hatte, und denen er hätte dienen können, »in einem Boot«, »denn derer, die da kamen und gingen, waren viele, und sie fanden nicht einmal Zeit, um zu essen« (Mk 6,31).

Grenzen spielen in diesem Prozess die Hauptrolle. Unsere Grenzen schaffen einen geistlichen und emotionalen Raum, eine Eigenständigkeit zwischen uns selbst und anderen. Dies erlaubt, dass unsere Nöte gehört und verstanden werden. Ohne feste Grenzen wird es schwer, unsere Bedürfnisse von denen anderer zu unterscheiden. Die Beziehung bleibt dann irgendwie unklar.

Wenn man Kindern beibringen kann, ihre eigenen Bedürfnisse im Gegensatz zu denen anderer zu erfassen, hat man ihnen einen echten Vorteil für ihr Leben mitgegeben. Sie sind viel besser in der Lage, das Ausgebranntsein zu vermeiden, das entsteht, wenn wir nicht genügend für uns selber sorgen. (Die folgende Frage muss natürlich davon unterschieden werden, dass Kinder ja immerzu irgendetwas wollen und sehr wohl wissen, was sie gerne hätten.) Wie können wir unseren Kindern helfen, ihre richtigen Bedürfnisse zu erkennen? Das Beste, was Eltern tun können, ist das Kind zu ermutigen, seine persönlichen Bedürfnisse auszudrücken, auch wenn diese nicht mit der Familienansicht übereinstimmen. Wenn Kinder die Erlaubnis haben, um etwas zu bitten, das gegen den Strich geht – auch wenn sie es nicht bekommen –, entwickeln sie erst einmal überhaupt ein Gespür dafür, was sie brauchen. Es folgen einige Wege, wie wir unseren Kindern helfen können:

- Erlauben Sie ihnen, über ihren Zorn zu reden.
- Gestehen Sie ihnen zu, Trauer, Verlust oder Niedergeschlagenheit auszudrücken, ohne dass Sie versuchen, sie abzulenken oder ihnen ihre Gefühle auszureden.
- Ermutigen Sie sie, Fragen zu stellen (dies erfordert ziemlich selbstsichere Eltern!) und nicht einfach anzunehmen, dass all Ihre Äußerungen gottgleich sind.
- Fragen Sie Kinder, was sie fühlen, wenn sie Ihnen isoliert oder erregt vorkommen.
- Helfen Sie ihnen, selbst ihre negativen Gefühle in Worte zu fassen.
- Versuchen Sie nicht, Dinge auf die leichte Schulter zu nehmen, nur um ein Gefühl von Kooperation und Familieneinheit zu erhalten.

Der erste Aspekt der Annahme eigener Bedürfnisse ist, sie zu erkennen. Hier brauchen wir unsere geistliche Antenne. Janines Antenne war defekt, und sie war nicht in der Lage, ihre Bedürfnisse festzustellen.

Der zweite Aspekt beinhaltet die schon mehrfach genannte verantwortliche Fürsorge, die wir für uns selber haben – anstatt unsere Bürden einem anderen aufzuladen. Wir müssen unseren Kindern erlauben, die Folgen ihrer Fehler zu erleben. Das ist das »Training« von Hebräer 5,14 und die »Disziplin« von Hebräer 12. Wenn sie zu Hause weggehen, sollten unsere Kinder ein tiefes Gespür für die persönliche Verantwortung für ihr Leben verinnerlicht haben. Sie sollten zu diesen Überzeugungen gelangen:

Mein Erfolg oder Misserfolg im Leben ist überwiegend von mir abhängig. Obwohl ich auf Gott schauen soll, um Trost und Anweisung zu erhalten, bin ich für meine Entscheidungen allein verantwortlich. Obwohl ich während meines ganzen Lebens von meinen primären, wichtigsten Beziehungen tief beeinflusst werde, kann ich meine Probleme niemand anderem anlasten als mir selber. Obwohl ich immer wieder versagen und Hilfe brauchen werde, kann ich mich nicht auf jemanden verlassen wollen, der mich ständig aus geistlichen, emotionalen, finanziellen oder beziehungsorientierten Krisen herausholt.

Dieses Gespür für »mein Leben hängt von mir ab« ist ein Teil von diesem göttlichen Plan, dass wir Verantwortung für unser Leben übernehmen. Er will, dass wir unsere Talente auf produktive Art nutzen, so wie Jesus dies im Gleichnis von den Talenten ansprach (Mt 25,14-30). Und dieses Gefühl der Verantwortung wird uns durch unser ganzes Leben begleiten – und auch darüber hinaus, bis vor den Thron Christi beim Jüngsten Gericht.

Sie können sich vorstellen, wie die Weigerung, unser gottgeschaffenes Leben auch in Anspruch zu nehmen, dann bei Gott ankommen wird: »Aber ich hatte eine schlechte Kindheit. – Ich war einsam. – Ich hatte einfach nicht genug Kraft.« Die rationalisierenden Einwände werden genauso wenig bringen wie die Entschuldigungen des Knechts im Gleichnis von den Talenten. Damit soll nicht gesagt sein, dass wir nicht durch unsere Vergangenheit stark beeinflusst sind. Wir sind es mit Sicherheit. Doch letztendlich sind wir dafür verantwortlich, was wir mit unseren verletzten Seelen tun und zugelassen haben.

Eltern sollten ihren Kindern erlauben, Leid mit Fallnetz zu erfahren. Solcherart Leid erlaubt es dem Kind, Konsequenzen zu tragen, die seinem Alter angemessen sind. Einer Sechsjährigen zu erlauben, im Dunkeln nach draußen zu gehen, ist nicht Training für das Erwachsenensein. Sie müßte sich in einer Situation bewähren, für die sie wohl noch nicht die erforderliche Reife besitzt. Pats Eltern erlaubten ihrer Tochter, »sicheres« Leid zu erfahren. In der zehnten Klasse gaben sie Pat das Taschengeld für ein Vierteljahr. Pat sollte für ihre Schulmahlzeiten, ihre Kleidung, Ausflüge und Freizeitaktivitäten selber aufkommen. Sie bekam genug für alle diese Dinge und ein bisschen mehr. Es sah aus wie ein Schulmädchentraum – so viel Geld und keine Einschränkungen, wie sie es ausgab! Sie kaufte sich ein paar wunderschöne Kleider. Sie ging mit ihren Freunden sehr viel aus. Sie bezahlte sogar ein paar Mal für alle das Essen. Das hielt von den etwa dreieinhalb Monaten etwa einen Monat vor. Die nächsten Monate waren mager. Pat blieb viel zu Hause, sparte ihr restliches Geld fürs Schulessen und trug ihre neuen Sachen.

Das nächste Mal war es besser – mit Beginn des zweiten Halbjahres hatte sie ein Bankkonto eröffnet und sich ein Budget eingerichtet. Pat entwickelte Grenzen. Sie war normalerweise eine begeisterte Einkäuferin gewesen, aber sie fing an, zu neuen Kleidern, CDs, Naschereien und Zeitschriften, die normalerweise für sie das Mindestmaß gewesen wären, nein zu sagen. Sie fing an, für ihr eigenes Leben Verantwortung zu übernehmen. Und sie endete nicht wie so viele Studenten, die nach Jahren des Gerettetwerdens nicht in der Lage sind, zu kochen, sauberzumachen oder ihre Finanzen in den Griff zu kriegen.

Es ist wichtig, dass unsere Konsequenzen so eng wie möglich mit den Handlungen des Kindes verknüpft sind. Dies ist auch dem richtigen Leben am ähnlichsten. Die Hausaufgaben sind noch ein Bereich, in dem Eltern dem Kind entweder helfen können, Verantwortung zu übernehmen, oder wo sie die Illusion von ewigen, immer gegenwärtigen Eltern schaffen, die jederzeit da sind, um alles aufzufangen. Es ist sicher nicht einfach, wenn ein Kind zu den Eltern kommt und unter Tränen sagt: »Ich habe einen zehnseitigen Bericht für morgen zu machen – und ich habe eben erst angefangen.« Unser erster Impuls als liebende Eltern ist es, ihm aus dem Schlamassel zu helfen, indem wir das Informationssammeln übernehmen oder die Organisation oder das Tippen. Oder alle drei.

Warum tun wir das? Weil wir unsere Kinder lieben. Wir wünschen uns das Beste für sie, genauso wie Gott sich das Beste für uns wünscht. Und trotzdem, genauso wie Gott uns erlaubt, unser Versagen zu spüren, müssen wir vielleicht mal unsere Kinder eine schlechte Note bekommen lassen. Das ist nun mal die Konsequenz mangelnder Vorausplanung.

Ein Gefühl der Kontrolle und Entscheidungsfreiheit haben

»Ich werde nicht zum Zahnarzt gehen – und du kannst mich nicht zwingen!« Die elfjährige Pamela stampfte mit dem Fuß auf und schaute ihren Vater Sam, der in der Tür stand und auf sie wartete, böse an. Es gab eine Zeit, da hätte Sam auf eine solche Herausforderung wütend reagiert. Er hätte etwa geantwortet: »Das werden wir ja sehen!« und das widerspenstige Kind zum Auto geschleift.

Aber Sam hatte sich mit viel Lesen und Familienberatung auf solche unausweichlichen Situationen vorbereitet. Er sagte zu ihr ruhig: »Da hast du recht, mein Schatz. Ich kann dich nicht zwingen, zum Zahnarzt zu gehen. Wenn du nicht willst, musst du nicht. Aber denke an unsere Regel: Wenn du dich entscheidest, nicht zu gehen, entscheidest du dich, auch auf die Party morgen Abend zu verzichten. Ich werde jede Entscheidung respektieren. Soll ich deinen Termin absagen?«

Pamela sah etwas perplex aus und überlegte einen Augenblick. Dann sagte sie langsam: »Ich gehe. Aber ich gehe nicht, weil ich muss.« Pamela hatte recht. Sie entschied sich, ihren Termin wahrzunehmen, weil sie zu der Party gehen wollte. Auch Kinder brauchen ein Gefühl der Kontrolle und der Entscheidungsfreiheit in ihrem Leben. Sie sollen sich nicht als die hilflosen, abhängigen Kinder ihrer Eltern sehen, sondern als entscheidungsfähige, willige, die Initiative ergreifende Handelnde für ihr eigenes Leben. Wenn sie etwas Wichtiges des menschlichen Verhaltens bei uns nicht lernen oder sehen, wo dann sollen sie es einmal lernen?

Zwar beginnen Kinder ihr Leben auf hilflose, abhängige Art. Erziehung in Gottes Sinne aber sieht es als unsere Aufgabe an, den Kindern beizubringen, zu denken, Entscheidungen zu treffen und in ihrer Umwelt in allen Aspekten ihres Lebens Herr zu werden. Das schließt alles ein, von der Entscheidung, was sie morgens anziehen, bis zur Entscheidung, welche Kurse sie in der Schule belegen. Ihrem Alter angemessene Entscheidungen zu treffen gibt Kindern ein Gefühl der Kontrolle und der Sicherheit.

Ängstliche und wohlmeinende Eltern versuchen ihren Kindern, vor allem schmerzhafte Entscheidungen abzunehmen. Sie schützen sie davor, Fehler zu machen und sich die Knie aufzuschlagen. Ihr Motto ist: »Lass mich für dich entscheiden.« Das Resultat ist, dass diese Kinder in einem sehr wichtigen Aspekt ihres Charakters, in ihrem Im-Bilde-Gottes-geschaffen-Sein, verkümmern. Ebenso in ihrer Selbstbehauptung oder der Fähigkeit zur Veränderung. Kinder brauchen das Gefühl, dass ihr Leben, ihr Schicksal innerhalb von Gottes Herrschaft, überwiegend in ihrer Gestaltung liegt. Dies hilft ihnen, ihre Möglichkeiten abzuwägen, anstatt ihnen auszuweichen. Sie lernen, das Gefühl selbst getroffener Entscheidungen zu schätzen, ebenso auch notwendige elterliche Entscheidungen zuweilen zumindest zu respektieren.

Die Erfüllung von Bedürfnissen hinausschieben

Das Wort *jetzt* wurde für kleine Kinder gemacht. Darin leben sie. Versuchen Sie einer Zweijährigen zu sagen, dass sie morgen Nachtisch haben kann. Sie geht darauf nicht ein. Das heißt für sie »nie«. Neugeborene haben überhaupt nicht die Fähigkeit, »später« zu begreifen. Deswegen gerät ein sechs Monate altes Kind in Panik, wenn die Mutter das Zimmer verlässt. Es ist überzeugt, dass sie für immer weg ist.

Irgendwann in unserer Entwicklung jedoch lernen wir den Wert von »später«, des Hinauszögerns von etwas Gutem um eines größeren Guten willen. Wir nennen diese Fähigkeit: das Hinauszögern der Erfüllung. Es ist die Fertigkeit, zu unseren Impulsen, Wünschen und unserem Verlangen um eines späteren Resultats willen vorläufig nein zu sagen.

Die Bibel sieht darin einen großen Wert. Gott nutzt diese Beschaffenheit, um uns die Vorteile von Planung und Vorbereitung erkennen zu lassen. Jesus ist unser wichtigstes Vorbild: »Der, obwohl er hätte Freude haben können, das Kreuz erduldete und die Schande gering achtete und sich gesetzt hat zur Rechten des Thrones Gottes« (Hebr 12,2). Im allgemeinen wird diese Fähigkeit im ersten Lebensjahr nicht benötigt, weil die Bindung zu anderen zu der Zeit den Vorrang hat. Aber das Hinauszögern von Erfüllung kann schon bald, ab dem zweiten Lebensjahr, vermittelt werden. Nachtisch kommt nach den Mohrrüben, nicht davor.

Ältere Kinder müssen diese Fähigkeit nicht weniger erlernen. Die Familie kann zum Beispiel erst später in diesem Jahr bestimmte Kleider oder Spielsachen kaufen. Wieder sind die Grenzen dabei im späteren Leben unschätzbar viel wert. Sie können verhindern, dass ein Kind zum Erwachsenen wird, der nur ein von der Konsumgesellschaft getriebener, gebrochener, chaotischer und impulsgetriebener Abhängiger ist. Unsere Kinder können wie die Ameisen werden, die sich selbst versorgen, anstatt zu Faulpelzen, die sich immer in einer Krise befinden (Spr 6,6-11). Das Abwarten von Wunschbefriedigung hilft Kindern, Ziele zu bekommen. Sie lernen Zeit und Geld, für Dinge die ihnen wichtig sind, zu sparen, und sie schätzen, was sie gekauft haben. Eine Familie, die ich kenne, ließ ihren Sohn sein Geld für sein erstes Auto ansparen. Er begann mit einem Plan und mit Papas Hilfe, als er fünfzehn war. Als seine sämtlichen Wochenend- und Sommerjobs schließlich an seinem achtzehnten Geburtstag im Kauf eines Autos gipfelten, behandelte er das Auto, als sei es das feinste Porzellan – man hätte von der Kühlerhaube essen können. Er hatte den Preis gezahlt und schätzte das Ergebnis (Lk 14,28).

Die Grenzen anderer respektieren

Schon früh sollten Kinder in der Lage sein, die Grenzen von Eltern, Geschwistern und Freunden zu respektieren. Sie müssen wissen, dass andere nicht immer mit ihnen spielen wollen, dass sie nicht immer dieselben Fernsehsendungen sehen wollen wie sie und dass andere möglicherweise nicht im selben Restaurant essen wollen. Sie müssen wissen, dass sie nicht der Nabel der Welt sind.

Dies ist aus mehreren Gründen wichtig. Erstens sind wir dann für uns selbst verantwortlich. Und das Wissen um die Tatsache, dass andere nicht immer für uns da sind, nicht auf jeden Wink von uns antworten, hilft uns, von innen heraus bestimmt, anstatt von außen getrieben zu sein. Es hilft uns ebenso, unseren eigenen Rucksack zu tragen. Sind Sie jemals in der Gesellschaft eines Kindes gewesen, das einfach nicht nein hören kann, das bettelt, nörgelt, schmollt oder einen Wutausbruch bekommt, bis es endlich seinen Willen durchsetzt? Das Problem ist, je länger wir die Grenzen anderer hassen und ihnen widerstehen, desto abhängiger werden wir von anderen. Weil die Erwartung noch wächst, dass andere für uns sorgen, anstatt wir für uns selber.

Jedenfalls hat Gott das Leben so eingerichtet, dass uns diese Gesetzmäßigkeit gelehrt wird. Es ist der einzige Weg, wie wir zusammen auf diesem Planeten leben können. Früher oder später wird jemand ein Nein zu uns sagen, das wir nicht ignorieren können. So ist das Leben gestrickt. Schauen Sie sich das Leben einer Person an, die die Grenzen anderer nicht akzeptiert, weil sie alle Neins bekämpft:

1. das Nein der Eltern
2. das Nein der Geschwister
3. das Nein der Lehrer
4. das Nein von Schulfreunden
5. das Nein von Chefs und Vorgesetzten
6. das Nein des Ehepartners
7. das Nein von Gesundheitsproblemen, etwa wegen Essstörungen, Alkoholismus oder eines unmäßigen Lebensstils
8. das Nein von Polizei, Gericht und Staat

Manche Menschen lernen schon früh im Leben, Grenzen zu akzeptieren, schon so früh wie Stufe eins. Aber andere müssen Stufe Acht erreichen, bis sie verstehen, dass wir die Grenzen des Lebens annehmen müssen: »Lässt du ab, mein Sohn, auf Ermahnung zu hören, so irrst du ab von vernünftiger Lehre« (Spr 19,27). So etliche, außer Kontrolle geratene Heranwachsende wachen erst auf, wenn sie in den Dreißigern sind, wenn es anfängt, sie zu stören, dass sie keine oder nie lang feste Arbeit und kein richtiges Zuhause haben. Sie müssen finanziell am Ende sein und manche sogar erst obdachlos werden. Mit der Zeit fangen sie an, einen Job durchzuhalten, Geld zu sparen und langsam erwachsen zu werden. Sie fangen an, die Grenzen ihres Lebens zu akzeptieren.

Egal, für wie stark wir uns halten, es gibt immer einen Stärkeren. Wenn wir unseren Kindern nicht beibringen, nein zu sagen, wird möglicherweise jemand, der sie viel weniger liebt, diese Aufgabe übernehmen. Jemand, der stärker und härter ist. Und die meisten

Eltern würden viel lieber ihren Kindern diese Art des Leides ersparen. Je früher wir ihnen Grenzen beibringen, desto besser.

Ein zweiter, noch wichtigerer Grund für Kinder, die Grenzen anderer akzeptieren zu lernen, ist dieser: Die Grenzen anderer zu berücksichtigen hilft Kindern, lieben zu lernen. Der Respekt vor den Grenzen anderer ist und bleibt einfach Basis für Mitgefühl und Nächstenliebe und wie wir selbst geliebt werden wollen. Kinder müssen die Gnade erleben, dass ihr Nein akzeptiert wird, und sie dürfen lernen, dieselbe Gnade auch anderen zuzugestehen. Wenn sie Mitgefühl für die Bedürfnisse anderer empfinden, reift und vertieft sich ihre Liebe zu Gott und Mensch: »Wir lieben, weil er uns zuerst geliebt hat« (1Joh 4,19).

Zum Beispiel, ein Sechsjähriger schießt seinem Vater aus Versehen mit dem Fußball an den Kopf. Es zu ignorieren oder so zu tun, als ob es nicht passiert wäre, heißt, dem Kind das Gefühl zu geben, dass seine Handlungen keine Wirkung haben. Er kann dann praktisch jedem Gefühl der Verantwortung oder der Aufmerksamkeit für die Bedürfnisse oder Verletzungen anderer aus dem Weg gehen. Ihm jedoch zu sagen: »Ich weiß, dass du es nicht mit Absicht getan hast, – aber der Ball hat mir wirklich weh getan – versuch vorsichtiger zu sein«, hilft ihm. Und ohne dass er sich verurteilt fühlt, soll das Kind erkennen, dass es die Menschen, die es liebt, auch verletzen kann, und dass seine Handlungen doch eine Wirkung haben.

Wird dieses Prinzip übergangen, ist es schwer für Kinder, lieben zu lernen. Sie werden oft egoistisch und kontrollierend. Dann kann Gottes Programm zur Reife nur unter großen Schwierigkeiten eingesetzt werden. Ein Patient von mir war von seiner Familie geprägt, die Grenzen anderer zu ignorieren. Seine Manipulationen hatten ihm wegen Diebstahls einen Gefängnisaufenthalt eingebracht. Aber dieser Prozess, so schmerzlich er auch war, lehrte ihn Mitgefühl. »Ich hatte nie richtig gewusst, dass andere Menschen Nöte und Bedürfnisse haben«, sagte er mir einmal. »Mir wurde beigebracht, mich nur auf mich zu konzentrieren. Und als ich anfing, damit konfrontiert zu werden, dass ich keinen Respekt vor den Bedürfnissen anderer hatte, passierte etwas in mir. In meinem Herzen öffnete sich Raum für andere. Ich habe meine eigenen Bedürfnisse nicht ignoriert – aber zum ersten Mal sah ich einen Fortschritt. Ich fühlte mich tatsächlich schuldig für das, was meine Handlungen meiner Frau und meiner Familie angetan haben.«

Hatte er noch einen weiten Weg vor sich? Aber ja. Doch er war auf dem richtigen Weg. Grenzen später im Leben zu erlernen war ein erster Schritt auf dem Weg, ein echter, biblisch liebender Mensch zu werden.

Zeitgebundene Grenzen: Training in altersgemäßen Grenzen

Wenn dies das erste Kapitel war, das Sie nach einem Blick in das Inhaltsverzeichnis aufgeschlagen haben, so, weil Sie wahrscheinlich auch Kinder haben. Nicht wenige erleben typische Grenzenschwierigkeiten mit den eigenen Kindern. Es kann auch sein, dass Sie solchen Problemen vorbauen wollen: Das Neugeborene will nicht aufhören zu schreien. Das Kleinkind ist ein Haustyrann. Das Grundschulkind hat in der Schule Verhaltensschwierigkeiten. Der Zwölfjährige ist zu frech. Der Teenager hat Probleme mit Alkohol. Alle diese Probleme deuten auf Grenzen-Konflikte hin.

Hier soll nun ein Überblick über altersgemäße Grenzen folgen, die ein Kind lernen sollte. Wir Eltern müssen abwägen, wie sich unsere Kinder entwickeln und wo ihre Bedürfnisse und Fähigkeiten liegen, damit wir es vermeiden, sie zu überfordern oder zu wenig von ihnen zu verlangen.

Die Grundziele sind für die verschiedenen Abschnitte der Kindheitsentwicklung aufgegliedert. Für detailliertere Angaben über die Phase von der Geburt bis drei Jahren vergleiche Kapitel 4.

Geburt bis fünf Monate

In diesem Stadium sollte ein Neugeborenes eine Bindung an Mutter und Vater eingehen. Das Kind soll ein Gefühl der Zugehörigkeit, der Sicherheit und des Gewolltseins entwickeln. Hier ist nicht so sehr das Setzen von Grenzen gefragt, als dem Säugling Sicherheit und Geborgenheit zu vermitteln. Die einzige echte Grenze ist die beruhigende Gegenwart der Mutter. Sie schützt ihren Säugling. Es ist ihre Aufgabe, dem Neugeborenen zu helfen, intensive, angsterregende und widersprüchliche Gefühle bei ihr zu beruhigen. Allein gelassen sind Säuglinge durch den Mangel an innerer Struktur überfordert.

Seit Jahrhunderten haben Mütter – einschließlich Jesu Mutter Maria – ihre Kinder fest in Tücher gewickelt. Dieses Wickeln hilft die

Körpertemperatur des Kindes zu regulieren, aber die festen Tücher helfen dem Säugling auch, sich sicher zu fühlen – eine äußere Grenze. Das Baby weiß, wo es beginnt und seine Welt aufhört. Babys geraten oft in Panik, wenn man sie völlig auszieht, da sie plötzlich die Struktur um sich herum vermissen. Manche wohlmeinenden christlichen Lehrer bestehen auf einem Zeitplan für das Füttern und Halten von Säuglingen. Diese Techniken sollen dem Kind beibringen, nicht immer nur zu weinen oder getröstet werden zu wollen, weil das Baby dann bereits Kontrolle für sich empfände und nicht nur in der Kontrolle der Eltern steht. Diese Theorien können furchtbar destruktiv sein, weil sie nicht vollständig biblisch und entwicklungsbezogen begründet werden können.

Das schreiende vier Monate alte Kind versucht herauszufinden, ob die Welt ein einigermaßen sicherer Ort ist oder nicht. Es ist in einem aufgelösten Zustand der Isolation. Es hat noch nicht gelernt, sich zu trösten, wenn keiner in der Nähe ist. Wenn man es dem Zeitplan der Eltern unterwirft, anstatt es dann zu füttern und zu halten, wenn es das braucht, heißt das in gewisser Weise, »die Unschuldigen zu verdammen«, wie Jesus einmal sagte (Mt 12,7).

Solche Ratgeber sagen, dass ihre Programme biblisch sind, weil sie funktionieren. Als ich aufgehört habe, sie nachts aus ihrem Bett zu nehmen, hat sie nicht mehr geweint, sagen sie. Das kann sogar stimmen. Aber eine andere Erklärung für das fehlende Weinen ist Säuglingsdepression, ein Zustand, in dem ein Kind alle Hoffnung aufgibt und sich in sich selbst zurückzieht.

Dem Kind das Warten auf Befriedigung beizubringen, sollte erst nach dem ersten Lebensjahr beginnen, wenn ein Fundament der Sicherheit durch die Beziehung von Mutter und Kind gelegt worden ist. Genau wie Gnade immer der Wahrheit vorausgeht (Joh 1,17), muss Bindung vor Loslösung kommen.

Fünf bis zehn Monate

Wie wir in Kapitel 4 auch gesehen haben, sind Kinder in der letzten Hälfte des ersten Lebensjahres in der »Ausschlüpfphase«. Sie lernen, dass »Mutter und ich nicht eins« sind. Es gibt eine erstaunliche, faszinierende Welt dort draußen, auf die Babys im wahrsten Sinne des Wortes zukrabbeln. Obwohl sie weiterhin enorme Abhängigkeitsbedürfnisse haben, fangen sie an, sich aus der Einheit mit ihrer Mutter zu lösen. Damit ihre Kinder in diesem Alter gute Grenzen entwickeln, müssen Eltern sie in ihren Versuchen, sich zu trennen, ermutigen, obwohl sie weiterhin der Anker bleiben, an dem das Kind sich festhält. Erlauben Sie Ihrem Kind, mit Menschen und Dingen außerhalb von Ihnen fasziniert zu sein. Machen Sie Ihr Zuhause zu einem sicheren Ort, an dem das Baby auf Entdeckungsreise gehen kann. Ihren Kindern beim »Ausschlüpfen« zu helfen, heißt jedoch nicht, die tiefe Bindung, die für ihr inneres Fundament, ihre Verwurzelung und Festigkeit nötig ist, zu vernachlässigen. Das ist immer noch die Hauptaufgabe bei einem Säugling. Man muss die Bedürfnisse des Kindes nach Bindung und emotionaler Sicherheit sorgfältig hegen und zur selben Zeit dem Kind erlauben, an uns vorbei nach außen zu schauen.

Mütter finden diesen Übergang ihres Kindes zu der großen weiten Welt dort draußen sehr schwer. Der Verlust einer solch innigen Intimität ist groß, insbesondere nach der Zeit der Schwangerschaft und Geburt. Die verantwortliche Mutter wird jedoch anstreben, ihre Bedürfnisse nach Nähe durch andere Erwachsene in ihrem Leben erfüllen zu lassen. Sie wird ihr ausschlüpfendes Baby ermutigen, im Wissen, dass sie es darauf vorbereitet, »zu verlassen und anzuhangen« (1. Mose 2,24).

Zu diesem Zeitpunkt haben Säuglinge noch nicht die Fähigkeit, das Wort Nein zu verstehen und darauf entsprechend zu reagieren. Es ist das Beste, sie hochzunehmen und aus einem unruhigen Bereich zu entfernen.

Zehn bis achtzehn Monate

In diesem »Übungsstadium« beginnt ein Baby nicht nur zu sprechen, sondern auch zu laufen – und es sieht alle Möglichkeiten vor sich. Die Welt ist eine Schatzkiste – und es verbringt viel Zeit damit herauszufinden, wie es diese Kiste öffnen und damit spielen kann. Jetzt hat es die Fähigkeit, das Wort Nein wahrzunehmen, zu verstehen und darauf einzugehen.

In dieser Phase werden Grenzen immer wichtiger, sowohl das Hören, als auch das Setzen von Grenzen. Es ist entscheidend, die Entwicklung des »Nein-Muskels« jetzt zuzulassen. Ein Kind findet durch Neinsagen heraus, ob es gute Ergebnisse bringt, für sein Leben Verantwortung zu übernehmen, oder ob sich ihm dadurch jemand entzieht. Lernen Sie als Eltern an dem Nein Ihres Kindes Freude zu haben. Gleichzeitig muss man einem Kind vermitteln, dass es nicht das

Zentrum des Universums ist. Es gibt im Leben Grenzen. Konsequenzen folgen, wenn man die Türen bemalt oder im Gottesdienst schreit. Irgendwie muss man dies tun, ohne die Begeisterung und das Interesse für die Welt, die sich entwickelt, auszulöschen.

Achtzehn bis sechsunddreißig Monate

Das Kind lernt jetzt die wichtige Aufgabe, Verantwortung für seine eigenständige und doch in Verbindung mit der Mutter stehende Seele zu übernehmen. Das übende Kind wird durch ein klein wenig ruhigeres Kind ersetzt, das zu erkennen anfängt, dass das Leben seine Grenzen hat. Das aber auch merkt, dass Getrenntsein nicht bedeutet, keine Bindung mehr haben zu können. In dieser Phase wäre daher anzustreben:

1. Die Fähigkeit, eigenständig erste Kontakte zu schließen, ohne Furcht sich selbst aufzugeben.
2. Anderen angemessen nein zu sagen, ohne Angst, dadurch Zuwendung zu verlieren.
3. Angebrachte Neins von anderen zu akzeptieren, ohne sich emotional von ihnen zurückzuziehen.

Zwischen achtzehn und sechsunddreißig Monaten sollte das Kind lernen, eigenständig zu sein. Es möchte frei sein von der Herrschaft seiner Eltern, aber dieser Wunsch steht im Konflikt zu seiner tiefen Abhängigkeit von den Eltern. Kluge Eltern vermitteln dem Kleinen ein Gespür für seine Person und helfen ihm zugleich, den Verlust seiner Allmacht aus dem Säuglingsalter zu akzeptieren.

Um so kleinen Kindern Grenzen beizubringen, muss man ihre Neins auch einmal akzeptieren und gleichzeitig das eigene feste Nein erhalten. Es ist leicht, zu versuchen, alle Gefechte zu gewinnen. Aber das sind zu viele. Sie werden so am Ende den Krieg verlieren, weil Sie die Sicht für das gesamte Bild verloren haben – eine emotional ausgeglichene Bindung. Verschwenden Sie Ihre Energie nicht bei dem Versuch, einen Wirbelwind zu kontrollieren. Suchen Sie sich Ihre Schlachten sorgfältig aus und gewinnen Sie die wichtigen.

Eltern sollen ihre Freude am Spaß ihrer Kinder haben, aber zugleich einhellige und durchgängig feste Grenzen erhalten. In diesem Alter können Kinder sowohl die Hausregeln als auch die

Konsequenzen für deren Übertretung erlernen. Beispielsweise könnte man so vorgehen:

1. Erste Übertretung. Sagen Sie dem Kind, dass es nicht auf dem Bettlaken malen darf. Versuchen Sie, dem Bedürfnis des Kindes zu malen auf andere Weise zu begegnen – ein Malbuch oder ein Stück Papier zu benutzen anstatt das Laken.
2. Zweite Übertretung. Sagen Sie dem Kind wieder nein und benennen Sie die Konsequenz. Es wird einen kurzen Moment innehalten. Bleibt es bei seinem Ungehorsam, bekommt es die Stifte für den Rest des Tages weggenommen.
3. Dritte Übertretung. Ziehen Sie die Konsequenzen durch. Erklären Sie warum und geben Sie dem Kind ein wenig Zeit, um zornig zu sein und sich von den Eltern zurückzuziehen.
4. Trost und neue Bindung. Umarmen und trösten Sie das Kind, um ihm zu helfen, sich wieder an Sie zu binden. Dies ermöglicht es ihm, zwischen Konsequenzen und Verlust von Liebe zu unterscheiden. Körperliche Züchtigung darf nie einen Verlust der Bindung beinhalten.

Drei bis fünf Jahre

In dieser Zeit fangen Kinder mit der Entwicklung von Geschlechterrollen an. Jedes Kind identifiziert sich mit dem Elternteil desselben Geschlechts. Kleine Jungen wollen sein wie Papa, und kleine Mädchen wollen sein wie Mama. Sie entwickeln auch zu demselben Elternteil rivalisierende Gefühle, wollen den anderen Elternteil heiraten und Mutter oder Vater damit aus dem Feld schlagen. Sie bereiten sich für ihre Geschlechterrolle im Erwachsenenalter vor.

Hier ist Grenzen-Arbeit durch die Eltern wichtig. Ruhig, aber fest müssen Mütter ihren Töchtern erlauben, sich mit ihnen zu identifizieren und mit ihnen zu wetteifern. Sie müssen auch mit dem Besitzanspruch ihrer Söhne umgehen und sie wissen lassen, dass »ich weiß, dass du gerne Mama heiraten würdest, aber Mama ist mit Papa verheiratet.« Väter müssen dasselbe mit ihren Töchtern und Söhnen tun. Dies hilft Kindern zu lernen, sich mit ihrer Geschlechterrolle zu identifizieren und entsprechende Charakteristiken anzunehmen.

Eltern, die die knospende Sexualität ihrer Kinder fürchten, werden oft diesen starken Bedürfnissen gegenüber extrem kritisch. Ihre eigene Furcht kann sie dazu bringen, ihr Kind anzugreifen oder zu beschämen, sodass sie dann ihre Sexualität unterdrücken. Als anderes Extrem wird ein bedürftiges Elternteil manchmal ein Kind des anderen Geschlechts emotional oder sogar körperlich verführen. Die Mutter, die zu ihrem Sohn sagt: »Papa versteht mich nicht – du bist der Einzige, der das kann«, sichert ihrem Sohn damit Jahre der Verwirrung über Geschlechterrollen. Eltern müssen eine Grenze aufrechterhalten, die die geschlechtliche Identifizierung zulässt und zugleich das Kind-Eltern-Verhältnis wahrt.

Sechs bis elf Jahre

Während dieser Zeit, die auch Latenz oder die Jahre der Arbeit genannt werden, bereitet sich das Kind auf die Pubertät, beziehungsweise die Adoleszenz vor. Dies sind die letzten echten Jahre der Kindheit. Sie sind wichtig, um durch Schule und Spiel zu lernen, sich auf eine Aufgabe zu konzentrieren und zu lernen, sich an Gleichaltrige desselben Geschlechts zu binden.

Diese Zeit ist für Kinder sehr stark mit Arbeit und Freundschaften ausgefüllt, erfordert aber auch von Eltern bestimmte Grenzen-Arbeit. Sie müssen ihren Kindern helfen, Aufgaben genau zu nehmen, wie Hausaufgaben erledigen oder Haushaltspflichten erfüllen. Sie müssen Planung und Disziplin erlernen, damit sie eine Aufgabe solange durchhalten, bis sie erledigt ist. Sie müssen solche Grenzen-Aufgaben erlernen, wie das Warten auf die Erfüllung von Wünschen oder zielorientiert zu denken und sich die Zeit einzuteilen.

Elf bis achtzehn Jahre

Die Pubertät, der letzte Schritt vor dem Erwachsensein, beinhaltet wichtige Aufgaben wie sexuelle Reife, die eigene Identität in der Umwelt zu behaupten, berufliche Interessen herauszufinden und erste Freundschaften. Es kann für Eltern und Kind eine aufregende Zeit sein. Zwischen Eltern und Kind verschiebt sich vieles. Anstatt Ihr Kind zu kontrollieren, geht es mehr um Möglichkeiten der Einflussnahme. Sie erweitern seine Freiheit und auch seine Verantwortung. Sie verhandeln neu die Freiräume in Bezug auf Einschränkungen, Grenzen und Konsequenzen.

All diese Veränderungen sind wie der Countdown bei einem

Raumschiff. Sie bereiten sich auf den »Abschuss« eines Jugendlichen in die Welt vor. Proaktive Eltern erinnern sich zu allen Zeiten an die immer näherrückende Ablösung ihres Teenagers in die Gesellschaft hinein. Die Frage, mit der sie sich immer auseinandersetzen müssen, lautet nicht mehr: »Wie kann ich mein Kind dazu bringen, sich zu benehmen?«, sondern: »Wie kann ich ihm ermöglichen, alleine zurechtzukommen?«

Teenager sollten soviel wie möglich ihre eigenen Beziehungs-, Termin-, Werte- und Geldgrenzen setzen. Und sie sollten die Konsequenzen ertragen, wenn sie ihre Grenzen überschreiten. Der Achtzehnjährige, der noch mit Fernseh- und Telefonverboten diszipliniert wird, wird in einem Jahr auf der Uni erhebliche Schwierigkeiten bekommen. Professoren, Universitätstutoren und Hausmeister in Studentenwohnheimen erlegen solche Einschränkungen nicht auf; sie verlassen sich auf solche Taktiken wie schlechte Noten, Hausverbot und Rausschmiss.

Wenn Sie einen Teenager haben, der noch kein Grenzen-Training erhalten hat, wissen Sie möglicherweise nicht, was Sie tun sollen. Sie müssen dort anfangen, wo immer sich Ihr Teenager befindet. Wenn seine Fähigkeit, nein zu sagen und etwas anzunehmen, mangelhaft ist, kann es in diesen letzten Jahren zu Hause sehr helfen, bei den Hausregeln anzufangen und Konsequenzen durchzuziehen. Sind aber Symptome wie die Folgenden vorhanden, kann bereits ein ernsthafteres Problem vorliegen:

- Rückzug des Teenagers vom Rest der Familie
- depressive Stimmung
- rebellisches Verhalten
- ständiger Konflikt in der Familie
- Freunde
- Schulprobleme
- Essstörungen
- Selbstmordgedanken
- Alkohol- und Drogenmissbrauch.

Viele Eltern, die solches Verhalten beobachten, reagieren mit zu vielen oder zu wenig Grenzen. Eltern, die zu streng sind, riskieren es, den Fast-Erwachsenen der Bindung an Zuhause vollends zu entfremden. Eltern, die zu nachlässig sind, wollen der beste Freund des Kindes sein, obwohl das Kind zu diesem Zeitpunkt einen Ansprechpartner mit echter Autorität sucht. Wenn es so weit ist, sollten die Eltern sich überlegen, ob sie nicht einen Familientherapeuten, der auf Teenagerprobleme spezialisiert ist, konsultieren. Es steht einfach zu viel auf dem Spiel, um das Problem ohne professionelle Hilfe zu lösen.

Verschiedene Arten der Disziplin

Viele Eltern sind sich unsicher, wie sie Kindern beibringen, Grenzen zu respektieren. Sie lesen zahlreiche Bücher und Artikel über Züchtigung, Bedenkzeiten, Einschränkungen und Taschengeld. Diese Detailfragen gehen über die Zielsetzung in diesem Buch hinaus, aber ein paar Anregungen können dem suchenden Erzieher ein wenig helfen, seine Gedanken zu organisieren.

1. Konsequenzen sollen dem Kind helfen, Verantwortung und Kontrolle in seinem Leben zu entwickeln.

Zuchtanforderungen, die die Hilflosigkeit des Kindes vergrößern, sind wohl nicht hilfreich. Ein sechzehnjähriges Mädchen zum Unterricht zu schleifen, gibt ihr nicht die innere Motivation, die sie drei Jahre später auf der Uni braucht. Ein System von Belohnungen und Konsequenzen, das ihr hilft, sich um ihres eigenen Vorteils willen zu entscheiden, in die Schule zu gehen, birgt ein größeres Erfolgspotential.

2. Konsequenzen müssen dem Alter angemessen sein.

Sie müssen die Bedeutung Ihrer Maßnahmen überdenken. Den Hintern versohlt zu bekommen, beispielsweise, demütigt und erzürnt einen Teenager nur; bei einem Vierjährigen richtig angewandt, kann es ihm helfen.

3. Konsequenzen müssen zur Ernsthaftigkeit der Übertretung in Beziehung stehen.

Genauso wie ein Strafsystem verschiedene Maße für verschiedene Straftaten anlegt, müssen Sie zwischen geringen und schweren Übertretungen unterscheiden. Sonst werden harte Strafen bedeutungslos. Ein Patient sagte einmal zu mir: »Ich wurde wegen großer und wegen kleiner Dinge geschlagen. Ich habe angefangen, mich nur noch mit großen Dingen zu beschäftigen, es erschien mir einfach effizienter.« Wenn Sie schon die Todesstrafe erhalten haben, haben Sie nicht mehr viel zu gewinnen, wenn Sie bloß noch anständig sind.

4. Das Ziel von Grenzen soll innere Motivation mit selbsterzeugten Konsequenzen sein.

Wir sind erfolgreich als Eltern, wenn unsere Kinder morgens aus dem Bett steigen, verantwortlich sind, mitdenkend und an anderen Interesse haben – weil sie es wollen, nicht nur weil wir es wollen. Wahre Reife kann nur dort entstehen, wo Liebe und Grenzen ein echter Teil des Charakters werden. Sonst erziehen wir nachgiebige Papageien, die sich mit der Zeit selbst zerstören könnten.

Eltern haben eine gewichtige Verantwortung, ihren Kindern ein inneres Gespür für Grenzen zu vermitteln. Es ist eine ernste Verantwortung. Es gibt keine Garantie dafür, dass unser Training Anklang finden wird. Kinder haben zu lernen. Je älter sie werden, desto größer ist ihre Verantwortung. Und indem wir selber über unsere eigenen Grenzen mehr lernen, vergrößern wir die Chancen unserer Kinder in dieser Welt – für jeden Tag ihres Lebens.

11. Grenzen und die Arbeit

In der Kinderstunde, Sonntag früh, lernten wir über Adam, Eva und den Sündenfall. Ich lernte, dass der Sündenfall der Anfang von allem »Schlechten« war. An dem Tag ging ich nach Hause und sagte zu meiner Mutter: »Adam und Eva mag ich nicht. Wenn sie nicht gewesen wären, müßte ich nicht mein Zimmer aufräumen!« Im Alter von acht Jahren machte mir Arbeit keinen Spaß, und weil es keinen Spaß machte, war es schlecht. Weil es schlecht war, war es Adams Schuld. Für einen Jungen eine simple Theorie, aber doch jugendliche Torheit.

Arbeit existierte vor dem Sündenfall; sie war immer ein Teil von Gottes Plan für die Menschheit. Er plante zwei Dinge für die Menschen: Sie sollten die Erde untertan machen, und sie sollten über alles herrschen (1. Mose 1,28). Sie würden die Erde besitzen und sie in Ordnung halten. Das hört sich nach viel Arbeit an. Aber da der Garten Eden zu Beginn noch unser Paradies war, entwickelten sich unsere Schwierigkeiten mit der Arbeit erst später, nach dem Fall. Gott sagte zu Adam: »Verflucht sei der Acker um deinetwillen! Mit Mühsal sollst du dich von ihm nähren dein Leben lang. Dornen und Disteln soll er dir tragen, und du sollst das Kraut auf dem Felde essen. Im Schweiße deines Angesichts sollst du dein Brot essen, bis du wieder zu Erde werdest, davon du genommen bist. Denn du bist Erde und sollst zu Erde werden« (1. Mose 3,17-19).

Andere Aspekte des Falls haben auch unsere Arbeit beeinflusst. Der erste ist die Tendenz, nicht für etwas geradestehen zu wollen. Wir haben in den Kapiteln davor über das Grenzenproblem gesprochen, dass wir nicht die Verantwortung übernehmen wollen für das, was zu uns gehört. Es fing schon im Garten Eden an, als Adam und Eva versuchten, die Schuld für ihre eigene Sünde sich gegenseitig in die Schuhe zu schieben. Adam beschuldigte Eva; Eva schob die Schuld auf die Schlange (1. Mose 3,11-13). Sie wollten nicht zu ihrer Tat stehen, sondern die Aufmerksamkeit von sich ablenken.

Diese Tendenz, jemand anderem die Schuld zuzuschieben, ist auch eines der Schlüsselprobleme, was moderne Arbeit und Berufstätigkeit betrifft. Der Sündenfall trennte die Liebe von der

Arbeit. Vor dem Fall war Adam durch die Liebe mit Gott verbunden, und aus dieser Stellung als Geliebter heraus arbeitete er. Nach dem Fall war seine Motivation nicht die vollkommene Liebe, aber er musste als ein Teil des Fluches und des Gesetzes einer gefallenen Welt arbeiten. Das von der Liebe motivierte »ich will« wurde zum »ich muss«. Da alle Menschen unter diesem Gesetz Gottes stehen, wird die Zwangsläufigkeit des Irdischen unseren Wunsch zu rebellieren noch erhöhen. Wir können einen guten Job tun wollen, und dennoch erleben, wie alles gegen uns zu arbeiten scheint.

Paulus hat auch das vorformuliert (Röm 4,15), besonders, wie der Zustand der Welt seit dem Sündenfall unsere Motivation fördert, das Falsche zu tun (Röm 7,5). Alles zusammen führt dazu, dass die Menschheit eigentlich nicht in der Lage ist, die Verantwortung zu zeigen, die notwendig wäre, auch nicht bei der Arbeit. Kein Wunder, dass wir Probleme mit der Arbeit haben. In diesem Kapitel wollen wir uns anschauen, wie Grenzen helfen können, Probleme zu lösen, die im Zusammenhang mit dem Beruf stehen, und wie sie uns helfen können, mit der Arbeit, die wir tun, erfüllter und glücklicher zu sein.

Arbeit und Charakterbildung

Christen haben oft eine verdrehte Sicht von Arbeit. Es sei denn, jemand arbeitet »für den Herrn«, wird Arbeit als weltlich betrachtet. Und diese Anschauung verdreht das biblische Bild. Wichtig ist, dass wir alle eine Berufung haben. Wo immer wir arbeiten, was immer wir tun, wir sollen es als »dem Herrn tun« (Kol 3,23). Jesus benutzt Gleichnisse über die Arbeit, um uns zu zeigen, wie wir geistlich wachsen sollen. Diese Gleichnisse handeln von Geld, von der Pflichterfüllung, von treuer Verwalterschaft und vom ehrlichen Umgang mit der Arbeit. Unsere Beziehung zu Gott gibt uns einen Charakter, den wir brauchen. Genauso wird die Beschäftigung mit Gott eine direkte Folge für unsere Arbeitserfüllung bedeuten.

Arbeiten ist eigentlich geistliche Aktivität. Das Neue Testament lehrt, dass Arbeit mehr ist als irdische Erfüllung und Belohnung. Auf unserem Arbeitsplatz entwickeln wir etwas von unserer lebensmäßigen Berufung. Lasst uns in diesem Sinne einmal betrachten, wie das Setzen von Grenzen am Arbeitsplatz uns helfen kann, geistlich zu wachsen.

Probleme am Arbeitsplatz

Mangel an Grenzen schafft häufig viele Probleme am Arbeitsplatz. Bei der Beratung großer Unternehmen habe ich den Mangel an Grenzen immer wieder als Ursache für Schwierigkeiten im Management wiedergefunden. Wenn Leute die Verantwortung für ihre eigene Arbeit übernehmen und klare Grenzen setzen würden, gäbe es die meisten der Probleme, die ich klären sollte, überhaupt nicht. Es ist daher eine sehr interessante Frage: Wie können Grenzen einige der häufigsten Probleme am Arbeitsplatz lösen?

Problem 1: Eines Mitarbeiters Verantwortung übergestülpt bekommen

Simone ist Verwaltungsassistentin in einer kleinen Firma, die Trainingsseminare für Industrieunternehmen plante. Sie ist dafür verantwortlich, die Seminare zu buchen und die Terminplanung für die Redner zu organisieren. Ihr Kollege Jack ist für den Veranstaltungsort zuständig. Er bringt die Unterlagen zu den Räumen, stellt alles auf und kümmert sich um die Mahlzeiten. Zusammen sorgen die beiden dafür, dass die Seminare reibungslos abgehalten werden können. Nach ein paar Monaten, in denen ihre Arbeit ihr wirklich gut gefiel, begann Simone an Elan zu verlieren. Schließlich fragte ihre Freundin und Mitarbeiterin Lydia sie, was denn los sei. Simone konnte zuerst nicht ganz erklären, was das Problem war. Dann fiel ihr auf, dass Jack das Problem war. Jack hatte Simone gebeten, für ihn »das abzuholen, wenn du schon unterwegs bist«, oder »diesen Karton mit Unterlagen mal gerade mitzunehmen«. Langsam lud Jack seine ganze Verantwortung auf Simone ab. »Du musst aufhören, Jacks Arbeit zu tun«, sagte Lydia zu Simone. »Tu deine eigene Arbeit, und mach dir um ihn keine Sorgen.«

»Aber was ist, wenn etwas nicht klappt?« fragte Simone aus vollem Verantwortungsgefühl. Lydia zuckte mit den Schultern: »Dann werden sie Jack die Schuld geben. Es ist nicht deine Verantwortung.« »Jack wird mir böse sein, dass ich ihm nicht mehr helfe«, meinte Simone. »Lass ihn«, sagte Lydia, »sein Zorn kann dir nicht so viel schaden, wie es seine schlechte Arbeitsmoral tut.« So fing Simone an, bei Jack Grenzen zu ziehen. Sie sagte zu ihm: »Ich werde diese Woche nicht die Zeit haben, die Unterlagen für dich zum Hotel zu bringen.« Und als Jack nicht genügend Zeit hatte, die Dinge zu erledigen, sagte sie: »Es tut mir leid, dass du das noch nicht erledigt hast, und ich verstehe, dass es jetzt für dich eng ist. Vielleicht solltest du nächstes Mal besser planen. Das ist nicht meine Aufgabe.«

Manche Seminarleiter waren daraufhin zornig, dass ihre Ausrüstung nicht aufgestellt worden war, und Kunden waren verärgert, dass kein Essen bereitgestellt war. Aber der Chef verfolgte das Problem zu dem Ausgangspunkt zurück: Jack – und sagte ihm, dass er sich in den Griff bekommen solle oder sich einen anderen Job suchen müßte. Daraufhin fing Simone wieder an, Freude an ihrer Arbeit zu haben, und Jack wurde verantwortungsbewusster. Und alles nur, weil Simone Grenzen setzte und sie einhielt.

Wenn jemand Ihnen seine Verantwortung überstülpt und Sie anfangen, ihm deswegen zu grollen, müssen Sie für Ihre Gefühle geradestehen. Machen Sie sich klar, dass Ihre Unzufriedenheit nicht die Schuld Ihres Mitarbeiters ist, sondern Ihre eigene. In diesem, wie in jedem anderen Grenzen-Konflikt, müssen Sie zuerst die Verantwortung für sich selbst übernehmen. Dann müssen Sie sich Ihrem Mitarbeiter gegenüber verantwortlich verhalten. Gehen Sie zu Ihrem Mitarbeiter und erklären Ihre Position. Wenn er Sie bittet, etwas zu tun, was nicht in Ihrer Verantwortung liegt, sagen Sie nein und weigern Sie sich zu tun, was immer er von Ihnen wollte.

Wenn er zornig wird, weil Sie nein gesagt haben, halten Sie an Ihren Grenzen fest und haben Sie Mitgefühl mit seinem Zorn. Werden Sie nicht selber zornig. Zorn mit Zorn zu bekämpfen heißt, sich an seinem Spiel zu beteiligen. Erhalten Sie eine emotionale Distanz und sagen Sie: »Es tut mir leid, dass es dich so aufregt. Aber diese Aufgabe liegt nicht in meiner Verantwortung. Ich hoffe, dass du es bewältigst.« Wenn er sich weiterhin mit Ihnen streiten will, sagen Sie ihm, dass Sie darüber nicht mehr diskutieren möchten; er kann gerne kommen und sich mit Ihnen unterhalten, wenn er über etwas anderes reden will. Stolpern Sie nicht in die Falle, ihm erklären zu müssen, warum Sie seine Arbeit nicht für ihn tun. Sie werden damit nur seinem Denken, dass Sie seine Arbeit für ihn tun sollten, wenn Sie das können, Vorschub leisten, und er wird versuchen, einen Grund zu finden, warum Sie das tun sollten. Sie schulden jedoch niemandem eine Erklärung dafür, warum Sie etwas nicht tun, das nicht zu Ihrer Aufgabe gehört.

Viele »über« verantwortliche Menschen, die unverantwortliche Mitarbeiter haben, tragen für ihre Kollegen die Konsequenzen. Sie haben weder an ihrer Arbeit noch an ihrer Beziehung zu diesen Kollegen Freude, weil sie sie immer decken oder ihre Probleme ausbaden. Ihr Mangel an Grenzen fügt ihnen selbst Verletzungen zu und hindert die anderen zu wachsen. Wenn Sie so sind, müssen Sie unbedingt lernen, Grenzen zu setzen.

Manchmal braucht ein Kollege wirklich legitime Hilfe. Es ist völlig in Ordnung, einem Mitarbeiter unter die Arme zu greifen oder einem Kollegen, der Ihr Entgegenkommen nicht ausnutzt, zu helfen. Das ist nun mal das Wesen eines Arbeitsplatzes in einer Firma, und in guten Firmen arbeitet man liebevoll miteinander.

Bei unserer Arbeit als Psychologen im selben Krankenhaus übernehmen wir öfter die Schicht oder Rufbereitschaft eines anderen. Wenn aber einer von uns anfangen würde, den anderen auszunutzen, würden wir damit aufhören müssen. Füreinander einzuspringen wäre dann nicht mehr hilfreich, sondern würde den anderen zu schlechten Verhaltensmustern verleiten.

Opfer zu bringen und einen Gefallen zu tun sind Teil des christlichen Lebensstils. Doch damit ist es beileibe nicht getan. Ist das Ergebnis bei demjenigen, dem Sie geben, gut oder schlecht? Die Bibel verlangt von dem Empfänger eines Vorteils oder einer Gabe eine erkenntliche Reaktion, in Richtung verantwortliches Handeln. Wenn Sie nach einer Weile davon nichts erkennen können, müssen Sie Grenzen festsetzen (Lk 13,9).

Problem 2:
Zu viele Überstunden

Als ich meine Praxis eröffnete, stellte ich eine Sekretärin für zwanzig Stunden die Woche ein. An ihrem zweiten Arbeitstag gab ich ihr einen ganzen Stoß Arbeit, die sie für mich erledigen sollte. Nach etwa zehn Minuten klopfte sie an meine Tür. »Was kann ich für Sie tun, Laura?« fragte ich sie.

»Da ist ein Problem«, antwortete sie. »Ein Problem? Was für ein Problem?« Ich hatte nicht die geringste Ahnung, wovon sie sprach. »Sie haben mich für zwanzig Stunden in der Woche eingestellt und mir eben genug Arbeit für vierzig Stunden gegeben. Welche zwanzig Stunden möchten Sie erledigt haben?«

Sie hatte recht. Ich hatte ein Problem. Ich hatte mein Arbeitspensum nicht im Griff. Ich würde entweder mehr für Hilfe ausgeben, weniger Projekte annehmen oder zusätzlich jemanden einstellen müssen. Aber es stimmte: Es war mein Problem, nicht ihres. Ich musste dafür die Verantwortung übernehmen und es regeln. Die meisten Chefs haben nicht so viel Glück. Ihre Angestellten übernehmen die Verantwortung für ihre schlechte Planung und setzen ihnen niemals Grenzen. Sie werden nie auf ihren Mangel an Grenzen aufmerksam gemacht, bis es dann zu spät ist, und sie einen guten Mitarbeiter verlieren, weil er überarbeitet oder ausgebrannt ist. Solche Chefs brauchen klare Grenzen, aber die meisten Mitarbeiter haben Angst, sie so zu ziehen, wie Laura das getan hat, weil sie um den Arbeitsplatz fürchten oder Unannehmlichkeiten erwarten.

Wenn Sie sich in einer solchen Situation befinden, in der Sie viel Extraarbeit erledigen, weil Sie »den Job brauchen« oder befürchten, sonst entlassen zu werden, haben Sie ein Problem. Wenn Sie mehr Überstunden leisten, als Sie möchten, sind Sie ein Sklave Ihrer Arbeit. Es gibt einen Unterschied zwischen einem Sklaven und einem Angestellten mit einem Arbeitsvertrag. Verträge und das Arbeitsrecht stellen für alle Beteiligten klar, was von ihnen erwartet wird, und können entsprechend abgestimmt werden. Arbeitsverhältnisse sollten auf detaillierten Aufgabenbeschreibungen beruhen. So schwer sich das auch anhört. Sie müssen für sich selbst die Verantwortung übernehmen und Schritte einleiten, um Ihre Situation zu ändern, zum Beispiel:

1. Setzen Sie Grenzen bei Ihrer Arbeit. Entscheiden Sie sich, zu wie vielen Überstunden Sie bereit sind. Es kann sein, dass saisonbedingte Überstunden von Ihnen erwartet werden.
2. Lesen Sie noch einmal Ihre Arbeitsplatzbeschreibung durch, sollte eine existieren.
3. Machen Sie eine Liste aller Arbeiten, die Sie im kommenden Monat erledigen sollen. Kopieren Sie diese Liste und nummerieren Sie jede Aufgabe in der Reihenfolge ihrer Wichtigkeit. Markieren Sie auch, welche Aufgaben auf der Liste nicht zu Ihrem Arbeitsbereich gehören.
4. Machen Sie einen Termin mit Ihrem Chef, um Ihre Überstunden zu besprechen. Sie sollten zusammen Ihre Aufgabenliste für den kommenden Monat durchsprechen. Bitten Sie Ihren Chef, seinerseits der Liste eine Rangfolge zu geben. Sollte er alle Aufgaben erledigt haben wollen

und Sie sie in der Zeit, die Sie dafür aufbringen wollen, nicht schaffen können, muss der Chef vielleicht zeitweilig extra Hilfe einstellen. Dies wäre vielleicht auch der richtige Zeitpunkt, Ihre Arbeitsplatzbeschreibung anzusprechen, sollten Sie der Meinung sein, dass Sie Dinge tun, die außerhalb Ihres Bereiches oder Ihrer Qualifikation liegen. Wenn Ihr Chef immer noch unberechtigte Erwartungen an Sie stellt, möchten Sie vielleicht einen oder zwei Kollegen zu einem zweiten Gespräch dazubitten (nach Matthäus 18) oder sich mit der zuständigen Person in der Personalabteilung oder auch im Betriebsrat unterhalten.

Wenn Ihr Arbeitgeber das nicht von sich aus zu tun bereit ist und er nach alledem immer noch unvernünftige Anforderungen an Sie stellt, sollten Sie in Erwägung ziehen, eine bessere Firma zu suchen. Das ist natürlich nicht einfach, aber es tut genauso wenig gut, auf Dauer den dummen August zu spielen. Sie werden vielleicht die Abendschule besuchen und eine weitere Ausbildung machen müssen, damit sich Ihnen größere Möglichkeiten eröffnen. Sie werden vielleicht Hunderte von Arbeitsanzeigen durchgehen und ebensolche Stapel von Bewerbungen abschicken müssen. Vielleicht wollen Sie sich selbständig machen. Sie mögen vielleicht ein Notkonto anlegen wollen, damit Sie den Wechsel des Arbeitsverhältnisses auch ohne die Querelen mit dem Arbeitsamt überstehen können.

Was immer Sie tun, denken Sie daran, dass Ihre Überarbeitung auch Ihr Problem ist und in Ihrer Verantwortung liegt. Wenn Sie Ihr Arbeitgeber ausnimmt, müssen Sie etwas dagegen unternehmen. Stehen Sie zu dem Problem. Hören Sie auf, das Opfer einer schlechten Arbeitsplatzsituation zu sein, und fangen Sie an, Grenzen zu ziehen. Sie verbringen viel Zeit bei der Arbeit, umso wichtiger, dass Sie auch hier erkennen, wie wichtig es ist, eine gute Arbeit auf eine gute und befriedigende Weise tun zu dürfen.

Problem 3: Falsche Prioritäten

Wir haben darüber gesprochen, dass man bei anderen Grenzen ziehen muss. Das gilt aber auch für Sie selber. Sie müssen sich klar machen, dass Ihre Zeit und Energie begrenzt sind und Ihre Arbeit entsprechend einteilen. Erkennen Sie, was und wann Sie es tun können, und sagen

Sie zu allem anderen nein. Lernen Sie, Ihre Grenzen zu sehen, und halten Sie sich daran, so wie Laura das tat. Sagen Sie zu Ihrem Team oder Chef: »Wenn ich A heute tue, dann werde ich B erst am Mittwoch tun können. Ist das in Ordnung, oder sollten wir noch einmal darüber nachdenken, an welchem Projekt ich zuerst arbeiten sollte?«

Gute Arbeiter tun zwei Dinge: Sie streben danach, ausgezeichnete Arbeit zu leisten, und sie verbringen ihre Zeit damit, besonders die wichtigsten Dinge zu erledigen. Viele Menschen tun ausgezeichnete Arbeit, aber sie erlauben, dass sie von unwichtigen Dingen abgelenkt werden; sie tun die unwichtigen Dinge sehr gut! Sie haben das Gefühl, dass sie tolle Arbeit leisten, aber ihr Chef regt sich auf, weil die grundlegenden Ziele nicht erreicht werden. Dann sind sie frustriert und voller Groll, weil sie soviel Energie eingebracht haben. Sie haben auch hart gearbeitet, aber sie haben keine Grenzen gesetzt, um einzugrenzen, womit sie ihre Zeit verbrauchen, und den wirklich wichtigen Dingen wurde nicht genug Aufmerksamkeit geschenkt.

Sagen Sie nein zum Unwichtigen und sagen Sie nein zu Ihrer Neigung, weniger als Ihr Bestes zu geben. Wenn Sie Ihre ganze Kraft und Fähigkeit auf die wichtigsten Dinge konzentrieren, werden Sie Ihre Ziele erreichen. Zusätzlich dazu, den unwichtigen Dingen nein zu sagen, müssen Sie sich einen Plan machen, um die wichtigen Dinge zu erledigen, und um Ihre Aufgaben herum ein paar Zäune ziehen. Erkennen Sie Grenzen und lassen Sie nicht zu, dass Ihre Arbeit Ihr Leben dominiert. Grenzen zu haben zwingt Sie dazu, Prioritäten zu setzen. Wenn Sie sich vor sich selber verpflichten, soundso viele Stunden pro Woche für Ihre Arbeit aufzubringen, werden Sie diese Stunden besser einteilen. Wenn Sie denken, unbegrenzte Zeit zu haben, werden Sie zu allem Ja sagen. Sagen Sie lieber zu den besten Dingen ja, und manchmal werden Sie auch zu guten Dingen Nein sagen müssen.

Der Dienst eines uns bekannten Pfarrers nahm viel Reisezeit in Anspruch. Er und seine Frau setzten sich zusammen und entschieden, dass er im Jahr nicht mehr als einhundert Nächte weg sein dürfe. Wenn er jetzt ein Angebot bekommt, überprüft er sein Zeitbudget und überlegt, ob dies etwas ist, wofür er einen Teil seiner Nächte hergeben möchte. Dieser Plan zwingt ihn dazu, mit seinen Reisen wählerischer zu sein, sodass er mehr Zeit für sein übriges Leben hat.

Ein Firmenvorstand, der zugelassen hatte, dass seine Arbeit ihn zu oft von zu Hause fernhielt, verpflichtete sich, nur noch vierzig

Stunden die Woche im Büro zu verbringen. Zuerst hatte er damit große Schwierigkeiten, weil er es nicht gewohnt war, seine Zeit und Verpflichtungen so eng einzuteilen. Als ihm aber langsam klar wurde, dass er nur begrenzte Zeit hatte, organisierte er sie weiser. Er wurde sogar effektiver, weil er gezwungen war, überlegter zu arbeiten.

Es wird immer Arbeit genug da sein, um die Zeit auszufüllen, die Sie dafür festlegen. Wenn ein Meeting keine Tagesordnung mit Zeitbegrenzungen hat, kann die Diskussion endlos werden. Teilen Sie den verschiedenen Punkten eine bestimmte Zeit zu, und halten Sie sich an diese Grenze. Sie werden effizienter arbeiten und Ihre Arbeit mehr genießen. Lernen Sie etwas von Jethro, dem Schwiegervater von Mose, der Moses Mangel an Grenzen sah und ihn fragte, warum er so schwer arbeitete (vgl. 2. Mose 18,14-27).

»Weil das Volk mich braucht«, sagte Mose. »Was du da tust, ist nicht gut«, erwiderte Jethro. »Du und diese Leute, die zu dir kommen, ihr werdet euch nur erschöpfen. Die Arbeit ist für dich zuviel; du kannst sie nicht alleine bewältigen«. Obwohl Mose gute Arbeit leistete, sah Jethro, dass er sich total verausgaben würde. Mose hatte einer guten Sache erlaubt, zu weit zu gehen. Grenzen bei zentralen Lebensangelegenheiten sorgen dafür, dass diese Angelegenheiten ihren Stellenwert für uns behalten.

Problem 4: Schwierige Mitarbeiter

Betriebspsychologen schicken oft Menschen wegen Arbeitsstress in unser Klinikprogramm. Wenn wir diese Stresssituationen analysieren, liegt der Ursprung gar nicht selten in einem Mitarbeiter, der die gestresste Person unter großen Druck setzt. Diese Person im Büro oder am Arbeitsplatz hat einen starken emotionalen Einfluss auf sein Opfer, und dieses weiß nicht, was es dagegen tun kann.

In einem solchen Fall müssen Sie sich an das Gesetz von der Macht erinnern: Sie haben nur die Macht, sich selbst zu verändern. Sie können nicht einen anderen verändern. Sie müssen sich selbst als das Problem sehen, nicht den anderen. Wenn Sie einen anderen als das Problem, das gelöst werden muss, empfinden, geben Sie ihm Macht über Sie. Weil Sie einen anderen nicht verändern können, sind Sie außer Kontrolle. Das eigentliche Problem liegt darin, wie Sie mit dem tyrannischen Kollegen oder Vorgesetzten umgehen. Sie sind derjenige, der leidet, und nur Sie haben die Macht, es in Ordnung zu bringen.

Schon viele haben die Einsicht als ungemeine Erleichterung empfunden, dass sie über andere keine Kontrolle ausüben können und sich darauf konzentrieren müssen, ihre eigenen Reaktionen zu verändern. Sie müssen sich weigern, einer anderen Person zu erlauben, sie zu beeinflussen. Diese Einstellung verändert das Leben und ist der Anfang wahrer Selbstbeherrschung.

Problem 5: Kritische Einstellungen

Stress wird ebenso oft durch die Zusammenarbeit mit jemanden verursacht, der zu viel kritisiert. Man verrennt sich bei dem Versuch, diese kritische Person für sich zu gewinnen, was fast niemals gelingt, oder lässt sich von demjenigen zum Zorn reizen. Manche Menschen verinnerlichen die Kritik und halten von sich selber nicht mehr viel. Alle diese Reaktionen deuten auf eine Unfähigkeit, sich von dem kritischen Gegenüber zu trennen und die eigenen Grenzen aufrechtzuerhalten. Erlauben Sie diesen überkritischen Menschen, sie selbst zu sein, aber erhalten Sie sich Ihre Eigenständigkeit und verinnerlichen Sie nicht Ihre Meinung über sich. Sehen Sie zu, dass Sie eine zutreffende Einschätzung von sich gewinnen und widersprechen Sie der Kritik zumindest innerlich.

Lassen Sie diesen kritischen Menschen als Erstes wissen, wie Sie ihre Haltung empfinden und was sie bei Ihnen bewirkt. Wenn er offen ist, wird er auf Sie hören. Wenn nicht, und auch andere seine Einstellung störend finden, wollen sich vielleicht zwei oder drei von Euch mit ihm einmal unterhalten. Wenn er immer noch nicht versuchen will, sich zu ändern, könnten Sie ihm sagen, dass Sie nicht mit ihm sprechen möchten, bis er seine Einstellung unter Kontrolle hat.

Oder Sie können den Möglichkeiten nachgehen, die Ihre Firma für solche Situationen vorsieht. Das Wichtigste ist, sich daran zu erinnern, dass Sie ihn nicht kontrollieren, wohl aber Ihren eigenen Umgang mit ihm einschränken können. Das Buch der Sprüche sagt: »Wer den Spötter belehrt, der trägt Schande davon, und wer den Gottlosen zurechtweist, holt sich Schmach. Rüge nicht den Spötter, dass er dich nicht hasse; rüge den Weisen, der wird dich lieben« (Spr 9,7-8). Erhalten Sie Ihre Grenzen. Lassen Sie sich nicht auf ihr Spiel ein.

Problem 6: Konflikte mit Autorität

Wenn Sie Schwierigkeiten haben, sich mit Ihrem Chef zu vertragen, haben Sie möglicherweise »Übertragungsprobleme«. Übertragung heißt, dass Sie in der Gegenwart eines Vorgesetzten Gefühle empfinden, die eigentlich zu einem Erlebnis in der Vergangenheit gehören. Übertragung geschieht oft bei Chefs, weil sie Autorität – ob echte oder unechte – verkörpern. Die Beziehung zwischen Chef und Angestelltem kann automatisch Konflikte auslösen, die Sie mit Autorität haben. Es kann sein, dass Sie starke Reaktionen empfinden, die zu der gegenwärtigen Beziehung überhaupt nicht passen.

Stellen Sie sich vor, Ihr Vorgesetzter sagt Ihnen, dass er etwas anders gemacht haben möchte. Sofort fühlen Sie sich herabgesetzt. Sie denken: Bei ihm kann ich nie etwas richtig machen. Ich werde es ihm zeigen. Ihr Vorgesetzter hat die Bemerkung vielleicht im Vorbeigehen gemacht, aber sie hat sehr starke Emotionen ausgelöst. Die Wahrheit ist, dass die Begebenheit unverarbeiteten Schmerz aus vergangenen Autoritätsbeziehungen, beispielsweise zu Eltern oder Lehrern, anzapft.

Wenn eine solche Übertragungsbeziehung anfängt, kann es sein, dass Sie beginnen, die ganzen alten Verhaltensmuster, die Sie bei Ihren Eltern benutzt haben, auszuleben. Das funktioniert letztlich nicht; denn dadurch benutzen Sie ein Verhaltensschema des Kindes. Grenzen zu haben heißt, für Ihre Übertragungen die Verantwortung zu übernehmen. Wenn Ihnen auffällt, dass Sie auf jemanden stark reagieren, nehmen Sie sich Zeit und überprüfen, ob Sie die Gefühle wiedererkennen. Erinnern Sie diese an jemanden in Ihrer Vergangenheit? Hat Ihr Vater oder Ihre Mutter Sie so behandelt? Haben sie vielleicht eine ähnliche Persönlichkeit wie der Mensch, mit dem Sie Schwierigkeiten haben? Sie tragen die Verantwortung dafür, diese Gefühle zu sortieren. Bis Sie nicht zu Ihren eigenen Gefühlen stehen, können Sie nicht sehen, wer der andere wirklich ist. Sie betrachten sie durch die Brille Ihrer eigenen Verzerrungen und unerledigten Probleme. Wenn Sie andere klar, ohne Übertragung sehen, dann werden Sie wissen, wie Sie mit ihnen umgehen können.

Ein anderes Beispiel wäre eine starke Konkurrenzsituation mit einem Kollegen. Dies kann auf eine Konkurrenzbeziehung aus der Kindheit hinweisen, so wie unter Geschwistern, die nicht verarbeitet worden ist. Wann immer Sie starke Gefühle verspüren, sehen Sie sie als ein Teil Ihrer Zuständigkeit an. Das wird Sie zu unerledigten Problemen und deren Heilung führen und Sie davor bewahren, sich Ihren Kollegen und Vorgesetzten gegenüber irrational zu verhalten. Überlassen Sie die Vergangenheit der Vergangenheit, erledigen Sie sie und erlauben Sie nicht, dass sie Beziehungen der Gegenwart beeinflusst.

Problem 7:
Zu viel von der Arbeit erwarten

Immer öfter erwarten Menschen von ihrer Firma, dass sie »Familie« sein soll. In einer Gesellschaft, in der Familie, Kirche und Nachbarschaft nicht mehr die alles stützende Struktur sind, die sie einst waren, erwarten Menschen von ihren Kollegen die emotionale Unterstützung, die die Familie früher gegeben hat. Dieser Mangel an Grenzen zwischen ihrem Privat- und Berufsleben birgt alle möglichen Schwierigkeiten in sich.

Im Idealfall unterstützt der Arbeitsplatz das eigene Selbstverständnis. Schnell wird der Job jedoch mit Erwartungen überfrachtet: dem Wunsch nach Förderung, Beziehung, Identitätsfindung und Annahme. Arbeitsplätze sind nicht auf diese Weise aufgebaut, und man erwartet solche Dinge auch nicht unbedingt von dem Angestellten.

Der vorprogrammierte Konflikt: Der Arbeitsplatz erfordert erwachsene Handlungen, aber unbewusst möchte einer Kindheitsbedürfnisse erfüllt bekommen. Diese verschiedenen Ansprüche werden unweigerlich aneinanderstoßen. Heilung kommt, wenn man unerfüllte Kindheitsbedürfnisse erkennt und an ihnen arbeitet. Das Problem ist, dass der Arbeitsplatz dafür nicht der richtige Ort ist. Auf der Arbeit gibt es andere Erwartungen. Es wird Einsatz und Pflichterfüllung verlangt, ohne uns etwas Persönliches zu geben, weil man für die Arbeit bezahlt wird. Der Arbeitgeber ist nicht verpflichtet, irgendeine emotionale Unterstützung zu geben.

Sie müssen dafür sorgen, dass Ihre Bedürfnisse nach Unterstützung und emotionaler Heilung außerhalb des Arbeitsplatzes erfüllt werden. Suchen Sie sich Hilfe, die Sie unterstützen und Sie heilen kann und Ihnen hilft, Ihren emotionalen Verletzungen und unerfüllten Bedürfnissen zu entwachsen. Sie müssen sich so aufbauen, dass Sie an Ihrem Arbeitsplatz die Erwartungen an einen Erwachsenen erfüllen. Sehen Sie zu, dass Ihre Beziehungsprobleme außerhalb der Arbeitsstelle gelöst werden, dann können Sie am besten eine Aufgabe erfüllen, ohne dass Ihre Nöte mit den Anforderungen Ihrer Firma vermischt werden. Erhalten Sie sich Grenzen; schützen Sie Ihre Verletzungen vor dem Arbeitsplatz, der nicht zum Heilen gedacht ist, sondern, im Gegenteil, noch unbedacht weitere Verletzungen verursachen kann.

Problem 8: Arbeitsstress mit nach Hause nehmen

Genauso, wie wir gute Grenzen in unserem Privatleben haben und es vom Arbeitsplatz trennen sollen, müssen wir in unserer Arbeit Grenzen setzen, damit wir sie von zu Hause fernhalten können. Das hat im allgemeinen zwei Seiten.

Die erste ist emotional. Konflikte am Arbeitsplatz sollten dort behandelt und gelöst werden, damit sie nicht den Rest unseres Lebens beeinflussen. Wenn man sie verleugnet, können sie große Depressionen und andere Krankheiten verursachen, die in andere Bereiche des Lebens übergreifen. Sehen Sie zu, dass Sie die Fragen, die mit der Arbeit zu tun haben, verstehen und sie direkt angehen, damit die Arbeit Ihr Leben nicht emotional beherrscht. Finden Sie heraus, warum ein Mitarbeiter Sie beeinflusst oder warum Ihr Chef den Rest Ihres Lebens kontrollieren kann. Warum können Ihre Erfolge oder Ihr Versagen im Job Ihr emotionales Befinden beeinflussen? Diese wichtigen Charakterfragen müssen durchgearbeitet werden. Sonst wird Sie Ihre Arbeit beherrschen.

Die zweite Seite besteht aus solchen Dingen wie Zeitbedarf, Kraft und andere Ressourcen. Achten Sie darauf, dass Ihre Arbeit, die ja jeden Tag weiterläuft, deshalb nicht in Ihr Privatleben übergreift und Sie Beziehungen und andere wichtige Elemente kostet. Setzen Sie Grenzen für Projekte, die mehr Zeit als normal in Anspruch nehmen, und lassen Sie Überstunden nicht zur Regel werden. Eine Firma in den USA legt solchen großen Wert auf Familienleben, dass sie ihren Mitarbeitern für Überstunden Lohn abzieht! Sie wollen, dass sie Grenzen bei ihrer Arbeit ziehen und nach Hause zu ihren Familien gehen. Finden Sie Ihre eigenen Grenzen und leben Sie danach.

Problem 9: Die Arbeit nicht mögen

Unsere Identität ergibt sich aus unseren Grenzen. Grenzen definieren, was ich bin und was nicht. Unsere Arbeit ist insofern ein Teil unserer Identität, als dass sie unsere spezifischen Gaben nutzt. Sehr viele Menschen sind jedoch nie in der Lage, ihre berufliche Identität zu finden. Sie stolpern von Job zu Job und können nie etwas finden, dass »für sie das Richtige ist«. In den überwiegend meisten Fällen ist dies ein Grenzenproblem. Sie sind nicht in der Lage gewesen, zu ihren eigenen Gaben, Talenten, Wünschen, Begierden und Träumen zu stehen, weil sie unfähig waren, den Definitionen und Erwartungen anderer an sie Grenzen entgegenzusetzen.

Dies geschieht besonders mit Menschen, die sich nicht von ihrer Ursprungsfamilie getrennt haben. Ein Pastor hatte große Schwierigkeiten mit seiner Gemeinde und dem Ältestenkreis. Schließlich sagte er mitten in einer Besprechung: »Ich wollte sowieso nie Pastor sein. Das war der Wunsch meiner Mutter.« Er hatte seiner Mutter gegenüber nicht genügend Grenzen, um sich seine eigene Karriere auszusuchen. Also hatte er sich ihren Wünschen angepasst und war unglücklich. Er hatte von Anfang an sein Herz nicht richtig daran gehängt.

Das kann auch mit Freunden passieren. Die Erwartungen anderer können sehr starken Einfluss ausüben. Sie müssen darauf achten, dass Ihre Grenzen stark genug sind, damit nicht andere Sie bestimmen. Finden Sie stattdessen mit Gottes Hilfe heraus, wer Sie wirklich sind, und für welche Art von Arbeit Sie geschaffen sind. Römer 12,2 kennt eine solche Art Grenze gegen den Druck von anderen: »Und stellt euch nicht dieser Welt gleich, sondern ändert euch durch Erneuerung eures Sinnes, damit ihr prüfen könnt, was Gottes Wille ist, nämlich das Gute und Wohlgefällige und Vollkommene.« Sicher ist das nicht immer einfach.

Die Lebensaufgabe finden

Die Lebensaufgabe zu finden bedeutet, Risiken einzugehen. Sich aus unklaren Verhältnissen lösen, das Festwerden der eigenen Identität erleben, neue Wege einschlagen und den Wert eigener Pläne schätzen lernen, all das summiert sich darin: Fangen Sie an, Schritte in die Richtung zu tun, in die Gott Sie leitet. Denn Gottes Anliegen ist es, dass wir unsere Gaben zu seiner Ehre entdecken und nutzen. Er braucht dazu nur, dass wir ihn in den Prozess miteinschließen: »Habe Lust an dem Herrn; der wird dir geben, was dein Herz wünscht. Befiehl dem Herrn deine Wege und hoffe auf ihn, er wird's wohlmachen« (Ps 37,4-5). Gott ruft uns aber auch dazu auf, für das verantwortlich zu sein, was wir tun: »Tu was dein Herz gelüstet und deinen Augen gefällt; aber wisse, dass dich Gott um das alles vor Gericht ziehen wird« (Pred 11,9). Wenn Sie also Ihre Gaben entwickeln, betrachten Sie Ihre Arbeit als eine Partnerschaft zwischen Ihnen und Gott an. Er hat Ihnen Gaben geschenkt und will, dass Sie sie entwickeln. Befehlen Sie dem Herrn Ihren Weg, und Sie werden Ihre Arbeitsidentität finden. Bitten Sie ihn, Ihnen zu helfen.

12. Grenzen und das Selbst

Sarah seufzte tief auf. Sie hatte schon seit langer Zeit in ihrer Therapie an schwerwiegenden Grenzenproblemen gearbeitet. Sie konnte Fortschritte in der Lösung ihrer Verantwortungskonflikte mit ihren Eltern, ihrem Mann und den Kindern erkennen. Aber heute schnitt sie ein neues Thema an.

»Ich habe von dieser Beziehung noch nie erzählt, obwohl ich das hätte schon längst tun sollen. Mit dieser Frau habe ich enorme Grenzenprobleme. Sie issßt zu viel und hat ein aggressives Mundwerk. Sie ist unzuverlässig, enttäuscht mich ständig. Und sie hat Geld von mir ausgegeben und hat es seit Jahren nicht zurückgezahlt.« »Warum haben Sie mir nicht von ihr erzählt?« fragte ich. »Weil ich es bin«, kam die Antwort.

Sarah drückte den Konflikt aus, den die meisten von uns haben. Wir lernen, dass Grenzen biblisch sind. Wir fangen an, anderen Grenzen zu setzen. Wir bewegen uns von der Position, zu wenig Verantwortung zu übernehmen, dahin, gerade genug zu tragen. Aber wie fangen wir an, bei uns selbst Grenzen zu setzen? Wir haben den Feind erkannt, und dies sind wir selbst.

Anstatt uns in diesem Kapitel mit der Kontrolle und Manipulation anderer zu befassen, werden wir unsere eigene Verantwortung, unseren Körper unter Kontrolle zu halten, betrachten (1Thess 4,4). Anstatt äußere Grenzen-Konflikte mit anderen Menschen zu erforschen, untersuchen wir nun unsere eigenen inneren Grenzen-Konflikte. Das kann uns empfindlich stören. Anstatt eine defensive Haltung anzunehmen, ist es viel besser für uns, wenn wir uns selbst demütig betrachten, indem wir einmal andere um ihre Meinung über uns bitten, Menschen, denen wir vertrauen, zuhören und auch mal sagen: »Ich war im Unrecht.«

Die außer Kontrolle geratene Seele

Essen

Es wurde immer schwieriger, Theresas geheimes Laster geheimzuhalten. Sie war 1,65 m groß und konnte ein wenig extra Gewicht vertragen, aber in den letzten Monaten war ihr Gewicht auf über 75 kg gestiegen. Sie hasste es. Ihr gesellschaftliches Leben, ihr Durchhaltevermögen und ihre Einstellung zu sich selber litten darunter.

Sie war außer Kontrolle geraten. Sie hatte eine erfolgreiche, aber stressige Karriere als Rechtsanwältin, und sie flüchtete zunehmend zu Keksen und Süßigkeiten, wenn Dinge schlecht liefen. Zwölfstundentage bedeuteten viel Alleinsein, und nichts konnte die Leere so gut ausfüllen wie üppiges Essen. Kein Wunder, dass sie es Nervenfutter nennen, dachte Theresa. Zu viel zu essen ist besonders bedrückend, weil das Übergewicht für andere sichtbar wird. Die übergewichtige Person empfindet extremen Selbsthass und Schande wegen ihres Zustandes. Und wie andere, deren Handlungen außer Kontrolle geraten sind, schämt sie sich, was sie auch von Beziehungen weg- und zum Essen geradezu hintreibt. Sowohl die sporadischen wie auch die chronischen übermäßigen Esser leiden an einem inneren Grenzenproblem. Dem übermäßigen Esser dient Nahrung als falsche Grenze. Er benutzt das Essen unbewusst vielleicht, um Intimität aus dem Wege zu gehen und unattraktiv zu werden. Oder er überisst sich, um ein falsches Gefühl der Nähe zu empfinden. Für sporadische Vielesser ist der »Trost«, den das Essen spendet, weniger ergiebig, und sie halten an echten Beziehungen durchaus fest, gleichwohl sie in diesen eine Entwicklung der Grenzen nötig hätten.

Geld

Menschen haben in vielen Bereichen enorme Schwierigkeiten im Umgang mit Geld, einschließlich der Folgenden: spontane Geldausgaben bzw. Anschaffungen, mangelnde Haushaltsplanung, über seine Verhältnisse leben, Kreditprobleme, chronisches Borgen bei Freunden, nutzlose Sparplanung, Mehrarbeit, um Rechnungen zu bezahlen.

Gott wollte, dass Geld für uns und andere ein Segen ist: »Gebt, so wird euch gegeben« (Lk 6,38). Tatsächlich sagt die Bibel nicht, dass es das Geld an sich, sondern die Liebe zum Geld ist, das die Wurzel allen Bösen ist (1Tim 6,10). Sicherlich stimmen wir alle darin überein, dass unsere Finanzen etwas sind, das unter Kontrolle sein sollte. Geld zu sparen, Kosten zu dämpfen und geschickt einzukaufen sind alles gute Dinge. Es ist jedoch eine große Versuchung, Geldprobleme einfach nur als ein Bedarf an mehr Einkommen zu sehen. Meistens ist das Problem nicht in den hohen Lebenshaltungskosten zu finden, sondern in den hohen Ansprüchen der Leute.

Das Problem, höhere Ausgaben als Einnahmen zu haben, ist eines der Eigengrenzen. Wenn wir Schwierigkeiten haben, übermäßige Ausgaben im Griff zu behalten, gehen wir das Risiko ein, der Sklave eines anderen zu werden (zum Beispiel unserer Bank): »Der Reiche herrscht über den Armen; und wer borgt ist des Gläubigers Knecht« (Spr 22,7).

Zeit

Viele haben das Gefühl, dass ihnen ihre Zeit aus den Händen gleitet. Sie sind die Menschen, bei denen alles erst »fünf vor zwölf« klappt, sie sind immer in Termindruck. Sosehr sie sich auch bemühen, stellen sie doch fest, dass ihnen der Tag – fast jeder – durch die Finger rinnt. Es gibt einfach nicht genug Stunden für sie, um ihre Aufgaben zu erledigen. Diese Menschen kämpfen zum Beispiel mit folgenden Zeitschwierigkeiten: Geschäftsbesprechungen, Verabredungen zum Essen, Termine von Projekten, Gemeinde und Schule usw. Solche Leute stürzen eine Viertelstunde zu spät in eine Besprechung, entschuldigen sich völlig außer Atem und sprechen von starkem Verkehr, überwältigenden Arbeitsbelastungen oder Pannen bei den Kindern. Menschen, deren Zeit außer Kontrolle ist, bringen andere in Schwierigkeiten, ob sie das wollen oder nicht. Das Problem entsteht meistens aus einer der folgenden Ursachen:

1. Allmacht. Diese Menschen haben unrealistische, sogar grandiose Erwartungen von dem, was sie in einer bestimmten Zeit erledigen können. »Kein Problem – ich mache das« ist ihr Motto.
2. Übermäßiges Verantwortungsgefühl für die Gefühle anderer. Sie glauben, dass der Gastgeber sich verlassen fühlen wird, wenn sie eine Party früher verlassen.
3. Mangel an realistischer Vorsorge. Sie leben so sehr in der Gegenwart, dass sie es vernachlässigen, Zeit für die

Rushhour, die Parkplatzsuche oder das Umziehen für einen Termin einzuplanen.

4. Rationalisieren. Sie verniedlichen die Unannehmlichkeiten und die Sorge, die sie anderen durch ihr Verhalten verursachen. Sie denken: »Sie sind meine Freunde, sie werden mich schon verstehen.«

Der Mensch mit unterentwickelten Eigengrenzen für das Zeitgefühl frustriert nicht nur andere, sondern auch sich selbst. Er beendet den Tag, ohne das Gefühl zu haben, dass er etwas erreicht hat. Stattdessen bleiben unerfüllte Wünsche, halbfertige Projekte und die Erkenntnis, dass der nächste Tag schon mit Verspätung beginnen wird.

Eine Aufgabe zu Ende bringen

Dieses Grenzenproblem hat damit zu tun, dass man eine Aufgabe gut zu Ende führen soll. Die meisten von uns haben etwa in der Liebe und der Arbeit Lebensziele. Wir wollen vielleicht Tierarzt oder Rechtsanwalt werden. Vielleicht wollen wir ein eigenes Geschäft besitzen oder ein Haus auf dem Land. Möglicherweise stellen wir uns vor, ein Bibelstundenprogramm aufzustellen oder ein Fitnessprogramm anzufangen. Wir würden alle gerne mit Paulus über unsere Aufgaben sagen: »Ich habe den guten Kampf gekämpft, ich habe den Lauf vollendet, ich habe den Glauben gehalten; hinfort liegt für mich bereit die Krone der Gerechtigkeit« (2Tim 4,7-8). Jesu Worte am Kreuz sind in ihrer Einfachheit noch aussagestärker: »Es ist vollbracht« (Joh 19,30). Viele Christen entdecken, dass sie zwar möglicherweise gute Beginner sind, aber schlechte Beender. Aus diesem oder jenem Grund wird aus kreativen Ideen einfach nichts Richtiges. Ein guter Ablauf verpufft, Erfolg scheint in Reichweite und verflüchtigt sich dann.

Viele mit diesem Problem haben eine dieser Schwierigkeiten:

1. Widerstand gegen Struktur. Durchhalteschwache Menschen haben das Gefühl, dass es eine Schwäche ist, sich der Disziplin eines Plans zu unterwerfen.
2. Angst vor Erfolg. Oder sie haben zu große Befürchtungen, dass andere sie um ihren Erfolg beneiden und kritisieren werden. Es ist besser, sich selbst ein Bein zu stellen, als Freunde zu verlieren.

3. Mangel an Durchhaltevermögen. Aus Abneigung gegen die langweiligen Details eines Projekts finden sie es viel aufregender, die Idee zu entwickeln und sie dann anderen zur Durchführung zu übergeben.
4. Ablenkbarkeit. Menschen, die sich nicht auf ein Projekt konzentrieren können, bis es beendet ist, haben nie gelernt, sich ausreichend zu konzentrieren.
5. Unfähigkeit, auf Erfüllung zu warten. Menschen sind zu ungeduldig und schwach, um die Durchführung eines Projekts bis zum befriedigenden Ende durchzustehen. Sie wollen die Befriedigung sofort haben. Sie sind wie Kinder, die den Nachtisch essen, bevor sie die Mahlzeit zu sich genommen haben.
6. Unfähigkeit, anderem Druck nein zu sagen. Fehlende Grenzen sind Ursache dafür, zu anderen Menschen und Projekten nein zu sagen. Sie haben nicht die Zeit, irgendeine Aufgabe gründlich zu Ende zu führen.

Menschen, die Probleme mit der Durchführung von Aufgaben haben, kommen sich oft vor wie ein Zweijähriger in seiner Lieblingsspielecke. Sie hämmern ein bisschen mit dem Holzhammer, brummen mit einem Spielauto, sprechen mit einer Kasperlepuppe und schauen in ein Buch. Alles innerhalb von zwei Minuten. Es ist leicht zu erkennen, auf welche Probleme Menschen stoßen, die keine Grenzen für die Erfüllung von Aufgaben haben. Ihr inneres Nein ist nicht genug ausgeprägt, um sich auf die Beendung einer Aufgabe zu konzentrieren.

Die Zunge

In einer meiner Therapiegruppen gab es einen Mann, der sehr viel Zeit für sich in Anspruch nahm. Er verlor sich in Nebensächlichkeiten, wechselte das Thema und erörterte unwichtige Details. Er konnte scheinbar nie auf den Punkt kommen. Andere Teilnehmer der Gruppe nickten ein, träumten oder wurden unruhig. Als ich gerade das Problem des Mannes, nie auf den Punkt zu kommen, ansprechen wollte, sagte eine der Frauen in der Gruppe: »Bill, jetzt komm aber mal auf einen Punkt, ja?« Auf einen Punkt zu kommen, oder eine Grenze um unsere Worte zu setzen, ist für viele ein Problem. Wie wir unsere Sprache benutzen, kann die Qualität unserer Beziehungen tief beeinflussen. Die Zunge kann sowohl Segen als auch Fluch sein (Jak 3,9-10). Sie kann ein Segen sein, wenn wir sie benutzen, um Mitgefühl auszudrücken, sich mit jemanden zu identifizieren, zu ermutigen, zu konfrontieren und zu ermahnen. Sie kann aber ein Fluch sein, wenn wir:

- ununterbrochen reden, um einem tieferen Gespräch oder einfach der Frage nach dem anderen auszuweichen
- wenn wir Unterhaltungen dominieren, um andere zu kontrollieren
- tratschen
- sarkastische Bemerkungen machen
- indirekte oder offen Feindseligkeit ausdrücken
- drohen
- schmeicheln anstatt aufrichtig zu loben
- verführen

Viele, die Schwierigkeiten haben, sich selbst verbale Grenzen zu setzen, sind sich ihres Problems gar nicht ausreichend bewusst. Ich kannte eine Frau, die furchtbare Angst davor hatte, dass sie jemand wirklich kennenlernen wollte. Sie stellte Fragen und redete sehr schnell, sodass die Unterhaltung sich nicht in ihre Richtung drehen konnte. Sie hatte nur ein Problem: Sie musste Atem schöpfen, um weiterreden zu können, und ein Atemzug ergab eine Pause, in der ein anderer das Wort ergreifen konnte. Die Frau löste ihr Problem ganz raffiniert; sie holte mitten im Satz Luft anstatt am Ende. Das sorgte dafür, dass die Leute genügend verunsichert waren, und so wurde sie selten unterbrochen. Eine effektive Strategie mit nur einem Haken: Sie musste immer neue Leute finden, mit denen sie sich unterhalten konnte. Nach ein paar Gesprächsrunden mit ihr verschwanden die jeweiligen Zuhörer.

Die Bibel ermahnt uns, unsere Worte mit Vorsicht zu behandeln: »Wo viele Worte sind, da geht's ohne Sünde nicht ab; wer aber seine Lippen im Zaum hält ist klug« (Spr 10,19). »Ein Vernünftiger mäßigt seine Rede, und ein verständiger Mann wird nicht hitzig« (Spr 17,27). Im Theological Wordbook of the Old Testament wird das hebräische Wort für »mäßigen« erklärt mit, »die freiwillige Handlung, jemanden oder etwas zurückzuhalten. Der Ausführende hat Macht über das Objekt«. »Mäßigen« ist ein Ausdruck, der viele Grenzen beinhaltet.

Wir haben Macht mit dem, was aus unserem Mund kommt, Grenzen zu setzen. Wenn wir uns nicht zurückhalten und keine Grenzen dagegen setzen können, was aus unserem Mund kommt, beherrschen uns unsere Worte – nicht wir unsere Worte.

Aber trotzdem sind wir für die Worte verantwortlich. Unsere Worte kommen nicht von irgendwo außerhalb von uns, als wären wir eine Bauchrednerpuppe. Sie sind das Produkt unseres Herzens. Wenn wir sagen: »Das habe ich nicht gemeint«, sollten wir vielleicht besser sagen: »Ich wollte nicht, dass du jetzt glaubst, dass ich so über dich denke«. Wir müssen die Verantwortung für unsere Worte übernehmen. »Ich sage euch aber, dass die Menschen Rechenschaft geben müssen am Tage des Gerichts von jedem nichtsnutzigen Wort, das sie geredet haben« (Mt 12,36).

Sexualität

In den letzten Jahren ist für nicht wenige Christen mehr Gelegenheit entstanden – ob inner- oder außerhalb ihrer Gemeinden –, ehrlich über ihre geistlichen und emotionalen Konflikte zu reden. Gerade auch heikle Fragen sexueller Art, besonders bei Männern, lassen sich besser ansprechen. Solche Probleme umfassen selbst Aspekte wie zwanghafte Masturbation, zwanghafte heterosexuelle oder homosexuelle Beziehungen, Pornographie, Exhibitionismus, Voyeurismus, obszöne Telefonanrufe, Belästigung am Arbeitsplatz, Belästigung von Kindern, Inzest und Vergewaltigung. Derjenige, der in einer solchen außer Kontrolle geratenen sexuellen Verhaltensweise verstrickt ist, fühlt sich normalerweise isoliert und voller Schuldgefühle. Oder der Betroffene überspielt es, da die Gesellschaft heute viele Formen anbietet, Probleme gesellschaftsfähig darzustellen (anstatt sie zu lösen).

Was immer in seiner Seele zerstört ist, es ist so in einer Dunkelheit verborgen, die fern ist von dem Licht der Beziehung zu Gott und anderen. Diese Sexualität nimmt ein Eigenleben an – von Phantasie getrieben und unwirklich. Ein Mann beschrieb es als ein »Nicht-ich«-Erlebnis. Ihm kam es so vor, als ob sein wahres Ich ihn von der anderen Zimmerseite aus beobachtete. Andere fühlen sich so tot und abgesondert, dass nur das Ausleben ihrer Sexualität ihnen noch das Gefühl vermittelt, lebendig zu sein.

Wie bei den meisten Konflikten mit inneren Grenzen liegt hier das Problem darin, dass Sexualität ohne Grenzen zu einem Tyrannen wird, fordernd und unersättlich. Es spielt keine Rolle, wie viele Orgasmen ein Mensch erlebt, die Begierde wird immer nur verstärkt, und die Unfähigkeit, zu den eigenen Begierden nein zu sagen, treibt ihn tiefer in die Verzweiflung und Hoffnungslosigkeit.

Missbrauch von Alkohol und Drogen

Abhängigkeiten von Alkohol und Drogen sind wahrscheinlich welche der offensichtlichsten Probleme mit inneren Grenzen. Diese Süchte verursachen extreme Verwüstung im Leben der Abhängigen. Die Unfähigkeit, in diesem Bereich Grenzen zu ziehen, führt zu Scheidung, Arbeitsplatzverlust, finanziellem Ruin, medizinischen Schwierigkeiten und oft zum Tod. Am tragischsten ist die wachsende Zahl von Jugendlichen, die mit Drogen experimentieren. Drogenabhängigkeit ist schon für Erwachsene, die zumindest über einen Ansatz von Charakter und Grenzen verfügen, sehr ernst; für ein Kind, dessen Grenzen zerbrechlich und gerade im Entstehen sind, sind die Resultate lebenslange Verkrüppelung.

Warum funktioniert mein »Nein« nicht?

»Ich werfe mein Nein weg«, sagte Bill zu mir. »Es funktioniert ganz gut, um bei anderen Grenzen zu setzen, aber jedesmal, wenn ich versuche, meine Aufgaben fristgerecht zu erledigen, bricht es ein. Wo kann ich es umtauschen?« Ja, wo? Als Sie die oben aufgeführten Bereiche der Grenzenlosigkeit gelesen haben, sind Sie sich vielleicht hoffnungslos frustriert vorgekommen. Wahrscheinlich konnten Sie sich in einem oder mehreren Problembereichen wiederfinden, und die Niedergeschlagenheit, in diesen Bereichen keine reifen Grenzen zu haben, ist Ihnen wohlbekannt. Was ist das Problem? Warum funktioniert unser Nein nicht bei uns selber? Es gibt mindestens zwei Gründe dafür:

1. Wir sind unser eigener schlimmster Feind. Ein äußerliches Problem kann man leichter handhaben als ein inneres. Wenn wir unseren Schwerpunkt vom Grenzen-bei-anderen-Setzen auf Grenzen-bei-uns-selbst-Ziehen verlagern, ist das eine folgenschwere Verschiebung unserer Verantwortung. Vorher waren wir dem anderen gegenüber verantwortlich, nicht für ihn. Jetzt sind wir sehr viel mehr eingebunden – »wir sind der andere«. Wir sind verantwortlich für uns selber.

Wenn Sie mit einer kritischen Person zu tun haben, der Art von Person, die an allem etwas auszusetzen hat, können Sie Ihrem Umgang mit ihr Grenzen setzen. Sie können das Thema, das Zimmer, das Haus oder den Kontinent wechseln. Sie können gehen. Aber was ist, wenn diese kritische Person in Ihnen selber ist? Was ist, wenn Sie diejenige mit dem Problem sind? Was tun, wenn Sie den Feind erkannt haben, und Sie sind es selber?

2. Wir entziehen uns Beziehungen, wenn wir sie am nötigsten haben. Jessica kam zu mir mit einem Esssucht-Problem. Sie war dreißig Jahre alt und hatte seit ihrer Teenagerzeit Fressanfälle gehabt. Ich fragte sie nach ihren früheren Versuchen, dieses Problem in den Griff zu bekommen.
»Ich versuche, Sport zu machen und richtig zu essen«, sagte sie. »Aber ich versage immer wieder.« »Mit wem sprechen Sie über das Problem?« fragte ich.
»Was meinen Sie?« Jessica sah verwirrt aus. »Mit wem sprechen Sie über ihre Esssucht, wenn Sie es nicht mehr ertragen können?« Jessica kamen die Tränen: »Sie verlangen zu viel. Das ist ein privates Problem. Kann ich es denn nicht in den Griff bekommen, ohne dass jemand etwas weiß?«

Seit dem Sündenfall ist es unser erster Instinkt gewesen, uns aus Beziehungen zurückzuziehen, wenn wir in Schwierigkeiten sind, gerade dann, wenn wir eigentlich andere am meisten brauchen. (Erinnern wir uns daran, dass Adam und Eva sich vor Gott versteckten, als sie von der verbotenen Frucht gegessen hatten.) Wegen unseres Mangels an Sicherheit, des vermeintlichen Verlustes an Gnade, unserer empfundenen Schmach und des verletzten Stolzes, ziehen wir uns in uns selbst zurück, wenn wir Kummer haben, anstatt uns nach außen zu wenden. Und das ist ein Problem.

Im Prediger-Buch sagt dieser: »Weh dem, der allein ist, wenn er fällt! Dann ist kein anderer da, der ihm aufhilft« (Pred 4,10). In unserem Klinikprogramm kommt dieser Rückzug wieder und wieder vor. Leidende Menschen fangen zum ersten Mal an, mit dem Personal oder anderen Patienten Bindungen einzugehen. Sie beginnen sich ihr Bedürfnis nach Nähe einzugestehen. Wie eine Pflanze, die sich nach einem schweren Regenguss wieder aufrichtet, beginnen sie im Lichte Gottes und seines Volkes wieder Bindungen einzugehen.

Dann passiert etwas Unvorgesehenes. Manchmal wird ihre Depression vorübergehend schlimmer, weil ihr innerer Schmerz aufgedeckt wird. Manchmal erinnern sie sich an traumatische Erlebnisse. Manchmal ergeben sich zwischen Familienmitgliedern schwere Konflikte. Und anstatt diese leidvollen und angsterregenden Gefühle und Probleme mit ihren neuen Beziehungspersonen zu teilen, ziehen sich diese Menschen oft in ihr Zimmer zurück, um ihr Problem alleine auszufechten. Sie verbringen mehrere Stunden am Tag damit, alles Mögliche zu tun, um sich wieder unter Kontrolle zu bringen. Sie reden positiv auf sich ein oder lesen zwanghaft die Bibel, damit sie sich »besser fühlen«.

Erst wenn dieser Versuch einer Lösung zusammenbricht, wird ihnen schließlich klar, dass ihre geistlichen Schmerzen und Lasten aus ihnen heraus in die Gemeinschaft von Gottes Volk gebracht werden müssen. Einem isolierten Menschen erscheint nichts furchterregender, unsicherer oder unweiser als gerade das. Eine solche Person muss erst sehr viel Sicherheit tanken und fühlen, bevor sie das Risiko eingeht, ihre geistlichen und emotionalen Probleme anderen anzuvertrauen.

Und doch kennt die Bibel keine andere Antwort für unsere Probleme. Gnade muss von außerhalb kommen, um hilfreich und heilend zu wirken. Genauso, wie die Rebe ohne den Weinstock vertrocknet und eingeht (Joh 15,1-6), können wir weder leben noch emotional heilen, ohne eine Bindung an Gott und andere. Gott und sein Volk sind die Energiequelle, aus der ein Problem angesprochen werden kann. Um zu heilen und erwachsen zu werden, müssen wir durch »verbindende« Glieder versorgt und auferbaut werden (Eph 4,16).

Sei unser Grenzenproblem nun Essen, Drogen, Sex, Zeit, Projekte, die Zunge oder Geld, wir können es nicht in einem Vakuum lösen. Wenn wir das könnten, würden wir es tun. Es ist aber so, dass wir umso schwerer kämpfen, je mehr wir uns isolieren. Genauso wie ein unbehandeltes Krebsgeschwür in kurzer Zeit lebensbedrohlich werden kann, werden unsere Probleme mit Eigengrenzen mit zunehmender Isolierung schlimmer.

Der letzte der drei Gründe, warum mein Nein bei mir selbst nicht oder nur schwer funktioniert: Wir versuchen allein mit unserem Willen unsere Grenzenprobleme zu überwinden. »Ich habe das Problem gelöst!« Peter war ganz begeistert darüber, dass er sein

Geldproblem in den Griff bekommen hatte. Er war ein engagierter Christ und ein Gemeindeleiter und machte sich zunehmend Sorgen über seine außer Kontrolle geratenen Finanzen. »Ich habe vor Gott und mir selber geschworen, dass ich nie wieder mehr ausgeben werde, als mein Budget erlaubt. Wie einfach!« Ich wollte Peters Euphorie nicht zerstören und bewahrte mir deshalb eine abwartende Haltung. Ich musste nicht lange warten. Schon in der nächsten Woche kam er enttäuscht und hoffnungslos wieder.

»Ich konnte mich einfach nicht stoppen«, lamentierte er. »Ich habe mir eine Sportausrüstung gekauft; dann suchten meine Frau und ich neue Möbel aus. Es war genau das, was wir brauchten. Der Preis stimmte. Nur, wir konnten es uns gar nicht leisten. Es ist einfach hoffnungslos.« Peter war kein hoffnungsloser Fall, aber seine Philosophie – unter Christen sehr beliebt – war es: Er hatte versucht, eine Problemlösung einzusetzen, die wahrscheinlich die am weitesten verbreitete ist – seine Willenskraft.

Der Ansatz ist einfach: Was auch immer das Problem ist, hören Sie auf damit. In anderen Worten: »Sagen Sie einfach nein.« Entscheiden Sie sich, aufzuhören. Verpflichten Sie sich, es nie wieder zu tun.

Das Problem mit diesem Ansatz liegt darin, dass der Stellenwert des Willens aufgrund unrealistischer Erwartungen falsch bewertet ist – etwas, was Gott nie so wollte. Unsere Herzen und unser Verstand sind durch den Sündenfall verzerrt; und damit auch unser Vermögen, richtige Entscheidungen zu treffen. Der Wille wird nur durch Beziehungen gestärkt; Verpflichtungen kann man nicht im Alleingang eingehen. Gott ermahnte Mose, Josua zu stärken und aufzuerbauen (5. Mose 3,28); er hat Mose nicht aufgetragen, Josua zu sagen, er solle »einfach Nein sagen.« Wenn wir alleine auf unseren Willen bauen, werden wir versagen. Dem Willen steht die Beziehung gegenüber, wenn es gilt, eines anderen Willen zu berücksichtigen und zu integrieren. Ohne eine solche Beziehung hat auch Gott keine Macht über uns. Wenn wir nur unseren Willen benötigen, um das Böse zu überwinden, dann brauchen wir auf keinen Fall einen Erlöser (1Kor 1,17). Aber ohne Kraft von oben, aus der Erlösung, bleiben wir Gefangene unseres Willens, einsam und verführbar. Darum ist es auch so eine unabänderliche Erfahrung, dass Willensstärke allein gegen Schwierigkeiten mit Eigengrenzen nutzlos ist.

»Wenn ihr nun mit Christus den Mächten dieser Welt gestorben seid, was lasst ihr euch dann Satzungen auferlegen, als lebtet ihr noch in der Welt: Du sollst das nicht anfassen, du sollst das nicht kosten, du sollst das nicht anrühren? Das alles soll doch verbraucht und verzehrt werden. Es sind Gebote und Lehren von Menschen, die zwar einen Schein von Weisheit haben, durch selbsterwählte Frömmigkeit und Demut und dadurch, dass sie den Leib nicht schonen; sie sind aber nichts wert und befriedigen nur das Fleisch« (Kol 2,20-23).

Diese »selbsterwählten« Handlungen und diese Selbstverleugnung, die so geistlich erscheinen, beenden nicht jenes Verhalten, das außer Kontrolle geraten ist. Der Teil der Seele, der keine Grenzen hat, rebelliert unter der Dominanz des Willens. Besonders nachdem wir gesagt haben: »Ich werde nie« und »Ich werde immer«, klappt es gerade nicht. Jessicas Nachgeben beim Essen, Peters Nachgeben beim Geldausgeben, die Nachgiebigkeit gegenüber losem Gerede oder der feste Wille, nie wieder einen Termin zu verschlampen, werden nicht dadurch geheilt, dass man die Zähne zusammenbeißt.

Grenzen bei uns selber errichten

Es ist nicht leicht zu lernen, in Bezug auf Eigengrenzen reif zu Werden. Es gibt so viele Hindernisse, die sich unserem Fortschritt in den Weg stellen. Aber Gott wünscht sich, noch mehr als wir selber, für uns Reife und Selbstbeherrschung. Er steht auf unsere Seite als Ermutigter, Ermahner und Bittender (1Thess 2,11-12). Eine Möglichkeit anzufangen, bei außer Kontrolle geratenem Verhalten Grenzen zu ziehen, ist, eine angepasste Version der Grenzen-Checkliste aus Kapitel 8 zu benutzen:

1. Welches sind die Symptome?

Schauen Sie sich an, welche destruktive Frucht Sie möglicherweise tragen, weil Sie nicht zu sich selber Nein sagen können. Sie haben vielleicht Probleme mit Depressionen, Ängsten, Panikanfällen, Phobien, Zorn, Beziehungen, Isolation, Ihrem Arbeitsplatz oder psychosomatischen Schwierigkeiten. Alle diese Symptome können mit Problemen in der Grenzensetzung in Ihrem persönlichen Leben in Verbindung gebracht werden. Benutzen Sie sie als Landkarte, um Ihr spezielles Grenzenproblem herauszufinden.

2. Wo liegen die Wurzeln?

Die Ursachen Ihrer Probleme mit Eigengrenzen herauszufinden wird Ihnen helfen, den eigenen Beitrag zu dem Problem zu erkennen, die Verletzungen Ihrer Entwicklung zu sehen (auch wie gegen Sie gesündigt worden ist) und die wichtigsten Beziehungen, die möglicherweise zu dem Problem beigetragen haben, zu identifizieren. Mögliche Wurzeln von Konflikten mit Eigengrenzen sind:

Mangel an Training

Manche Menschen haben nie gelernt, Grenzen zu akzeptieren, die Konsequenzen ihrer Handlungen zu tragen oder die Erfüllung eines Wunsches abzuwarten.

Destruktives Verhalten, das Zusammenhalt bedeutete

Menschen aus Familien, in denen ein Elternteil Alkoholiker war, haben möglicherweise gelernt, dass unkontrolliertes Verhalten eines anderen Beziehung bringt, wenn etwa die Familie zusammenhielt, sooft der Alkoholiker ins Trinken verfiel.

Verzerrte Bedürfnisse

Manche Grenzenprobleme sind legitime, von Gott geschenkte Bedürfnisse, die sich verkleidet haben. Gott gab uns sexuelles Verlangen, damit wir Freude haben. Der sexuell Abhängige hat diese gute Begierde pervertiert; er muss sich ausleben, um ständig stimuliert zu sein.

Angst vor Beziehung

Menschen möchten wirklich geliebt werden, aber ihr unkontrolliertes Verhalten (z.B. zu viel rauchen, zu viel arbeiten, zu viel reden) hält andere ab.

Unerfüllte emotionale Bedürfnisse

Wir brauchen alle in den ersten Lebensjahren ausreichend Liebe. Wenn wir davon zu wenig bekommen, hungern wir den Rest unseres Lebens danach. Dieser Hunger nach Liebe ist so stark, dass wir, wenn wir sie nicht in unseren Beziehungen finden, sie überall suchen, auch in der Übertragung auf viel und schön essen, in der Arbeit, im sexuellen Anspruch oder im Geldausgeben.

Unter dem Gesetz sein

Viele Christen, die in gesetzlichen Familien und Gemeinden aufgewachsen sind, durften nie selber Entscheidungen treffen. Versuchen sie, eigene Entscheidungen zu fällen, haben sie Schuldgefühle. Diese Schuld zwingt sie dazu, auf destruktive Art indirekt zu rebellieren. Süchte und Zwänge aller Art, aber auch überzogen und unmäßig vertretene Standpunkte sind oft Reaktionen auf strenge Regeln.

Emotionale Verletzungen verdecken

Auch Menschen, die emotional verletzt sind oder die als Kinder vernachlässigt oder misshandelt wurden, verbergen ihren Schmerz mit zu viel essen, zu viel trinken oder zu viel arbeiten. Sie missbrauchen Drogen, um von dem echten Schmerz des Ungeliebtseins, des Ungewolltseins und des Alleinseins abzulenken. Sollten sie aufhören, diese Ablenkungen zu benutzen, wäre ihr Schmerz unerträglich.

3. Worin besteht der Grenzen-Konflikt?

Schauen Sie sich Ihre spezifischen Grenzenprobleme in Bezug auf Essen, Trinken, Durchführen von Aufgaben, Sexualität oder Alkohol und Drogenmissbrauch an. Diese sieben Bereiche sind nicht erschöpfend, aber sie decken einen Großteil der Möglichkeiten ab. Bitten Sie Gott um Einsicht in andere Bereiche Ihres Lebens, wenn sie außer Kontrolle geraten sind.

4. Wer sollte dazu stehen?

An diesem Punkt müssen Sie den auch schmerzlichen Schritt tun, für Ihr unkontrolliertes Verhalten die Verantwortung zu übernehmen. Das Verhaltensmuster mag direkt auf ein Familienproblem, Vernachlässigung, Misshandlung oder Trauma zurückzuführen sein. Mit anderen Worten, es kann sein, dass unsere Grenzenprobleme nicht alle unsere Schuld sind. Aber alles weitere liegt zumindest in unserer Verantwortung.

5. Was brauchen Sie?

Es ist sinnlos zu versuchen, die Grenzen-Konflikte mit Ihnen selbst zu lösen, solange Sie nicht sichere, vertrauensvolle, wohltuende und ehrliche Beziehungen mit anderen entwickeln. Es ist fast unmöglich, Einsicht oder Kontrolle in Bezug auf sich selbst zu gewinnen, wenn Sie keine Verbindung mit Gott als geistlicher und emotionaler

Kraftquelle haben. Für Menschen, die alles alleine machen wollen, ist es sehr frustrierend, mit anderen in Kontakt treten zu müssen. Sie würden lieber ein Handbuch haben, so wie sie eine Anleitung kaufen, um sich selber Golf oder das Klavierspielen oder das Tapezieren beizubringen. Sie wollen diese Sache mit dem Grenzensetzen schnell hinter sich bringen.

Das Problem ist, dass Menschen, die mit Eigengrenzen Schwierigkeiten haben, oft auch keine tieferen Beziehungen pflegen. Sie sind weder in Gott noch in anderen »verwurzelt« (Eph 3,17). Deswegen müssen sie Schritte unternehmen, die ihnen wie Rückwärtsgehen vorkommen. Verbindungen zu anderen einzugehen ist ein zeitaufwendiger, riskanter und mit Reibungsverlusten verbundener Prozess. Es ist schwer genug, die richtigen Menschen, die richtige Gruppe oder Gemeinde zu finden, aber danach auch noch sein Bedürfnis nach anderen zuzugeben, kann noch erschwerend hinzukommen.

Menschen, die alles alleine machen wollen, fallen oft darauf zurück, alles mit Vernunft oder Willensstärke erledigen zu wollen, einfach, weil dieser Ansatz nicht so langsam und riskant scheint. Ihre Standardaussage: »Bindungen will ich nicht. Ich bin es schließlich, der ein Verhaltensproblem hat, und ich muss diesen Schmerz erst einmal loswerden.« Obwohl wir ihr Dilemma verstehen, begeben sie sich wieder in eine Sackgasse. Der Versuch, ein Problem zu lösen, indem wir nur die Symptome angehen, führt allzuleicht nur zu weiteren Symptomen. Auch wenn unser Leben in Ordnung erscheint, garantiert eine auch versteckte Haltung der Isolation geistliche Verletzlichkeit. Nur wenn unsere Seele mit der Liebe Gottes und anderer gefüllt ist, können wir den Listen des Teufels widerstehen. Sich zu binden ist weder eine Option noch ein Luxus, es ist eine Frage des geistlichen und emotionalen Überlebens.

6. Wie fange ich an?

Wenn Sie erst einmal Ihr Grenzenproblem identifiziert haben und dazu stehen, können Sie dagegen etwas unternehmen. So können Sie anfangen, das Grenzenziehen bei Ihnen selber zu üben:

a. Erkennen Sie das echte Bedürfnis. Oft vertuschen unkontrollierte Handlungen ein anderes Bedürfnis. Sie müssen das zugrundeliegende Problem angehen, bevor Sie das Verhalten bewältigen können. Zum Beispiel können zwanghafte Esser entdecken, dass Ihre Esssucht ein Weg ist, eigenständig zu bleiben und romantische und sexuelle Intimität zu vermeiden. Ihre Angst davor, mit solchen emotionalen Situationen konfrontiert zu werden, bringt sie dazu, Essen als Grenze zu benutzen. Wenn ihre inneren Grenzen dem anderen Geschlecht gegenüber fester werden, können sie ihre destruktive Essensbarriere aufgeben. Sie lernen, für das echte Problem um Hilfe zu bitten, nicht nur für das symptomatische Problem.

b. Erlauben Sie sich selbst zu versagen. Ihr wahres Problem auszusprechen ist keine Garantie dafür, dass Ihr außer Kontrolle geratenes Verhalten verschwinden wird. Viele Menschen, die die grundlegende Frage angehen, sind dann ganz enttäuscht, dass das Problem weiter auftaucht. Sie denken bei sich: »Ich bin in einer Selbsthilfegruppe, aber ich habe immer noch Probleme damit, pünktlich zu sein oder mit meinem Geld auszukommen oder mit meinem Rededrang. War denn alles umsonst?« Wir müssen unser Versagen annehmen, anstatt ihm aus dem Weg zu gehen. Menschen, die ihr Leben lang versuchen, Versagen zu vermeiden, gehen auch der Reife aus dem Weg.

   Schon bei Jesus sehen wir, wie er »an dem, was er litt, Gehorsam lernte« (Hebr 5,8). Menschen, die wachsen, fühlen sich auch zu denen hingezogen, die Kampfnarben, Sorgenfalten und Tränenspuren im Gesicht tragen. Man kann dem, was sie sagen, viel mehr vertrauen, als den Worten derer, deren glatten Gesichter zeigen, dass sie glauben, nie versagt zu haben,

c. Hören Sie auf einfühlsame Kritik von anderen. Wenn Sie beim Aufstellen von Eigengrenzen versagen, brauchen Sie andere, die Ihnen das auf liebevolle Art mitteilen. Oft erkennen Sie Ihr eigenes Versagen gar nicht. Manchmal ist Ihnen das Ausmaß an Zerstörung, das Ihr Mangel an Grenzen im Leben Ihrer Lieben auslöst, überhaupt nicht bewusst. Andere Gläubige können Ihre Perspektive erweitern.

Keith hatte Schwierigkeiten, geborgtes Geld zurückzuzahlen. Er war nicht pleite oder egoistisch. Er war nur vergesslich. Ihm war nur wenig bewusst, welche Schwierigkeiten er denen, die ihm etwas ausliehen, verursachte. Eines Nachmittags kam ein Freund, der ihm vor einigen Monaten Geld geliehen hatte, bei ihm vorbei. »Keith«, sagte der Freund, »ich habe dich mehrmals nach dem Geld gefragt, das ich dir geliehen habe. Ich habe noch nichts von dir gehört. Ich glaube nicht, dass du mit Absicht meine Bitten ignorierst. Aber ich wollte dich wissen lassen, dass deine Vergesslichkeit mir Probleme verursacht. Ich musste einen Urlaub absagen, weil ich das Geld nicht hatte. Deine Vergesslichkeit verletzt mich und unsere Freundschaft.« Keith war völlig überrascht. Er hatte keine Ahnung, dass etwas, was für ihn eine Kleinigkeit schien, einem engen Freund so viel ausmachen würde. Der Verlust, den sein Freund erlitten hatte, tat ihm sehr leid, und er stellte sofort einen Scheck aus.

Ohne Verurteilung und ohne Nörgelei hatte der Freund Keith geholfen, sich seines Problems mit Eigengrenzen bewusst zu werden. Er benutzte das Mitgefühl, das Keith als Freund für ihn hatte. Echte gottgewollte Reue darüber, seinen Freund verletzt zu haben, war ein starker Antrieb für Keith, verantwortlicher zu werden. Wenn andere aus unserem »Hilfsnetz« uns wissen lassen, wie unser Mangel an Eigengrenzen sie verletzt, werden wir durch die Liebe und nicht durch Angst motiviert – und das ist natürlich ganz entscheidend.

So helfen uns Selbsthilfegruppen, die Mitgefühl und klare positive Kritik zur Verfügung stellen, verantwortlich zu bleiben. Sie lassen uns erkennen, welchen Effekt unsere Handlungen auf andere haben. Wenn ein Mitglied einer solchen Gruppe zu einem anderen sagt: »Wegen deines unkontrollierten Verhaltens bin ich nicht so gerne in deiner Nähe. Ich habe nicht das Gefühl, dass ich dir trauen kann, wenn du so bist«, dann wird die außer Kontrolle geratene Person nicht bemuttert oder drangsaliert. Sie hört von einem Mitmenschen die Wahrheit in Liebe. Sie erfährt, wie das, was sie tut, ihren Lieben hilft oder schadet. Diese Art von Konfrontation entwickelt eine Moral, die auf Mitgefühl basiert, eine Selbstbeherrschung, der die Liebe zugrunde liegt.

Akzeptiere Konsequenzen als Lehrmittel

Es ist wertvoll für uns, etwas über das Säen und Ernten zu lernen. Wir verinnerlichen, dass wir Verluste erleiden, wenn wir uns unverantwortlich benehmen. Der zwanghafte Esser hat medizinische und gesellschaftliche Schwierigkeiten. Wer zu viel Geld ausgibt, läuft Gefahr, einen Offenbarungseid leisten zu müssen. Der chronisch Verspätete verpasst Flüge und wichtige Termine und setzt Freundschaften aufs Spiel. Wer alles vor sich herschiebt, riskiert den Verlust von Zulagen und Beförderungen. Und so weiter und so weiter. Wir sollten uns in Gottes Schule begeben und lernen, dass wir für unsere Unverantwortlichkeit selber leiden müssen. Nicht alles Leid muss einfach akzeptiert werden; wenn aber unser eigener Mangel an Liebe oder Verantwortung Leid verursacht, wird Schmerz zu unserem Lehrer.

Wenn wir lernen, bessere Eigengrenzen zu bauen, folgen wir einem bestimmten Muster. Zuerst werden wir mit der Destruktivität unseres Verhaltens gegenüber anderen konfrontiert. Dann folgen Konsequenzen, sollten wir nicht auf die Reaktion und positive Kritik eingehen. Dem Handeln gehen Worte voraus und die geben uns die Chance, von unserer Destruktivität abzulassen, bevor wir an etwas leiden müssen. Gott hat keine Freude an unserem Nachteil. Genauso, wie das Herz eines liebenden Vaters bricht, wenn er sieht, dass seine Kinder leiden, würde Gott uns gerne den Schmerz ersparen. Aber wenn sein Wort und die Zurechtweisung von anderen uns nicht erreicht, sind Konsequenzen das Einzige, was uns vor weiterem Unheil schützt. Gott ist wie der Vater, der seinen Sohn warnt, dass er das Auto nicht weiter benutzen darf, wenn er trinkt. Zuerst kommt die Warnung: »Hör auf zu trinken. Das wird für dich böse Konsequenzen haben.« Wenn darauf nicht gehört wird, darf er das Auto nicht mehr benutzen. Die letzte Konsequenz verhindert eine mögliche Katastrophe: ein Unfall wegen Trunkenheit am Steuer.

Umgeben Sie sich also mit Menschen, die Sie liebevoll unterstützen. Wenn Sie suchen, werden Sie auch welche finden. Halten Sie engen Kontakt zu Ihrer Selbsthilfegruppe oder den Menschen in dem Netz Ihrer Kommunikation und Interaktion. Große Schwierigkeiten können Sie nicht alleine bewältigen. Sie brauchen andere Menschen, die Sie lieben und unterstützen, aber nicht zu Ihrer Rettung antreten. In der Regel machen die Freunde von Menschen mit Grenzenproblemen nämlich mindestens einen von zwei Fehlern:

1. Sie üben Kritik und nehmen dabei unbewusst die Rolle des Vaters oder der Mutter an. Wenn ihr Freund versagt, kommen sie auf die Art: »Was hast du daraus gelernt?« oder

»Ich hab's dir gleich gesagt«. Das treibt einen nur dazu, sich andere Freunde zu suchen (schließlich braucht keiner mehr als zwei Eltern) oder Kritik zu meiden, ohne aus den Konsequenzen etwas zu lernen. »Liebe Brüder, wenn ein Mensch etwa von einer Verfehlung ereilt wird, so helft ihm wieder zurecht mit sanftmütigem Geist, ihr, die ihr geistlich seid; und sieh auf dich selbst, dass du nicht auch versucht werdest« (Gal 6,1). Die erzieherische Einstellung muss durch sanfte Auferbauung ersetzt werden. Denken Sie immer daran, dass Sie sich in der selben Situation befinden könnten.

2. Oder sie werden zu Rettern. Sie geben ihrem Impuls, dem anderen Leid zu ersparen, nach. Sie sind diejenigen, die beim Chef anrufen und den Partner krank melden, obwohl der lediglich einen Kater auskuriert. Sie leihen ihren Freunden weiter Geld, obwohl sie das nicht tun sollten. Sie lassen das Essen verderben oder kalt werden, wenn derjenige zu spät kommt, anstatt einfach anzufangen. Jemanden auf die Weise zu retten ist nicht Liebe. Gottes Liebe erlaubt den Menschen jedoch, die Konsequenzen ihres Handelns zu erleben. Wenn sie eine außer Kontrolle geratene Person auffangen, hoffen Retter zudem, dass sie Liebe und Verantwortung ernten könnten. Sie wollen auf diese Art auch wieder nur Kontrolle über den anderen erlangen, der doch selber gerade frei werden will von falscher Kontrolle. Es ist weitaus besser, Mitgefühl zu zeigen, aber sich nicht als Sicherheitsnetz benutzen zu lassen: »Es tut mit leid, dass du schon wieder deinen Job verloren hast. Ich will dir gerne zuhören, aber ich werde dir kein Geld mehr leihen, bis du nicht das Geld vom letzten Mal zurückgezahlt hast.« Dieser Ansatz zeigt dem anderen, wie ernst Sie es mit dem Entwickeln von Eigengrenzen meinen. Wer wirklich sucht, wird es zu schätzen wissen und Ihr Hilfsangebot annehmen. Wer Sie manipulieren möchte und auf Grenzen ablehnend reagiert, wird sich schnell ein leichteres Opfer suchen. Dieses Fünfpunkteprogramm zum Entwickeln von Eigengrenzen ist ein Zyklus. Das heißt, indem Sie sich mit ihren echten Bedürfnissen auseinandersetzen, vielleicht versagen, Mitgefühl entwickeln,

Konsequenzen tragen und wieder auferbaut werden, bilden Sie jedesmal stärkere innere Grenzen. Wenn Sie an Ihrem Ziel festhalten und mit den richtigen Menschen Umgang pflegen, werden Sie eine Selbstbeherrschung entwickeln, die umfassend zu einem Teil Ihres Charakters wird.

Wenn wir Opfer sind

Für sich selber Grenzen aufzubauen ist immer schwer. Es ist besonders schwierig, wenn die Grenzen bereits in der Kindheit extrem verletzt wurden. Niemand, dem solche Verletzungen in der Kindheit erspart geblieben sind, kann jemals wirklich verstehen, was diese Menschen durchmachen. Von allen Verletzungen, die einem zugefügt werden können, verursacht diese Art den größten geistlichen und emotionalen Schaden.

Ein Opfer ist jemand, der ausgebeutet wurde, ohne sich wehren zu können. Die Ausbeutung kann verbal, körperlich, sexuell und auch durch okkulte Praktiken geschehen sein. Alle richten in der Charakterstruktur des Kindes großen Schaden an; es wächst dann mit geistlichen und emotionalen Verzerrungen und Schwierigkeiten in der Wahrnehmung auf. In jedem Fall treten dieselben drei Faktoren auf: Hilflosigkeit, Verletzung und Ausbeutung. Zu den Erfahrungen als Opfer gehören zum Beispiel: Depressionen, zwanghafte oder impulsive Verhaltensstörungen, Isolation, Unfähigkeit, anderen zu vertrauen oder enge Bindungen einzugehen. Die Unfähigkeit, Grenzen zu ziehen, macht auch zur Genüge mit der Erfahrung vertraut, wie schlimm unzureichende Grenzen in Beziehungen sind. Daraus folgen alle Spielarten von Ausbeutung in Beziehungen: Scham- und Schuldgefühle, ein chaotischer Lebensstil, Gefühle der Bedeutungs- und Sinnlosigkeit, unerklärliche Terror- und Panikanfälle, Phobien, Wutanfälle, Selbstmordgedanken – das Spektrum umfasst fast alle menschlichen Tiefen.

Ausbeutung hat langanhaltende und weitreichende Auswirkungen auf das Leben von Erwachsenen. Heilung für Opfer ist schwer zu erreichen, weil bereits ihre Entwicklungsprozesse durch Misshandlung geschädigt oder unterbrochen wurden. Der Grundschaden liegt im Verlust der Vertrauensfähigkeit. Wie immer wieder betont, ist dies aber ein grundsätzliches Bedürfnis, um geistlich und emotional vital zu sein. Wir müssen unbedingt dahin kommen, in unserer Situation zuzulassen, dass andere Menschen uns wichtig werden.

Unsere Fähigkeit, in uns selber Vertrauen zu haben, gründet darauf, dass wir andere als vertrauenswürdig erlebt haben. Ein Mensch, der »wie ein Baum, gepflanzt an den Wasserbächen« (Ps 1,3) ist, fühlt sich festgegründet, weil er die Ströme der Liebe von Gott und anderen empfindet.

Opfer verlieren oft ihr Vertrauen, weil sie als Kind von irgendwem seelisch ausgebeutet worden sind, der für ihre Entwicklung Bedeutung hatte. Als die Beziehung sie so verletzte, zerbrach auch ihr Vertrauen. Ein weiterer schädigender Effekt von Misshandlung oder Belästigung ist die Zerstörung der Gewissheit, dass die eigene Seele einem selbst gehört. Opfer meinen, dass sie für alle anderen jederzeit zur Verfügung stehen müssen – mit ihrem Körper, ihren Reaktionen, ihrer Zeit, ihrem Können und ihrem Besitz.

Zu dieser Ausbeutungserfahrung gehört auch das tiefe, durchdringende Gefühl, durch und durch schlecht, falsch, schmutzig oder schändlich zu sein. Egal wie liebenswert oder positiv andere sie sehen, Opfer sind davon überzeugt, dass sie im Grunde nichts Gutes an sich haben. Weil sie so tief verletzt sind, haben viele Opfer undurchdringliche Grenzen. Sie empfinden, dass sie schlecht sind, obwohl sie nichts Schlechtes getan haben, im Gegenteil, ihnen wurde Böses angetan. Sie fangen an zu glauben, dass sie so behandelt werden, wie sie es verdient haben. Sie glauben schließlich, weil ihnen so oft impliziert wurde, dass sie schlecht oder böse seien, dass sicherlich etwas Wahres dran sein muss.

Grenzen als Hilfe für das Opfer

Arbeit an Grenzen, so wie sie in diesem Buch beschrieben wird, kann sehr hilfreich dabei sein, Opfer zu Erneuerung und Heilung zu führen. Oft sind die Verletzungen jedoch so stark, dass das Opfer nicht in der Lage ist, Grenzen ohne professionelle Hilfe zu errichten. Wir möchten Opfer von Misshandlungen sehr dazu ermutigen, einen Seelsorger aufzusuchen, der ihnen helfen kann, angemessene Grenzen festzusetzen und durchzuhalten.

13. Grenzen und Gott

Manche Menschen lesen die Bibel und sehen darin ein Buch von Regel und Gesetzen. Andere sehen darin eine Lebensphilosophie, Prinzipien für Weise. Die nächsten sehen in ihr Mythologie und Geschichten über die Natur der menschlichen Existenz und deren Dilemma.

Wir stimmen darin überein, dass die Bibel auch Regeln, Prinzipien und Geschichten enthält. Sie erklären Gottes Sicht der menschlichen Existenz auf der Erde. Und für uns ist die Bibel außerdem ein lebendiges Buch über Beziehungen. Beziehungen zwischen Gott und Menschen, Menschen und Gott, Menschen untereinander. Sie handelt von Gott, der diese Welt erschaffen hat, Menschen darin einen Platz gab, zu ihnen in Beziehung trat, die diese Beziehung verloren und der ständig daran arbeitet, diese Beziehung zu heilen.

Die Bibel handelt von Gott als Schöpfer: Das ist seine Schöpfung. Sie handelt von Gott als Herrscher: Er hat die Kontrolle über diese Welt. Und sie handelt von Gott als Erlöser: Er findet, rettet und heilt seine Lieben, die verloren und versklavt sind. Als ein Gesetzeslehrer Jesus fragte, welches der Gesetze das größte sei, antwortete Jesus ihm: »Du sollst den Herrn, deinen Gott lieben von ganzem Herzen, von ganzer Seele und von ganzem Gemüt. Dies ist das höchste und größte Gebot. Das andere aber ist dem gleich: Du sollst deinen Nächsten lieben wie dich selbst« (Mt 22,37.40).

Die gesamte Bibel vermittelt eine Botschaft dieser Liebe: »Liebe Gott und liebe deinen Nächsten wie dich selber.« Aber wie können wir das tun? Deswegen erklärt uns die Bibel dies ausführlicher! Gott und unseren Nachbarn zu lieben ist schwer. Einer der Gründe dafür ist, dass wir ein Problem mit Grenzen haben. Und damit stellt sich automatisch die Frage, ob wir unserer Verantwortung für unser Leben und unsere persönliche Entwicklung gerecht werden. Wir scheinen nicht recht zu wissen, wer dafür verantwortlich ist, wo wir aufhören und ein anderer anfängt, wo Gott endet und wir anfangen. Die Bibel klärt diese Grenzen, damit wir beginnen zu erkennen, wer in diesem Dienst der Liebe was tun soll.

Grenzen respektieren

Wir haben persönliche Grenzen, persönliche Besitzmarkierungen in unserer Beziehung zu Gott. Gott hat die Welt so entworfen, dass Grenzen respektiert werden sollen. Er respektiert unsere, und wir sollten seine respektieren.

Gott respektiert unsere Grenzen auf vielerlei Weise.

Erstens überlässt er uns Arbeit, die nur wir tun können.

Und er erlaubt uns, die Konsequenzen unseres Tuns zu erfahren, sodass wir daraus lernen und uns ändern können. Er ist nicht willens, einen von uns umkommen zu lassen, und erfreut sich nicht an unserer Zerstörung (2Petr 3,9; Hesekiel 18,23), aber er möchte, dass wir uns zu unserem eigenen Besten und zu seiner Ehre verändern. Es verletzt ihn tief, wenn wir es nicht tun. Aber er bewahrt uns auch nicht davor, wenn wir die Verantwortung für unser Leben - ohne Beziehung zu ihm – haben wollen. Er wird unseren Wunsch, in Ruhe gelassen zu werden, nicht verletzen, dennoch ist es sein größtes Anliegen, dass wir zu ihm zurückkommen.

Zweitens respektiert er unser Nein.

Er versucht weder uns zu kontrollieren, noch uns zu beschwatzen. Er erlaubt, dass wir Nein sagen und unserer Wege gehen. Denken Sie an das Gleichnis vom verlorenen Sohn, die Geschichte von dem reichen Jüngling oder die Geschichte von Josua und seinem Volk. In allen diesen Beispielen lässt Gott eine Wahl und erlaubt den Menschen, sich selbst zu entscheiden. Er ist ein Schenkender. Und eines der Dinge, die er immer schenkt, ist die Freiheit der Wahl. Aber wie ein echter Schenkender, lässt er auch die Konsequenzen dieser Wahl zu. Er respektiert Grenzen.

Viele Menschen selber sind nicht so ehrlich wie dieses biblische Grundraster. Der verlorene Sohn war offen und direkt: »Ich will es nicht so tun, wie du es willst. Ich werde es auf meine Art tun.« Wir sind meistens mehr so wie der zweite Sohn im Gleichnis vom Weinberg (Mt 21,28-31). Wir sagen ja, aber wir handeln nein. Gott zieht Ehrlichkeit vor. »Es ist besser, du gelobst nichts, als dass du nicht hältst, was du gelobst« (Pred 5,4). Wir würden viel besser fahren, wenn wir ein ehrliches Nein zu dem sagen, was Gott von uns bittet, denn der nächste Schritt könnte dann Reue sein. Ein ehrliches

Nein wird uns zu der Entdeckung führen, wie destruktiv es ist, zu Gott nein zu sagen, und uns zu einem echten Hunger und Durst nach der Gerechtigkeit verhelfen.

Jerry war Teilnehmer einer Selbsthilfegruppe, die ich leitete. Er betrog seine Frau, aber er sagte immer wieder, dass es ihm leid tat und er nicht wirklich ein Ehebrecher sein wollte. Er wollte wirklich Gott gehorchen; aber sooft er das auch sagte, es trat keine Veränderung ein. Er wollte glauben, dass er sich verändern wollte, ohne die notwendige Arbeit zur Veränderung beizusteuern.

Ich hatte es satt, immer wieder zu hören, wie er eigentlich anders sein wollte, und schlug ihm vor, doch Gott und der Gruppe die Wahrheit einzugestehen. Er wollte sich nicht wirklich verändern, er genoss seine Affären, und sein wahrer Wunsch war es, dass Gott ihn mit seinen Regeln in Ruhe lassen sollte. Jerry war etwas vor den Kopf gestoßen, sah aber langsam ein, wie richtig das war. Endlich gestand er die Wahrheit über seinen Mangel an Liebe für Gott, und wie er lieber seinen eigenen Willen durchsetzen wollte. Zuerst hatte er Angst vor diesem Geständnis. Er musste sein falsches Bild von sich selbst als Christ, dem Heiligkeit wichtig war, aufgeben.

Aber die Wahrheit tat ihm besser als die ganzen Lügen bisher, und etwas fing in ihm an, sich zu bewegen. In der Sicherheit dessen, was Gnade ist und die ihm erlaubte, sich so zu sehen, wie er wirklich war, begann sein eigentliches Wesen ihn zu reuen. Allmählich erkannte er die Leere in seinem Herzen. Als er dazu stand, was er in seinem Herzen wirklich war, gefiel er sich nicht mehr. Er war dabei, eine gottgewollte Trauer zu entwickeln, die Art, die zur Buße führt, und er begann sich zu verändern. Er sagte seiner Geliebten, dass er sie nicht mehr treffen würde, und ging eine neue Verpflichtung gegenüber seiner Frau ein. Dieses Mal war es ihm ernst. Jahrelang hatte er ja gesagt, aber nicht so gehandelt, bis er schließlich ehrlich zu Gott und zu seinem Nein stand. Erst dann war Veränderung möglich.

Solange wir unsere Grenzen vor Gott nicht eingestehen und zulassen, dass er an ihnen arbeitet, werden wir sie nie verändern können. Sie sind versteckt und nicht ausgesprochen worden, was ihnen eine verhängnisvolle Kraft gibt, uns weiterhin falsch zu motivieren. Diese verborgenen Herzensdinge müssen ehrlich eingestanden, aufgedeckt und als bisheriger Teil unseres Wesens erkannt werden. Dann können wir mit Gott zusammen das Problem angehen.

Zorn

Es gibt eine Möglichkeit dafür, Gott gegenüber Zorn und Groll einzugestehen, wenn wir ehrlich sind und zu unserem wahren (»grenzenlosen«) Wesen stehen. Viele Menschen, die von Gott abgeschnitten sind, verschließen sich emotional, weil sie es nicht für gut halten, ihm zu sagen, wie zornig sie auf ihn sind. Bevor sie aber ihren Zorn nicht selber einmal empfinden, können sie auch nicht die Liebe spüren, die danach kommt.

Hiob wollte seinen Zorn und seine Enttäuschung Gott gegenüber voll ausdrücken (Hiob 13,3). Aber bevor er dies tat, musste er sich über zwei Punkte im Klaren sein. Er wollte, (1) dass Gott seine strafende Hand zurückzog und (2) wieder mit ihm in Verbindung stehen (Vers 21). Hiob wusste, dass er, wenn er sich in dieser Beziehung sicher war, Gott erzählen könne, was er wirklich fühlte.

Wir fürchten uns oft, ehrlich zu sein, weil es in unseren irdischen Beziehungen nicht immer gut zu sein scheint, etwas ehrlich auszudrücken. Wir füurchten das Verlassenwerden und die Einsamkeit. Menschen haben uns alleingelassen oder uns angegriffen, wenn wir ihnen gesagt haben, wie und was wir wirklich fühlen. Seien Sie dessen versichert, dass Gott sich Wahrheit von uns wünscht (Ps 51,6). Er sucht Menschen, die mit ihm eine echte Beziehung eingehen (Joh 4,23-24). Er will alles hören, egal wie schlimm es uns erscheint. Wenn wir dazu stehen, was innerhalb unserer Grenzen liegt, wenn wir es ans Licht bringen, will Gott es mit seiner Liebe verwandeln.

Gottes Grenzen respektieren

Gott erwartet natürlich, dass seine Grenzen ebenso respektiert werden. Wenn er Entscheidungen trifft oder nein zu uns sagt, ist das sein Recht und seine Freiheit wiederum. Für eine echte Beziehung zu ihm sollten wir diese Freiheit respektieren. Wenn wir versuchen, ihn festzulegen, sodass er »etwas tun muss«, testen wir lediglich, ob er sich auf uns einlassen will. Wir sind auf ihn zornig wegen etwas, das er gar nicht getan hat. Dadurch verwehren wir ihm aber, der zu sein, der er ist. Es liegt in der Regel nie an Gott, das täuscht meistens. Das grundlegende Problem in menschlichen Beziehungen ist das der Freiheit. Wir sagen, dass Menschen schlecht sind, weil sie nicht tun, was wir von ihnen möchten. Wir verurteilen sie dafür, dass sie sich selber sind und sich ihre Wünsche erfüllen. Wir entziehen ihnen unsere Liebe, wenn sie das tun, was sie für das Beste für sich halten, wir es aber nicht so empfinden.

Dasselbe tun wir mit Gott. Wir meinen, dass wir einen Anspruch auf Gottes guten Willen haben, als ob er das tun müßte, was wir wollen. Wie fühlen Sie sich, wenn jemand Sie um einen Gefallen bittet, Ihnen dabei aber keine Entscheidungsfreiheit lässt? Dieser im Grunde kindische Rechtsanspruch verleitet viele dazu, mit Gott unzufrieden zu sein, genauso, wie sie mit anderen Menschen in ihrem Leben unzufrieden sind. Sie hassen die Freiheit anderer. Gott ist nicht an uns gebunden. Wenn er etwas für uns tut, tut er es aus freiem Willen. Er steht nicht unter Druck oder agiert aus Schuldgefühl heraus oder weil er manipuliert wird.

Er tut Dinge für uns, wie für uns durch seinen Sohn zu sterben, weil er das will. Wir können in seiner reinen Liebe ruhen; er versteckt keinen Groll hinter dem, was er tut. Seine Freiheit erlaubt ihm zu lieben. Viele Gestalten der Bibel wurden mit Gottes Freiheit konfrontiert und lernten, sie anzunehmen. Indem sie seine Freiheit annahmen und seine Grenzen respektierten, vertiefte sich ihre Beziehung zu Gott. Hiob musste dazu kommen, Gottes Freiheit zu akzeptieren, ihn nicht zu retten, wenn er das nicht wollte (Hiob 1,21b). Hiob drückte seinen Zorn und seine Enttäuschung über Gott ehrlich aus, und Gott war es eine Freude, Hiobs Ehrlichkeit mit Gutem zu beantworten und sich als ein liebendes Gegenüber zeigen zu dürfen (Hiob 42). Aber Hiob »machte Gott nicht schlecht« in seinen Gedanken. Durch all seine Beschwerden hindurch brach er niemals die Beziehung zu Gott ab. Er verstand Gott nicht, aber er erlaubte Gott, sich selber zu sein, und entzog ihm nicht seine Liebe, wenn er auch zornig war. Das ist echte Beziehung.

Jesus wurde durch sein Leiden vollkommen (Hebr 5,7-10). Im Garten Gethsemane bat er darum, dass der Kelch des Leids an ihm vorübergehen möge, aber Gott sagte nein. Jesus akzeptierte Gottes Reaktion, ordnete sich ihm unter und wurde dadurch »für alle, die ihm gehorsam sind, der Urheber ewigen Heils« (Hebr 5,9). Wenn Jesus Gottes Grenzen und sein Nein nicht respektiert hätte, wären wir alle verloren.

Genauso, wie wir wollen, dass andere unsere Grenzen akzeptieren, will Gott, dass wir seine stehenlassen. Er will nicht, dass wir ihn zum »bösen Buben« stempeln, wenn er eine Wahl trifft. Wir haben es nicht gern, wenn andere versuchen, uns durch Schuldgefühle zu kontrollieren und zu manipulieren, und er mag es auch nicht.

Aus Respekt anderer Meinung sein

Gott möchte aber auch nicht, dass wir in unserer Beziehung zu ihm passiv sind. Manchmal ändert er durch Dialog seine Meinung. Wir können ihn beeinflussen, weil wir eine echte Beziehung zu ihm haben, wie Abraham (1. Mose 18,16-33). Gott sagte, dass er Sodom zerstören würde, aber Abraham erreichte im Gebet, dass Gott es lassen würde, sollte er zehn gerechte Männer finden.

Wenn wir unsere Wünsche und Gefühle vermitteln, geht Gott darauf ein. Wir denken nicht sehr oft auf diese Weise an Gott, aber die Bibel ist hier klar. Es ist, als ob Gott sagt: »Wenn es dir wirklich so viel bedeutet, dann ist es mir recht.« Es ist eine der erstaunlichsten Lehren der Bibel, dass wir Gott beeinflussen dürfen. Es wäre keine echte Beziehung, wenn wir das nicht könnten. »So kommt denn und lasst uns miteinander rechten, sagt der Herr« (Jes 1,18). Wie ein echter Freund oder Vater sagt er gewissermaßen: »Lass mich deine Seite der Dinge hören, und ich werde sie in Betracht ziehen. Sie sind mir wichtig. Gerne will ich auf dich eingehen.«

Betrachten Sie Jesu Gleichnisse über Gebet. In einem Gleichnis geht es um einen Richter, der »weder Gott noch die Menschen fürchtete«. Er weigerte sich eine ganze Zeit lang, einer Witwe ihren Wunsch nach Gerechtigkeit zu erfüllen. Aber weil die Witwe ihn nicht in Ruhe ließ, änderte er seine Meinung und gab ihrem Wunsch nach (Lk 18,1-8). Jesus erzählte ihnen dieses Gleichnis, damit »sie immer beten und nicht nachlassen sollten« (Vers 1). In einer anderen Geschichte bekommt ein Nachbar, der um Brot bittet, schließlich etwas, weil er so unnachgiebig darum ersucht (Lk 11,5-9). Andere Menschen wurden von Jesus geheilt, weil sie nicht nachließen, ihn zu bitten (Mk 5,21-34).

Gott möchte, dass wir seine Grenzen respektieren; er möchte nicht, dass wir unsere Liebe entziehen, wenn er nein sagt. Aber er hat nichts dagegen, wenn wir versuchen, ihn dazu zu bewegen, seine Meinung zu ändern. Er bittet sogar darum, dass wir nicht aufgeben. Oft sagt er: »Warte«, um zu sehen, wie sehr wir wirklich etwas wollen. Zu anderen Zeiten scheint er seine Meinung als Ausfluss unserer

Beziehung zu ihm zu ändern. In beiden Fällen respektieren wir seine Wünsche und stehen weiter in lebendiger Beziehung.

Sein Eigentum respektieren

Zusätzlich dazu, dass wir Gottes Grenzen respektieren und er unsere, ist Gott ein gutes Vorbild dafür, wie wir unseren eigenen Besitz respektieren sollten.

Gott ist das Urbild für Verantwortung überhaupt. Wenn ein anderer ihm Schmerz verursacht, übernimmt er sogar dafür die Verantwortung. Selbst wenn wir ihn unablässig missachten, wird er traurig darüber sein, aber nicht darunter leiden; er kann für sich selber sorgen. Und wir sollten uns darüber klar sein, dass wir eigentlich seine Konsequenzen seiner Grenzen nicht ertragen wollen.

Das Gleichnis von dem Hochzeitsmahl zeigt uns, wie Gott Verantwortung übernimmt (Mt 22,1-14). Ein König, der ein Fest plante, lud viele Menschen dazu ein. Als sie nein sagten, bat er sie inständig. Sie sagten weiterhin nein und gingen ihren eigenen Geschäften nach. Schließlich hatte der König genug. Er übernahm die Verantwortung für seine Situation und sagte zu seinen Dienern: »Das Fest ist gerichtet, aber diejenigen, die ich eingeladen habe, verdienen es nicht, daran teilzunehmen. Geht zu den Straßenecken und ladet alle ein, die ihr dort findet« (Verse 8-9).

Wann immer Gott entscheidet, dass »es jetzt genug ist«, respektiert er seinen Besitz – sein Herz – genug, um etwas zu tun, das die Situation verbessert. Er lässt ablehnende Menschen los und streckt sich nach neuen Freunden aus. Gott ist ein gutes Vorbild. Wenn wir leiden, müssen wir ebenso die Verantwortung für den Schmerz übernehmen und auch dafür, wie wir die Situation verbessern. Das kann bedeuten, dass man jemanden loslässt und neue Freunde findet. Es kann bedeuten, dass wir einem Menschen vergeben und ganz loslassen, sodass wir uns besser fühlen können.

Eine echte Beziehung

Dieses Kapitel fing damit an, dass wir über Beziehungen sprachen. Beziehung ist das A und O des Evangeliums. Es ist ein Evangelium der »Versöhnung« (Röm 5,11; Kol 1,19-20). Das Evangelium bringt verfeindete Parteien zusammen (Kol 1,21) und heilt Beziehungen zwischen Gott und Menschen und unter Menschen.

Das Evangelium bringt die Dinge zurück in ihren Ursprung, in die Wahrheit und Ordnung Gottes. Deswegen meinen wir auch, dass Grenzen so wichtig sind, weil Gott selbst welche hat. Wir aber haben das Angebot von Erlösung, um ihm gleich zu werden. Grenzen sind ein Teil jeder Beziehung, die Gott geschaffen hat, denn sie definieren die beiden Parteien, die einander lieben. Deswegen sind Grenzen zwischen uns und Gott so wichtig. Sie nehmen nichts weg von der grundsätzlichen Einheit, die wir mit ihm haben (Joh 17,20-23), sie sollen die beiden Parteien in der Einheit bewahren. Es gibt keine Einheit ohne feste Identität, und Grenzen definieren die entsprechend eigenständigen Identitäten.

Wir sollen diese Grenzen zwischen ihm und uns kennen. Grenzen helfen uns, uns so gut wie möglich zu entwickeln – in Gottes Bild. Sie lassen uns Gott erkennen, so wie er ist. Sie ermöglichen es uns, dieses Leben zu bewältigen, unsere Verantwortung und was sonst noch von uns gefordert wird, zu erfüllen. Wenn wir versuchen, seine Arbeit für ihn zu tun, werden wir versagen. Wenn wir uns wünschen, dass er unsere Arbeit für uns tut, wird er sich weigern. Aber wenn wir unsere Arbeit tun, und Gott tut seine, werden wir in einer echten Beziehung mit unserem Schöpfer Kraft finden.

Teil 3
Gesunde Grenzen entwickeln

14. Widerstand gegen Grenzen

Wir haben über die Notwendigkeit von Grenzen und ihren Wert für unser Leben gesprochen. Es wurde ausgeführt, dass ein Leben ohne Grenzen in der Regel gar kein erfolgreiches Leben ist. Aber Grenzen zu entwickeln und durchzuhalten erfordert viel Arbeit, Disziplin und vor allem den Wunsch dazu.

Die treibende Macht hinter der Entwicklung von Grenzen muss der Wunsch danach sein. Wir wissen meistens, was in unserem Leben zu tun wäre, aber wir sind selten dazu motiviert, wenn wir keinen wirklich guten Grund haben. Dass wir Gott gegenüber gehorsam sein sollten, der uns sagt, dass wir Grenzen setzen und erhalten sollen, ist sicherlich der beste Grund. Aber nicht selten brauchen wir einen für uns triftigeren Grund als die Frage nach dem Gehorsam. Wir müssen erkennen, dass das, was richtig ist, auch gut für uns ist. Und meistens sehen wir diese guten Gründe nur, wenn wir leiden. Unsere schlechten Erfahrungen erst motivieren uns zum Handeln.

Aber selbst mit dem Wunsch nach einem besseren Leben können wir uns sehr zurückhalten, an Grenzen zu arbeiten – und das aus einem guten Grund: Es ist wie Krieg. Es wird Schlachten und Gefechte geben. Es wird Streitereien geben. Es wird Verluste geben. Die Idee eines geistlichen Krieges ist nicht neu. Seit Tausenden von Jahren hat Gott den Menschen die Wahl gelassen, ein selbstisches Leben zu führen oder jedoch das in Besitz zu nehmen, was er für uns errungen hat. Und es hat immer dieses Ringen zwischen Dunkel und Licht gegeben: Schon als er die Israeliten aus Ägypten ins gelobte Land führte, mussten sie viele Schlachten schlagen und zahlreiche Lektionen lernen, bevor sie das Land in Besitz nehmen konnten.

Ebenso müssen wir um unsere Heilung ringen. Gott hat für uns zwar unsere Errettung und Heiligung erlangt. Im Prinzip und vom Grundsatz her hat er uns geheilt. Aber wir müssen an seinem Bild in uns arbeiten! Ein Teil dieses Heilungsprozesses ist die Wiederherstellung unserer Grenzen. Während wir immer mehr wie er werden, »erlöst« er unsere Grenzen. Er hat definiert, wer wir sind, und wo unsere Grenzen liegen, sodass er uns segnen kann: »Der Herr ist mein Gut und mein Teil; du erhältst mir mein Erbteil. Das

Los ist mir gefallen auf liebliches Land; mir ist ein schönes Erbteil geworden« (Ps 16,5-6). Aber wir sind diejenigen, die die geistliche Identität zurückgewinnen müssen, die wir seit Adam verloren haben.

Diese Kämpfe fallen in zwei Kategorien: äußerer Widerstand und innerer Widerstand – der Widerstand, den uns andere entgegenbringen, und der Widerstand, den wir selber leisten.

Äußerer Widerstand

Julia hatte fast ihr ganzes Leben lang Schwierigkeiten gehabt. Als Kind hatte sie einen dominanten Vater und eine Mutter, die sie mit Schuldgefühlen kontrollierte. Sie hatte Angst, Grenzen zu setzen, weil sie oft den Zorn fürchtete und die Schuldgefühle, die sie empfinden würde, weil sie jemanden verletzt hätte. Wenn sie für sich selber eine Entscheidung treffen musste, hörte sie auf das Grollen oder das Schmollen anderer.

Als sie heiratete, kam sie auf einen sehr egoistischen Mann, der sie mit seiner Aggressivität kontrollierte. Ihr ganzes Erwachsenenleben lang wurde sie abwechselnd von den Zornausbrüchen ihres Mannes und der Schuldzuweisung ihrer Mutter kontrolliert. Sie konnte bei niemandem Grenzen ziehen. Nach vielen Jahren wurde sie depressiv und in eine der von uns betreuten Kliniken eingewiesen. Nach etlichen Wochen Therapie erkannte sie, dass sie so unglücklich war, weil sie keine Grenzen hatte. Sie entschied sich schließlich, das Risiko einzugehen und ihrem Mann gegenüber Grenzen zu ziehen.

Als sie eines Tages mit ihrem Mann zusammen in der Therapiestunde war, konfrontierte sie ihn mit seiner Art. Sie kehrte in Tränen aufgelöst zu ihrer Selbsthilfegruppe zurück. »Wie ging's?« fragte ein Gruppenmitglied. »Furchtbar. Dieses Grenzen-Zeugs funktioniert nicht«, sagte sie. »Was meinst du?« fragte sie der Gruppenleiter. »Ich habe meinem Mann gesagt, dass ich es satt habe, wie er mich behandelt, und ich es nicht mehr dulden würde. Er wurde zornig und fing an, mich anzubrüllen. Wenn der Therapeut nicht dagewesen wäre, weiß ich nicht, was ich getan hätte. Er wird sich nie ändern!«

Sie hatte recht. Es war gut, dass der Therapeut dagewesen und sie in der Klinik war. Sie brauchte viel Hilfe, um zu lernen, Grenzen zu setzen, denn sie würde auf viel Widerstand bei ihrem Mann und auch bei sich selber stoßen. In den nächsten Wochen lernte sie, dass andere hart gegen ihre Grenzen ankämpfen würden und sie lernen musste, zurückzukämpfen. Wenn sie das tat, war die Chance einer Veränderung ziemlich gut. Das passierte auch tatsächlich. Ihr Mann erkannte endlich, dass er nicht immer alles nach seinem Willen haben konnte und auf die Bedürfnisse anderer auch Rücksicht nehmen musste.

Zornreaktionen

Der häufigste Widerstand, auf den man von außen stößt, ist Groll. Menschen, die auf andere wütend werden, weil sie Grenzen setzen, haben ein charakterliches Problem. Sie sind egoistisch und meinen, dass die Welt nur für sie und ihre Bedürfnisse existiert. Sie sehen andere als Verlängerung ihrer Selbst.

Wenn sie nein hören, zeigen sie dieselbe Reaktion wie der Zweijährige, dem etwas weggenommen wurde: »Böse Mami!« Sie meinen, dass jemand, der ihnen etwas, das sie haben wollen, verweigert, böse ist, und sie werden zornig. Aber ihr Zorn ist nicht berechtigt und echt. Es ist ihnen gar nichts angetan worden. Jemand will etwas für sie nicht tun. Ihr Wunsch wird nicht erfüllt, und sie werden zornig, weil sie nicht gelernt haben, auf Erfüllung zu warten oder die Freiheit anderer zu respektieren (Spr 19,19). Die zornige Person hat ein charakterliches Problem. Wenn Sie dieses Problem unterstützen, wird es morgen und übermorgen in anderen Situationen wiederauftauchen. Es ist ja nicht die Situation, die den Zorn verursacht, sondern das Gefühl, ein Recht auf etwas zu haben. Solche Menschen wollen andere kontrollieren und haben als Resultat keine Kontrolle über sich selbst. Wenn sie die gewünschte Kontrolle über jemanden nicht bekommen, regen sie sich auf. Sie werden zornig.

Als Erstes müssen Sie lernen, dass das Problem bei demjenigen liegt, der auf Sie zornig ist, weil Sie Grenzen setzen. Wenn Ihnen das nicht klar ist, glauben Sie womöglich, dass Sie ein Problem haben. Ihre Grenzen aufrechtzuerhalten ist für andere Menschen hilfreich, es wird ihnen beibringen, was ihre Ursprungsfamilien ihnen nicht vermittelt haben: Respekt.

Als Zweites müssen Sie Groll realistisch betrachten. Groll ist nur ein Gefühl innerhalb des anderen. Er kann nicht aus ihm herausspringen und Sie verletzen. Er kann nicht »in Sie hineingelangen«, wenn Sie es nicht erlauben. Sich von dem Groll eines anderen getrennt zu halten ist lebenswichtig. Belassen Sie den Groll im anderen. Er wird seinen Zorn fühlen müssen, damit es mit ihm besser wird. Wenn Sie ihm sein Grollen abnehmen oder es gar in sich aufnehmen, wird es dem anderen nicht besser gehen, aber Sie werden beeinflussbar sein.

Drittens lassen Sie nicht den Groll den Antrieb sein, etwas zu unternehmen. Menschen ohne Grenzen reagieren automatisch auf den Zorn anderer. Sie retten, suchen nach Anerkennung oder werden selbst zornig. Es liegt aber eine große Macht darin, nicht darauf zu reagieren. Lassen Sie sich nicht von jemandem, der außer Kontrolle geraten ist, in Ihrer Entscheidung beeinflussen. Erlauben Sie ihm zornig zu sein, und entscheiden Sie für sich selbst, was Sie tun sollen.

Viertens, achten Sie darauf, dass Sie Ihr »Sicherheitsnetz gespannt haben«, d.h. eine Selbsthilfegruppe haben. Wenn Sie einer Person, die Sie mit Aggressivität kontrolliert hat, Grenzen setzen wollen, dann sollten Sie mit den Menschen innerhalb der Gruppe sprechen und einen Plan dafür machen. Überlegen Sie, was Sie sagen werden, und auch was die zornige Person antworten wird, und planen Sie Ihre Reaktion. Vielleicht wollen Sie sogar die Situation mit Ihrer Selbsthilfegruppe durchspielen. Sorgen Sie dafür, dass die Gruppe gleich nach der Konfrontation für Sie erreichbar ist. Vielleicht können sogar ein paar aus der Gruppe mit Ihnen gehen. Aber Sie werden sie mit Sicherheit danach brauchen, damit Sie nicht unter dem Druck der Situation schwach werden.

Fünftens, erlauben Sie dem zornigen Menschen nicht, Sie auch in Wut zu versetzen. Bewahren Sie eine liebende Haltung, während Sie »die Wahrheit« sprechen. Wenn wir uns in der »Auge um Auge«-Mentalität verfangen oder uns auf die »Vergelte Böses mit Bösem«-Schablone der Welt einlassen, werden wir in unseren Reaktionen versklavt. Wenn wir Grenzen haben, werden wir eigenständig genug sein zu lieben.

Sechstens, seien Sie darauf vorbereitet, körperliche Distanz und andere Grenzen ein- und die Konsequenzen durchzusetzen.

Das ganze Leben einer uns bekannten Frau veränderte sich, als ihr klar wurde, dass sie sagen konnte: »Ich werde nicht zulassen, dass ich angebrüllt werde. Ich werde ins andere Zimmer gehen, bis du dich entscheidest, ob wir darüber reden können, ohne mich anzugreifen. Wenn du das kannst, werde ich gerne mit dir reden.« Diese ernsthaften Schritte müssen nicht im Zorn getan werden. Sie können liebevoll mitfühlen und die Unterhaltung weiterführen, ohne nachzugeben oder sich kontrollieren zu lassen. »Ich verstehe, dass es dich stört, dass ich das nicht für dich tun will. Es tut mir leid, dass du so empfindest. Wie kann ich dir helfen?« Wenn Sie mitfühlend reagieren, denken Sie nur daran, dass es nicht helfen wird, Ihr Nein zu ändern. Bieten Sie andere Möglichkeiten an.

Wenn Sie Ihre Grenzen erhalten, wird derjenige, der auf Sie wütend ist, vielleicht zum ersten Mal in seinem Leben Selbstbeherrschung lernen müssen, anstatt Kontrolle über andere auszuüben. Wenn einer Sie nicht länger kontrollieren kann, wird er einen anderen Weg finden müssen, mit Ihnen umzugehen. Solange man Sie mit Wut kontrollieren kann, wird sich niemand ändern. Manchmal ist die harte Wahrheit, dass ein Mensch nicht mehr mit Ihnen sprechen oder die Beziehung aufgeben wird, wenn er Sie nicht länger kontrollieren kann. Das ist ein Risiko. Gott aber geht es jeden Tag ein. Er sagt, dass er die Dinge nur auf die richtige Art tun und dass er sich nicht an Bösem beteiligen wird. Und wenn Menschen letzten Endes doch bloß ihren eigenen Weg wählen, lässt er sie los. Manchmal müssen wir dasselbe tun.

Botschaften, die Schuldgefühle vermitteln

Ein Mann telefonierte mit seiner Mutter, und sie antwortete mit schwacher, sehr leiser Stimme. Er dachte, dass sie vielleicht krank sei, und fragte: »Mutter, was ist los?« »Ach, ich glaube, dass meine Stimme nicht mehr richtig funktioniert«, sagte sie. »Seit ihr Kinder ausgezogen seid, ruft mich keiner mehr an.« – Es gibt keine stärkere Waffe im Arsenal der kontrollierenden Person, als solche Vermittlung von Schuldgefühlen. Menschen, die schwache Grenzen haben, verinnerlichen fast immer diese Schuldbotschaften, die auf sie abgefeuert werden; sie gehorchen Aussagen, die ihnen ein schlechtes Gewissen einreden sollen. Zum Beispiel:

- »Wie kannst du mir das antun, nach allem, was ich für dich getan habe?
- Man würde denken, du könntest auch einmal auf jemand anderes Rücksicht nehmen.

- Wenn du mich wirklich liebtest, würdest du mich anrufen.
- Du könntest mal mehr Gefühl für die Familie zeigen, und endlich etwas in dieser Angelegenheit unternehmen.
- Wie kannst du die Familie so im Stich lassen?
- Du weißt genau, wie es immer gewesen ist, wenn du nicht auf mich gehört hast.
- Schließlich musstest du hier nie etwas mithelfen. Es wird mal langsam Zeit, dass du auch was tust.
- Du weißt genau, wenn ich es hätte, würde ich es dir geben.
- Du hast ja keine Ahnung, wieviel wir für dich aufgegeben haben.
- Vielleicht tut es dir einmal leid, wenn ich tot bin.«

Manchmal kleidet sich diese Manipulation auch in fromme Sprüche:

- »Wie kannst du nur behaupten, ein Christ zu sein?
- Steht es nicht in der Bibel, dass man seine Eltern ehren soll? – Ich bin sicher, deine Weigerung, dich unterzuordnen, betrübt den Herrn.
- Ich dachte, dass Christen an andere denken sollen.
- Was für eine Art Religion ist das, die dir beibringt, deine eigene Familie so zu vernachlässigen?
- Du Armer, sicher hast du wohl irgendein geistliches Problem, wenn du dich so aufführst.«

Menschen mit solchen Sprüchen versuchen, Ihnen Schuldgefühle über Ihre Entscheidungen einzuflößen. Sie wollen Ihnen ein schlechtes Gewissen einreden, wie Sie Ihre Zeit verbringen oder Ihre Talente oder Ihr Geld gebrauchen, darüber, dass Sie erwachsen werden und sich von Ihren Eltern trennen, oder darüber, dass Sie Ihr Leben unabhängig von einem Freund oder geistlichen Leiter führen. Erinnern Sie sich an die Antwort des Eigentümers im Gleichnis der Arbeiter im Weinberg: »Habe ich nicht die Macht zu tun, was ich will, mit dem, was mein ist?« (Mt 20,15). Die Bibel sagt, dass wir geben und nicht egoistisch sein sollen. Sie sagt nicht, dass wir alles geben müssen, was jemand von uns verlangt. Wir brauchen Kontrolle über unser Geben.

Wahrscheinlich kann jeder diese Schuldbotschaften verstehen, wenn wir sie hören. Wenn Sie aber ein schlechtes Gewissen wegen Ihrer Grenzen haben, haben Sie vielleicht die Schuldbotschaften, die ihre Familie oder Freunde benutzen, nicht genau unter die Lupe genommen. Hier sind ein paar Tipps, wie man mit diesen Botschaften umgehen kann:

1. Schuldbotschaften erkennen. Manche Menschen schlucken Schuldbotschaften, ohne zu erkennen, wie kontrollierend diese ausfallen. Seien Sie offen für Rüge und positive Kritik; Sie müssen wissen, wann Sie sich egoistisch verhalten. Aber Schuldbotschaften werden nicht um Ihrer geistigen Gesundheit und Ihres Besten willen vermittelt. Sie sollen manipulieren und kontrollieren.
2. Schuldbotschaften sind in Wirklichkeit versteckter Zorn. Wer Schuld vermitteln will, ist nicht offen über seinen Groll auf Sie und auf das, was Sie tun, weil er damit offenlegen würde, wie kontrollierend er wirklich ist. Er würde sich lieber auf Sie und Ihr Verhalten konzentrieren, als darauf, wie er sich fühlt. Sich auf seine Gefühle zu konzentrieren bringt ihn zu sehr in die Nähe von Verantwortung.
3. Schuldbotschaften verstecken Traurigkeit und Verletztsein. Anstatt diese Gefühle auszusprechen und dazu zu stehen, versuchen diese Menschen, die Aufmerksamkeit auf Sie und auf Ihr Verhalten zu richten. Erkennen Sie, dass Schuldbotschaften manchmal ein Ausdruck von Traurigkeit, Verletztsein oder Bedürfnissen sind.
4. Wenn Sie Schuldbotschaften annehmen, machen Sie sich klar, dass dies Ihr Problem ist und nicht das von anderen. Das echte Problem liegt in Ihrem Inneren. Wenn Ihnen das bewusst ist, werden Sie mit den äußeren Umständen richtig umgehen können, in Liebe und mit Grenzen. Sie schulden einer Person, die Ihnen ein schlechtes Gewissen machen will, keinerlei Erklärung. Sagen Sie einfach, wozu Sie sich entschieden haben. Wenn Sie ihr erklären wollen, warum Sie eine bestimmte Entscheidung getroffen haben, damit sie es besser verstehen kann, ist das in Ordnung. Wenn Sie es tun, damit sie Ihnen kein Schuldgefühl mehr vermittelt oder damit es vergeht, spielen Sie ihr Spiel mit.

5. Behaupten Sie sich und interpretieren Sie an Sie gerichtete Botschaften so, dass diese über die Gefühle einer Person Näheres aussagen: »Es hört sich so an, als ob du darüber zornig bist, dass ich mich entschieden habe … – Es scheint, als ob du traurig bist, dass ich nicht … – Ich verstehe, dass du sehr unglücklich über meine Entscheidung bist. Es tut mir leid, dass du so empfindest. – Es ist mir klar, dass du sehr enttäuscht bist – wie kann ich helfen? – Es ist schwer für dich, wenn ich anderes zu tun habe, nicht wahr?«

Das Hauptprinzip ist, Mitgefühl mit dem Kummer, den andere erleiden, zu haben, aber stellen Sie klar, dass es ihr Kummer ist. Denken Sie daran, Liebe und Grenzen sind die einzig klaren Grenzen. Wenn Sie auf etwas lediglich reagieren, haben Sie Ihre Grenzen schon verloren. »Wie eine Stadt ohne Schutzwall, so ist ein Mann ohne Selbstbeherrschung« (Spr 25,28). Wenn andere die Macht haben, Sie zum Reagieren zu zwingen, dann sind sie innerhalb Ihrer Mauern, innerhalb Ihrer Grenzen. Hören Sie auf zu reagieren. Seien Sie proaktiv. Seien Sie mitfühlend, indem Sie z.B. sagen: »Hört sich an, als ob du schwere Zeiten durchmachst. Erzähl mal.« Manchmal möchten Leute, die Schuldbotschaften schicken, einfach nur loswerden, wie schlimm das Leben für sie ist. Seien Sie ein Zuhörer, aber übernehmen Sie nicht die Schuld. Erinnern Sie sich an die Mutter, die versuchte, ihrem Sohn Schuldgefühle einzuflößen? Ein Mann mit guten Grenzen könnte mit seiner Mutter Mitgefühl haben: »Hört sich so an, als ob du dich einsam fühlst, Mutter.« Er würde sicherstellen, dass sie weiß, dass er das Gefühl, das der Schuldbotschaft zu Grunde liegt, hört.

Konsequenzen und Gegenzüge

Brian hatte Schwierigkeiten mit seinem Vater, einem reichen Mann, der sein Geld immer dazu benutzt hatte, andere zu kontrollieren, sogar seine Familie. Er hatte seinen Kindern Gehorsam beigebracht, indem er androhte, sie finanziell nicht mehr zu unterstützen oder sie aus seinem Testament zu streichen. Als Brian älter wurde, wollte er von seinem Vater unabhängiger sein, aber er stellte fest, dass er von dem Familienvermögen und den Annehmlichkeiten, das es bot, abhängig war. Es gefiel ihm, mit seiner Frau im Ferienhaus Urlaub machen zu können. Er mochte die Logenplätze bei Sportveranstaltungen und die Mitgliedschaft im Club.

Aber Brian gefiel nicht, welche Auswirkungen die Kontrolle seines Vaters auf sein emotionales und geistliches Leben hatte. Er entschied sich dafür, ein paar Veränderungen einzuführen. Er fing an, zu einigen Forderungen seines Vaters, die für ihn und seine unmittelbare Familie nicht günstig waren, nein zu sagen. Er sagte einige der Familienreisen ab, wenn seine Kinder lieber etwas anderes unternehmen wollten. Das gefiel seinem Vater überhaupt nicht. Wie vorhersehbar, fing er an, Brian manche Dinge zu verweigern, zu denen er sonst Zugang gehabt hatte. Er benutzte ihn als Beispiel für seine Geschwister. Er fing an, Brians Geschwister mit mehr Geschenken zu überhäufen, damit Brian seinen Fehler erkennen sollte. Und zuletzt änderte er sein Testament.

Das war für Brian sehr hart. Er musste von seinem gewohnten Lebensstil Abstriche machen und auf lieb gewordene Dinge verzichten. Er musste für seine Zukunft andere Pläne machen, da er sich immer darauf verlassen hatte, Geld von seinem Vater zu erben. Kurzgesagt, musste er mit den Konsequenzen umgehen, die von seiner Entscheidung, sich der Kontrolle seines Vaters zu entziehen, verursacht wurden. Aber zum ersten Mal in seinem Leben war er frei.

Solche Geschichten kommen oft vor. Nicht immer ist ein Familienvermögen zu verlieren, es mag nur die finanzielle Unterstützung der Eltern während des Zweitstudiums sein. Oder die Hilfe der Mutter als Babysitter. Oder die Hilfe des Vaters im Geschäft. Oder es mag so ernst sein, wie der Verlust der Beziehung. Das Setzen von Grenzen hat Gegenzüge der kontrollierenden Menschen zur Folge. Sie werden auf das Setzen von Grenzen reagieren.

Zuerst müssen Sie feststellen, was Sie durch Ihren Mangel an Grenzen gewinnen und was Sie verlieren könnten, wenn Sie welche setzen. In Brians Fall war es das finanzielle Potential. Für andere mag es die Beziehung dabei sein. Manche Menschen wollen so stark Kontrolle ausüben, dass sie bei Widerstand die Beziehung abbrechen. Viele Menschen werden von ihrer Familie abgeschnitten, wenn sie aufhören, deren schädigenden Spiele mitzuspielen. Ihre Eltern oder »Freunde« sprechen nicht mehr mit ihnen. Sie gehen ein Risiko ein, wenn Sie Grenzen setzen und die Kontrolle über Ihr Leben übernehmen. In den meisten Fällen sind die Ergebnisse nicht so drastisch, denn sobald der andere merkt, dass Sie es ernst meinen, fängt er (hoffentlich) an, sich zu verändern. Er entdeckt, dass dieses Grenzenziehen auch für ihn gut ist. Sie haben sie womöglich für sich »gewonnen.« Denn die Rüge eines Freundes sollte eine gute Medizin sein.

Menschen mit Charakter brauchen Disziplin, und sie reagieren, wenn auch zum Teil ungern, auf Grenzen. Andere haben, was Psychologen »charakterliche Verhaltensstörungen« nennen; sie wollen nicht die Verantwortung für ihr eigenes Leben und ihr Verhalten übernehmen. Wenn ihre Freunde und Partner sich weigern, für sie die Verantwortung zu übernehmen, ziehen sie weiter. Wenn Sie den Preis der Konsequenzen berechnen, kann er sich kaum, so schwer oder hoch er Ihnen auch erscheinen mag, mit den Folgen für ihre Seele messen, die Sie zahlen müssten. Die Botschaft der Bibel ist auch hier sehr klar: Kenne das Risiko und sei vorbereitet.

Zweitens, entscheiden Sie sich, ob Sie bereit sind, Verluste in Kauf zu nehmen. Ist das Kreuz, das Sie auf sich nehmen, es Ihnen um Ihrer seelischen Integrität willen wert? Für manche ist der Preis zu hoch. Sie würden lieber einem kontrollierenden Elternteil oder Freund nachgeben, als diese bestehende Beziehung zu riskieren. Mediatoren (Berater, die als Vermittler fungieren) warnen Familienmitglieder, sich gut zu überlegen, ob sie die Konsequenzen, auf die sie sich verständigen, wenn der Alkoholiker sich nicht endlich helfen lässt, auch wirklich einsetzen werden. Grenzen ohne Konsequenzen sind keine wirklichen Grenzen. Bevor Sie Grenzen setzen, müssen Sie für sich klären, ob Sie auch wirklich bereit sind, die Konsequenzen durchzuziehen.

Drittens, arbeiten Sie beständig daran, das zu ersetzen, was Sie verloren haben. Brian musste zum Beispiel einen Plan entwickeln, wie er mehr Geld verdienen konnte. Andere müssen vielleicht eine neue Kinderbetreuung suchen, neue Freunde finden oder lernen, mit der Einsamkeit umzugehen.

Viertens, tun Sie es. Es gibt keine andere Möglichkeit, mit den Machtspielchen anderer und den Konsequenzen unserer Grenzen umzugehen, als diese Grenzen zu setzen und den Plan durchzuziehen. Wenn Sie einen Plan haben, machen Sie es wie Petrus: Steigen Sie aus dem Boot und gehen Sie auf Jesus zu. Sehen Sie auf Jesus, den »Anfänger und Vollender« Ihres Glaubens (Hebr 12,2). Der erste Schritt ist der schwerste. Gehen Sie hinaus, und während Sie es tun, halten Sie nach seiner Hilfe Ausschau. Denken Sie daran: »Er lehrt meine Hände streiten und meinen Arm den ehernen Bogen spannen« (Ps 18,35).

Fünftens, machen Sie sich klar, dass der schwere Teil erst beginnt. Eine Grenze zu setzen ist nicht das Ende der Schlacht. Es ist der Anfang. Jetzt ist die Zeit, zu Ihrer Gemeinde, Ihrem Freundes- oder Selbsthilfekreis zurückzukehren und sich von ihnen geistlich auferbauen zu lassen, sodass Sie in der Lage sind, Ihren erreichten Stand zu wahren. Arbeiten Sie weiterhin an dem Ansatz, der Sie vorbereitet hat, Ihre Grenzen zu setzen. Die Gegenzüge, die Ihrem Grenzensetzen entgegengesetzt werden, sind anfangs oft nicht leicht zu bekämpfen. Aber Gott wird da sein, um Ihr Bemühen zu unterstützen, während Sie an Ihrer Befreiung arbeiten.

Körperlicher Widerstand

Es ist eine traurige Sache, dass wir diesen Abschnitt überhaupt einfügen müssen. Aber manche Menschen können ihre Grenzen mit einem anderen nicht aufrechterhalten, weil sie körperlich überwältigt werden – beziehungsweise ihre physische Unterlegenheit ausgenutzt wird. Aggressive Ehepartner und Freunde akzeptieren kein Nein. Gerade Frauen, die versuchen, Grenzen zu ziehen, werden oft körperlich misshandelt. Misshandelte Menschen brauchen Hilfe. Sie haben Angst, jemandem zu sagen, was passiert ist oder was immer noch passiert, und das aus den verschiedensten Gründen. Sie versuchen, den Ruf ihres Partners in der Gemeinde oder bei Freunden zu wahren. Sie haben Angst zuzugeben, dass sie sich so behandeln lassen oder dass sie jetzt nur noch schlimmer geschlagen werden.

Diese Menschen müssen sich der Ernsthaftigkeit des Problems bewusst werden und sich Hilfe von außen holen. Das Problem wird nicht einfach verschwinden, und es könnte noch viel schlimmer werden.

Wenn Sie in einer solchen Situation sind, finden Sie andere, die Ihnen helfen, der Misshandlung Grenzen zu setzen. Finden Sie einen Seelsorger, der mit solchen Fällen Erfahrung hat. Sorgen Sie dafür, dass Sie Leute in der Gemeinde anrufen können, wenn Ihr Partner oder Freund wieder gewalttätig wird. Suchen Sie sich einen Ort, an dem Sie die Nacht verbringen können, wenn Sie bedroht werden, egal wie spät es ist. Rufen Sie die Polizei und einen Anwalt. Besorgen

Sie sich eine richterliche Verfügung gegen denjenigen, wenn er keine andere Grenze akzeptieren will. Tun Sie es für sich und Ihre Kinder. Erlauben Sie nicht, dass es so weitergeht. Suchen Sie Hilfe.

Der Schmerz anderer

Wenn wir anfangen, bei Menschen, die wir lieben, Grenzen zu setzen, passiert etwas Hartes: sie leiden. Sie fühlen vielleicht eine Leere, wo Sie sonst ihr Alleinsein, ihre schlechte Organisation oder ihre finanzielle Unverantwortlichkeit aufgefangen haben. Was immer es ist, sie empfinden einen Verlust. Wenn Sie sie lieben, wird es schwer für Sie, das zu beobachten. Aber wenn Sie mit einem Menschen umgehen, der leidet, denken Sie daran, dass Ihr Grenzensetzen für Sie notwendig ist und hilfreich. Wenn Sie sie dazu befähigt haben, unverantwortlich zu sein, kann Ihr Grenzenziehen sie in Richtung Verantwortlichkeit treiben.

Schuldzuweiser

Menschen vom Grenzen-Typ »Schuldzuweiser« werden sich so benehmen, als ob Ihr Nein sie umbringt, und sie werden mit einem »Wie kannst du mir das nur antun?« reagieren. Sie neigen dazu zu weinen, zu schmollen oder zornig zu werden. Denken Sie jedoch daran, dass Schuldzuweiser ein charakterliches Problem haben. Wenn sie so tun, als ob ihr Leid auf Sie zurückzuführen ist, machen sie Sie einfach zu ihrem Opfer und fordern die Ihnen zustehenden Grenzen für sich. Das ist zudem etwas ganz anderes, als wenn jemand aus einer Not heraus bittet. Hören Sie sich die Natur der Beschwerden anderer an; wenn sie versuchen, Ihnen für etwas die Schuld zuzuschieben, wofür sie die Verantwortung übernehmen müssten, sollten Sie sie damit konfrontieren.

Susan musste ihren Bruder konfrontieren, der von ihr das Geld für ein neues Auto leihen wollte. Sie waren beide erwachsen. Sie war verantwortlich und arbeitete hart, er war unverantwortlich und sparte sich nie genug von dem, was er verdiente. Jahrelang wollte er von ihr Geld geliehen haben; jahrelang gab sie es ihm. Er zahlte es ihr nur selten zurück.

Nachdem sie ein Seminar über Grenzen besucht hatte, erkannte sie schließlich, was sie da tat, und sagte zu seiner nächsten Bitte nein. Er reagierte, als ob sie sein Leben ruiniert hätte. Er sagte, dass er seine Karriere nicht vorantreiben könnte, »wegen ihr«, weil er nie neue Kunden werben könnte, wenn er kein neues Auto hätte. Er sagte, dass er »wegen ihr« keine Freundin finden könnte, weil er nur ein altes Auto hätte. Da sie gelernt hatte, seine Argumentation als bloße Schuldzuweisung zu erkennen, konfrontierte sie ihn damit. Sie sagte, dass es ihr leid tue, dass es mit seiner Karriere nicht gut laufe, aber seine Karriere sei sein Problem. Diese Antworten waren für sie gut und auch für ihn.

Echte Bedürfnisse

Es kann sein, dass Sie bei Menschen Grenzen ziehen müssen, die echte Bedürfnisse haben. Wenn Sie eine liebevolle Person sind, wird es Ihnen das Herz brechen, jemandem, den Sie lieben, Nein sagen zu müssen, wenn er in Not ist. Aber es gibt Grenzen bei dem, was Sie geben und was Sie nicht geben können; Sie müssen lernen, entsprechend nein zu sagen. Das sind nicht Fälle, wo Sie ungern oder unter Druck geben (2Kor 9,7). Das sind die Fälle, wo Ihr gebrochenes Herz gerne geben würde, aber Sie ausgebrannt wären, wenn Sie es tun würden. Denken Sie an die Geschichte von Moses drohendem Zusammenbruch (2. Mose 18). Moses Schwiegervater Jethro sah, was er alles für das Volk tat, und ermahnte Mose, einen Teil der Arbeit zu delegieren, sodass er die Bedürfnisse des Volkes besser erfüllen könne.

Lernen Sie, wo Ihre Grenzen liegen, geben Sie das, »was Sie in Ihrem Herzen vorgenommen haben«, und schicken Sie andere Menschen mit einer Not zu denen, die ihnen helfen können. Haben Sie Mitgefühl mit der Situation dieser Menschen. Sie brauchen oft eine Bestätigung dafür, dass ihre Nöte legitim sind und sie wirklich Hilfe brauchen. Und beten Sie für sie. Das ist das Liebevollste, das Sie für die Nöte und den Schmerz um Sie herum tun können.

Vergebung und Versöhnung

Viele haben Schwierigkeiten, den Unterschied zwischen Vergebung und Versöhnung zu erkennen. Sie wollen mit äußerem Widerstand nicht umgehen, da sie das Gefühl haben, dass sie ja doch nur wieder nachgeben müssen, weil sie ja sonst unvergebend wären. Es ist sogar so, dass viele Menschen Angst haben zu vergeben, weil sie die Vergebung damit gleichsetzen, ihre Grenzen noch einmal herunterzulassen und dem anderen die Gelegenheit zu geben, sie wieder zu verletzen.

Die Bibel legt hier aber zwei klare Prinzipien fest:

1. Wir sollten immer vergeben, aber
2. wir müssen uns nicht immer versöhnen.

Vergebung ist etwas, das wir in unseren Herzen tun; wir entlassen jemanden aus einer Schuld, die er uns gegenüber hat. Wir tilgen die Schuld, und derjenige schuldet uns nichts mehr. Wir verurteilen ihn nicht länger. Er ist rein. Für Vergebung ist nur eine Partei nötig: ich selber. Derjenige, der mir etwas schuldet, muss mich nicht um Vergebung bitten. Das ist eine Tat der Gnade in meinem Herzen.

Damit kommen wir zum zweiten Prinzip: Wir können nicht immer Versöhnung erreichen. Gott vergab der Welt, aber die ganze Welt ist nicht mit ihm versöhnt. Obwohl er allen Menschen vergeben haben mag, haben nicht alle Menschen ihre Sünde eingestanden und seine Vergebung angenommen. Das wäre Versöhnung. Vergebung erfordert einen Menschen; Versöhnung erfordert zwei. Wir öffnen uns nicht der anderen Partei, bis wir nicht gesehen haben, dass sie wirklich zu ihrem Teil des Problems steht. Viele Male spricht die Bibel davon, Grenzen bei einem Menschen beizubehalten, bis er zu dem steht, was er getan hat, und »die Frucht der Buße« bringt (Mt 3,8). Wahre Buße ist weit mehr als nur zu sagen: »Es tut mir leid«; es heißt, die Richtung zu ändern. Man muss klarmachen, dass man zwar vergeben hat, aber der Person noch nicht vertraut, denn sie hat sich noch nicht als vertrauenswürdig erwiesen. Es ist noch nicht genug Zeit verstrichen, um festzustellen, ob sie sich wirklich verändert hat.

Vergessen wir nicht, dass Gott selbst unser Vorbild ist. Er hat nicht gewartet, bis die Menschen sich ändern, bevor er aufhörte, sie zu verurteilen. Er ist fertig mit dem Verurteilen, aber das bedeutet nicht, dass er zu allen Menschen eine Beziehung hat. Menschen müssen sich entscheiden, zu ihrer Sünde zu stehen und Buße zu tun, dann wird Gott sich ihnen öffnen. Versöhnung erfordert zwei. Glauben wir also nicht, dass wir uns versöhnen müssen, weil wir vergeben haben. Wir können Versöhnung anbieten, aber sie muss davon abhängen, dass die andere Person zu ihrem Verhalten steht und vertrauenswürdige Verhaltensfrüchte bringt.

Innere Widerstände

Wir brauchen nicht nur gute äußere Grenzen, wie wir im letzten Abschnitt gesehen haben, sondern auch feste innere Grenzen, die es uns ermöglichen, dem Fleisch nein zu sagen, sooft es uns regieren will. Wir wollen uns nun Grenzen anschauen, wenn unser Wachstum auf ihren inneren Widerstand stößt.

Menschliches Bedürfnis

Jane befand sich in Therapie, weil sie sich immer destruktive Männer aussuchte. Sie verliebte sich schnell in Männer, die charmant waren. Am Anfang war immer alles wunderbar. Sie waren so, »wie sie es sich immer erträumt hatte«, und ergänzten scheinbar einen Teil, der ihr fehlte. Eine Zeit lang würde sie in diesem Zustand dahinschweben, dann »verlor« sie sich langsam in die Beziehung und ertappte sich dabei, Dingen nachzugeben, denen sie nicht nachgeben wollte, Dinge zu tun, die sie nicht tun wollte, und Dinge zu geben, die sie nicht geben wollte. Die Männer, in die sie sich verliebt hatte, entpuppten sich regelmäßig als egoistisch und zudem unfähig, ihre Bedürfnisse zu sehen und ihre Grenzen zu respektieren. Nach nicht allzulanger Zeit war sie todunglücklich.

Sie würde sich mit Freunden unterhalten, die ihr sagten, was sie schon wusste: Der Kerl taugt nichts. Aber sie handelte nicht nach dieser Erkenntnis und blieb diesen Beziehungen verhaftet, unfähig, auszubrechen. Es mangelte ihr an Grenzen. Sie konnte nicht Nein sagen.

Wir beschäftigten uns mit diesem Muster in Janes Leben und stellten fest, dass sie bei diesen Männern blieb, weil sie die Depression vermeiden wollte, die auf eine Trennung folgen würde. Wir entdeckten weiterhin, dass diese Depression in einem tiefen Bedürfnis in Jane wurzelte, das ihr Vater nie erfüllt hatte. Janes Vater war den Männern, die Jane sich aussuchte, sehr ähnlich gewesen, emotional für sie unzugänglich und nicht willens, ihr Liebe zu zeigen. Sie versuchte, dieses Bedürfnis, das ihr Vater hätte füllen sollen, mit Männern auszufüllen, die es jedoch auch niemals bringen würden. Der innere Widerstand, der Jane daran hinderte, Grenzen zu setzen, war dieses unerfüllte Bedürfnis aus ihrer Kindheit.

Gott hat uns mit ganz bestimmten Bedürfnissen geschaffen, die unsere Ursprungsfamilien erfüllen sollen. Wir haben darüber hier schon gesprochen und auch in anderen Büchern ausführlich darüber geschrieben. Angesichts unerfüllter Bedürfnisse müssen wir von diesen inneren Verletzungen eine Bestandsaufnahme machen und anfangen, sie von Gottes Gemeinde heilen zu lassen. So werden wir stark genug, die Grenzenkämpfe des Erwachsenenlebens auszufechten.

Diese unerfüllten Bedürfnisse in unserer Entwicklung sind für den größten Teil unseres Widerstandes gegen das Aufstellen von Grenzen verantwortlich. Gott hat uns so geschaffen, dass wir in gläubigen Familien aufwachsen sollten, in denen bereits die Eltern seinen Geboten gehorchen. Sie sorgen sich um uns, sie haben gute Grenzen, sie vergeben uns und helfen uns, zwischen Gut und Böse zu unterscheiden, und sie befähigen uns dazu, verantwortliche Erwachsene zu werden. Aber viele Menschen haben das nicht erlebt. Sie sind in Bezug auf Gotteserfahrung Waisen, die von Gottes Volk adoptiert und umsorgt werden sollten; in unterschiedlichem Ausmaß trifft dies auf uns alle zu.

Trauer und Verlust, die unverarbeitet blieben

Sowie der Widerstand, der aus unerfüllten Bedürfnissen kommt, damit zu tun hat, dass man das Gute hineinlässt, hat die Trauer damit zu tun, das Schlechte loszulassen. Oft sind wir nicht in der Lage, Grenzen zu setzen, weil wir nicht in der Lage sind, uns von einem Menschen zu lösen. Jane versuchte immer wieder, ihr Bedürfnis nach einem fürsorglichen und liebenden Vater zu erfüllen. Aber um dieses Bedürfnis erfüllt zu bekommen, musste sie das loslassen, was sie nie würde haben können: die Liebe ihres Vaters. Dieses Loslassen schon würde für sie ein enormer Verlust sein.

In der Bibel finden wir viele Beispiele davon, dass Gott Menschen bittet, Personen und Lebensstile zurückzulassen, die nicht gut für sie sind. Er bat die Israeliten, Ägypten für ein besseres Leben zu verlassen, aber viele von ihnen schauten immer wieder zurück, hielten an dem fest, was sie für besser hielten. Als Lot und seine Frau Sodom verließen, lautete die Warnung, nicht zurückzuschauen, aber sie tat es dennoch und wurde zur Salzsäule. Die Grundregel biblischer Genesung lautet, dass das Leben ohne Gott nicht wert ist, festgehalten zu werden; wir müssen es »verlieren«, darum trauern und loslassen, sodass er uns gute Dinge schenken kann. Das Leben verlieren heißt nicht ums Leben kommen, sondern unser innerer Mensch kann durch die Begegnung mit Gott erneuert werden. Wir tendieren dazu, an der Hoffnung festzuhalten, dass »sie mich eines Tages lieben werden«, und versuchen weiterhin, jemanden dazu zu bringen, uns zu lieben, der dazu einfach nicht in der Lage ist. Dieser Wunsch muss betrauert und losgelassen werden, sodass wir unsere Herzen dem öffnen können, was Gott uns geben möchte.

Oft bedeutet das Grenzensetzen, dass wir den Verlust einer Liebe riskieren, die wir uns schon lange gewünscht haben. Anzufangen, einem kontrollierenden Elternteil nein zu sagen, heißt, dass wir mit der Traurigkeit darüber, was wir von ihnen nicht bekommen, Verbindung aufnehmen, anstatt immer weiter hart daran zu arbeiten, doch noch eine gute Beziehung zu ihnen zu erreichen. Dieses intensive Bemühen hält uns bloß von der Traurigkeit in uns ab, und wir bleiben dadurch festgefahren, und es kostet uns auch viel Kraft.

Echte Trauerarbeit wird geleistet, wenn wir die Realität, von dem, was sie sind, akzeptieren und unseren Wunsch, dass sie anders wären, loslassen. Wir spielen das »Wenn doch nur …«-Spiel, anstatt Grenzen zu entwickeln. Wir sagen uns selbst unbewußt: »Wenn ich mir nur mehr Mühe geben würde, anstatt seine perfektionistischen Forderungen zu konfrontieren, wird er mich mögen«. Oder: »Wenn ich ihren Wünschen nachgebe und sie nicht zornig mache, wird sie mich lieben«. Grenzen aufzugeben, um Liebe zu erlangen, schiebt das Unausweichliche nur auf: die Wahrheit über denjenigen erkennen zu müssen, die Traurigkeit dieser Wahrheit anzunehmen, loszulassen und mit dem eigenen Leben fortfahren zu müssen.

Welche Schritte müssen wir tun, um diesem inneren Widerstand ins Auge zu sehen:

1. Zu unseren Grenzen stehen. Geben wir zu, dass wir ein Problem haben. Stehen wir zu der Tatsache, dass wir

kontrolliert, manipuliert oder misshandelt werden. Das Problem ist nicht, dass wir mit einem schlechten Menschen zusammen sind und unser Unglück seine Schuld ist. Das Problem ist, dass es uns an Grenzen mangelt. Schieben wir nicht die Schuld auf andere. Wir haben das Problem.

2. Den Widerstand erkennen. Wir denken vielleicht, dass wir eben nur ein paar Grenzen setzen müssen, damit Fortschritte zu sehen sind. Wenn es so einfach wäre, hätten wir es schon vor Jahren getan. Bekennen wir, dass wir keine Grenzen setzen wollten, weil wir Angst hatten. Wir sabotieren unsere Freiheit, weil wir inneren Widerstand spüren (Röm 7,15+19).
3. Gnade und Wahrheit suchen. Wie bei jedem anderen Schritt in diesem Prozess können wir diesen harten Wahrheiten nicht in einem Vakuum begegnen. Wir brauchen die Unterstützung anderer, um zu unserem inneren Widerstand zu stehen und auch die Trauerarbeit zu leisten. Gute Trauer kann nur innerhalb von Beziehungen stattfinden. Wir brauchen Gnade von Gott und von anderen.
4. Hinter unseren Wünschen stehen. Hinter dem eigenen Versagen, Grenzen zu setzen, steht die Furcht vor Verlust. Finden wir heraus, wessen Liebe wir aufgeben müssen, wenn wir das befreite Leben wählen. Geben wir ihm einen Namen. Wen müssen wir auf den Altar legen und Gott opfern? Unsere starke Bindung an diesen Menschen hält uns fest. »Eng ist nicht der Raum, den ihr in uns habt; eng aber ist's in euren Herzen« (2Kor 6,12). Wie die Korinther, die sich nicht öffnen konnten, um Paulus Zuwendung anzunehmen, bleiben wir festgefahren in Bindungen an Menschen, die wir loslassen sollten.
5. Loslassen. In der Sicherheit unseres »Hilfsnetzes« müssen wir uns klar vor Augen führen, was es ist, was wir niemals von dieser Person oder von demjenigen, der diese Person für uns verkörpert, bekommen werden. Dies wird wie eine Beerdigung sein. Wir werden die Phasen der Trauer durchlaufen: Verleugnung, mit Gott handeln wollen, Zorn, Trauer und Annahme. Wir erleben sie nicht zwangsläufig in dieser Reihenfolge, aber wir werden wahrscheinlich alle diese Gefühle empfinden.

Das ist normal! Unterhalten wir uns einmal mit Freunden in dieser Sache. Diese Wünsche sind tief verankert und sie sind möglicherweise sehr schwer zuzugeben; vielleicht werden wir einen Therapeuten brauchen. Etwas loszulassen, das wir nie wirklich hatten, ist sehr schwer. Aber am Ende werden wir unser Leben retten, indem wir es verlieren. Nur Gott kann die Leere in uns mit seiner Liebe füllen.

6. Vorangehen. Der letzte Schritt des Trauerns hat damit zu tun, herauszufinden, was wir wirklich möchten. »Suchet und ihr werdet finden.« Gott hält für uns ein neues Leben bereit, wenn wir willens sind, das Alte, zumal es uns nicht allzuviel gebracht hat, aufzugeben. Er kann jedoch nur etwas steuern, das sich bewegt. Wir müssen aktiv werden und anfangen, sein Gutes für uns zu suchen.

Wir werden erstaunt sein, wieviel sich in unserem Leben verändern kann, wenn wir endlich anfangen, loszulassen, was wir sowieso nie hatten. All unsere Bemühungen, unser altes Leben zu bewahren, nahmen viel Energie in Anspruch und ließen uns weit offen sein für Misshandlung und die Kontrolle anderer. Loszulassen ist der einzige Weg zur inneren Ruhe. Das Trauern ist der Pfad dazu.

Innere Furcht vor Zorn

Drei Partner in einem Management-Team arbeiteten mit einer anderen Firma zusammen an einem großen Projekt. Während der Verhandlungen wurde der Präsident der anderen Firma sehr zornig auf das Team, weil sie sich weigerten, etwas zu tun, was er von ihnen forderte.

Zwei der drei Partner machten sich Sorgen, verloren darüber viel Schlaf und waren sehr unglücklich über diesen Bruch in den Verhandlungen; sie fragten sich, was sie tun würden, sollte der Mann ihr Angebot nicht mehr wollen. Schließlich beriefen sie mit dem dritten Partner eine Sitzung ein, um sich eine Strategie auszudenken. Sie waren darauf gefasst, alle ihre Pläne über den Haufen zu werfen, um den Präsidenten zu beschwichtigen. Als die zwei dem Dritten von ihren Plänen erzählten, doch nachzugeben, schaute der sie nur groß an und entgegnete: »Wo ist jetzt das große Problem? Er ist halt zornig. Was haben wir noch auf der Tagesordnung?«

Als sie erkannten, wie albern sie sich benahmen, fingen sie alle an zu lachen. Als ob ihr psychologisches Überleben von dem Wohlwollen des Präsidenten abhing, hatten sie sich wie Kinder benommen, deren Vater oder Mutter zornig auf sie ist. Die Partner, die den Zorn des Mannes fürchteten, kamen beide aus Elternhäusern, in denen der Zorn als Manipulationsmittel eingesetzt worden war; der dritte Partner hatte diese Erfahrung nie gemacht. Das Resultat war, dass er gute Grenzen hatte. Aus diesem Grund betrauten sie ihn mit der Aufgabe, mit dem Präsidenten dieser Firma weiterzuverhandeln. Er konfrontierte den Mann, sagte ihm, dass sie sich freuen würden, mit ihm zu arbeiten, sollte er seinen Zorn überwinden können. Wenn nicht, würden sie sich an einen anderen wenden. Es war eine heilsame Lektion. Die ersten zwei betrachteten den Mann aus dem Blickwinkel eines Kindes. Sie benahmen sich so, als ob er der einzige auf der ganzen Welt sei, auf den es für einen Erfolg ankäme. Deswegen ängstigte sie sein Zorn.

Der andere sah die Situation mit den Augen eines Erwachsenen und wusste, dass sie, wenn dieser Mann es nicht packte, sich auf ihre Verhandlungen einzulassen, andere Möglichkeiten hatten. Für zwei der drei Partner war das Problem ein inneres. Der gleiche zornige Mann erhielt zwei verschiedene Reaktionen. Die ersten beiden hatten einen Widerstand gegen Grenzen; der dritte nicht. Der ausschlaggebende Faktor lag in ihren Fähigkeiten, Grenzen zu setzen, nicht im Wesen des zornigen Mannes.

Wenn zornige Menschen Sie dazu bringen, Ihre Grenzen aufzugeben, haben Sie wahrscheinlich eine zornige Person im Kopf, die Sie noch fürchten. Sie werden diesen Zorn, der Ihnen in der Vergangenheit entgegengebracht wurde, aufarbeiten müssen. Der verletzte, ängstliche Teil von Ihnen muss aufgedeckt und von Gott und seinem Volk geheilt werden. Sie brauchen Liebe, damit es Ihnen möglich ist, den zornigen Elternteil loszulassen und bei den Erwachsenen, die Ihnen jetzt begegnen, »Ihren Mann zu stehen«. Diese Schritte sollten Sie tun:

1. Das Problem erkennen.
2. Mit einem klugen Menschen über diese Lähmung reden. Alleine ist es nicht zu bewältigen. Mit Hilfe des »Sicherheitsnetzes« die Ursache der Angst finden und damit beginnen, sich derjenigen zu erinnern, die mit einer zornigen Person in Verbindung gebracht wird.

3. Über den Schmerz und die Gefühle in Bezug auf diese Dinge aus der Vergangenheit sprechen.
4. Üben, Grenzen zu bauen, wie sie in diesem Buch beschrieben sind.
5. Nicht willkürlich reagieren und die Grenzen nicht durch Streitereien oder passives Verhalten aufgeben. Schaffen Sie sich die Zeit und den Raum, die Sie brauchen, bis Sie ruhig darauf eingehen können. Wenn Sie Distanz brauchen, sehen Sie zu, dass Sie sich diese schaffen. Aber geben Sie Ihre Grenzen nicht auf.
6. Darauf eingehen, wenn man dazu bereit ist. Bleiben Sie bei beherrschten Aussagen. Stehen Sie zu Ihren Entscheidungen. Wiederholen Sie einfach, was Sie tun und was Sie nicht tun werden, und überlassen Sie die betroffenen Personen ihrem eigenen Zorn. Sagen Sie ihnen, dass Sie sie verstehen, dass Sie mit ihnen empfinden; fragen Sie vielleicht sogar, ob Sie irgendwie helfen können. Aber halten Sie an Ihrem Nein fest.
7. Eine Bestandsaufnahme machen. Sprechen Sie mit den Freunden, die Sie unterstützen, über diesen Wortwechsel und überprüfen Sie, ob Sie standhaft geblieben sind, an Boden verloren haben oder sogar aggressiv geworden sind. Sie werden öfter das Gefühl haben, gemein gewesen zu sein, obwohl Sie es nicht waren. Um das zu erkennen, brauchen Sie Feedback. Vielleicht denken Sie, dass Sie Ihre Grenzen gehalten haben, obwohl Sie in Wahrheit nachgegeben haben. Auch hier hilft die Sichtweise anderer.
8. Weiter üben. Machen Sie Rollenspiele, suchen Sie größeres Verständnis und Einsicht in Ihre Vergangenheit und betrauern Sie Ihre Verluste. Bauen Sie Ihre gegenwärtigen Fähigkeiten weiter aus. Nach einer Weile wird Ihnen bewusst: »Ich kann mich an eine Zeit erinnern, in der zornige Menschen mich kontrollieren konnten. Aber ich habe die Verletzungen, die das erlaubten, aufgearbeitet. Es ist gut, frei zu sein.« Denken Sie daran, dass Gott nicht möchte, dass Sie von zornigen Menschen kontrolliert werden. Er will unser Meister sein und will Sie mit niemandem teilen. Er ist auf Ihrer Seite.

Angst vor dem Unbekannten

Eine weitere mächtige innere Blockade gegen das Setzen von Grenzen ist die Furcht vor dem Unbekannten. Von anderen kontrolliert zu werden ist ein sicheres Gefängnis. Wir kennen alle Räume darin. So wie eine Frau sagte: »Ich wollte die Hölle nicht verlassen. Ich kannte alle Straßennamen!« Grenzen zu setzen und unabhängiger zu sein macht uns Angst, weil es ein Schritt ins Unbekannte ist. In der Bibel finden wir viele Geschichten, in denen Gott Menschen aus dem ihnen bekannten in ein unbekanntes Land ruft. Und er verspricht ihnen, wenn sie den Schritt im Glauben wagen und so leben, wie er es möchte, dass er sie in ein besseres Land führen wird. »Durch den Glauben wurde Abraham gehorsam, als er berufen wurde, in ein Land zu ziehen, das er erben sollte; und er zog aus und wusste nicht, wo er hinkäme« (Hebr 11,8).

Veränderung macht uns Angst. Es tröstet Sie vielleicht, zu wissen, dass Sie, wenn Sie Angst haben, wahrscheinlich auf dem richtigen Weg sind – dem Weg zu Veränderung und Wachstum. Ein Geschäftsmann, den ich kenne, sagt, dass er, wenn er nicht zu irgendeinem Zeitpunkt eines jeden Tages große Angst hat, sich wohl nicht »weit genug ausgestreckt habe«. Er ist sehr erfolgreich in dem, was er tut.

Grenzen trennen Sie von dem, was Sie gekannt haben, und was Sie nicht wollen. Sie eröffnen Ihnen alle möglichen neuen Optionen. Sie werden gemischte Gefühle haben, wenn Sie das Alte und Vertraute loslassen und sich in das Neue hinauswagen.

Überdenken Sie einen Moment lang die neuen und »furcht«-erregenden Schritte in der Entwicklung Ihrer Grenzen, die Sie schon gemacht haben, die aber größere und bessere Welten für Sie eröffnet haben. Als Zweijähriger haben Sie einen Schritt weg von Vater und Mutter getan, um die Welt zu erforschen. Als Sechsjähriger sind Sie von zu Hause weggegangen, um zur Schule zu gehen, was Ihnen Möglichkeiten auftat, sich mit anderen auseinanderzusetzen und zu lernen. Als Teenager entfernten Sie sich noch weiter von den Eltern, als sich neue Kompetenzen und Möglichkeiten entwickelten. Danach gingen Sie zum Studieren oder Arbeiten fort und lernten, allein zu leben. Diese Schritte machen uns alle Angst. Aber trotz mancher Furcht haben Sie sich nach neuen Flöhen, Möglichkeiten, Erkenntnissen über Gott, sich selbst und der Welt ausgestreckt. Das ist die zweiseitige Natur von Grenzen. Mag sein, dass Sie etwas verlieren, aber Sie gewinnen ein neues Leben voller Frieden und Selbstbeherrschung. Diese Ideen sind vielleicht hilfreich:

1. Beten. Es gibt kein besseres Gegenmittel für Furcht als Glaube, Hoffnung und mehr Erkenntnis dessen, der uns liebt. Gebet schafft den Kontakt zu dem, bei dem unsere Sicherheit ist. Verlassen Sie sich auf Gott und bitten Sie ihn, Ihre zukünftigen Schritte zu leiten.
2. Die Bibel lesen. In der Bibel sagt Gott uns ständig, dass unsere Zukunft in seinen Händen liegt und dass er verspricht, uns zu führen. Es gibt viele Geschichten davon, wie er sich denen, die sich auf ihn verlassen haben, treu erwiesen hat, als er sie vorläufig ins Ungewisse mitnahm. Als Student mit einer damals ebenso ungewissen Zukunft war mein Lieblingsvers: »Verlass dich auf den Herrn von ganzem Herzen, und verlass dich nicht auf deinen Verstand, sondern gedenke an ihn in allen deinen Wegen, so wird er dich recht führen« (Spr 3,5-6). Bibelverse auswendig lernen, wird Ihnen Trost spenden, wenn auch Sie dem Ungewissen gegenüberstehen. Es wird Sie daran erinnern, dass auf Gott Verlass ist.
3. Gaben entwickeln. Grenzen schaffen eine Unabhängigkeit in dem, was uns möglich ist. Wir können zu unserer Unabhängigkeit keine guten Gefühle entwickeln, wenn wir unsere Fähigkeiten und unser Können nicht entwickeln. Nehmen Sie Unterricht. Holen Sie sich Information. Lassen Sie sich beraten. Sorgen Sie für weiteres Training und Weiterbildung. Und üben Sie! Mit der Entwicklung Ihrer Talente werden Sie weniger Angst vor der Zukunft haben.
4. Sich nur auf Menschen verlassen, die echte Hilfe bieten können. Kinder müssen von Zeit zu Zeit zurückschauen und sich von der Mutter ermutigen lassen, und Erwachsene brauchen das nicht weniger. Sie brauchen Ihr »Sicherheitsnetz«, um sich in den Veränderungen, die Sie erleben, ermutigen und trösten zu lassen. Verlassen Sie sich auf sie, holen Sie sich bei ihnen Kraft. »So ist's ja besser zu zweien als allein; denn sie haben guten Lohn für ihre Mühe. Fällt einer von ihnen, so hilft ihm sein Gesell auf (Pred 4,9-10). Als die

Jünger ins Unbekannte aufbrechen sollten, betete Jesus um ihre Einheit, ihren Zusammenhalt und ihre Liebe füreinander und zu Gott (Joh 17).

5. Aus dem Zeugnis anderer lernen. Die Erfahrung und Forschung hat gezeigt, dass es sehr hilfreich ist, mit anderen zusammenzukommen, die auch Schwierigkeiten haben und die dasselbe erlebt haben. Das ist mehr als Unterstützung. Es ist die Möglichkeit, die Geschichten von Menschen zu hören, die auch schon an diesem Punkt der Umkehr waren und die sich auch gefürchtet haben, aber die dafür Zeugnis ablegen können, dass Sie es schaffen können. Hören Sie sich ihre Leiden an, wie sie in denselben Schuhen gestanden haben wie Sie, und wie Gott ihnen treu war (2Kor 1,4).
6. Vertrauen, dass wir fähig sind zu lernen. Fast alles von dem, was Sie jetzt tun, haben Sie sich durch Lernen aneignen müssen. Es gab eine Zeit, da waren die Dinge, die Sie jetzt tun, ungewohnt und machten Ihnen Angst. Das ist die Natur des Lebens. Das Wichtige ist, sich daran zu erinnern, dass Sie lernen können. Wenn Ihnen erst einmal bewusst wird, dass Sie neue Dinge lernen und mit neuen Situationen umgehen können, hören Sie auf, Angst vor der Zukunft zu haben. Menschen, die große Ängste vor dem Ungewissen haben, besitzen ein starkes Bedürfnis, »alles vorher zu wissen«. Man muss hingehen und lernen wie das Kind, das von seiner Mutter wegkrabbelt. Manche vertrauen ihrer Lernfähigkeit und andere nicht. Wenn Sie zu begreifen anfangen, dass Sie zu lernen in der Lage sind, sehen zukünftige Ungewissheiten schon ganz anders aus.

   Viele depressive Menschen haben ein Syndrom, das »gelernte Hilflosigkeit« heißt. Es ist ihnen beigebracht worden, dass, was immer sie auch tun, sie keine Auswirkung auf das Ergebnis haben. Sie meinen also, sowieso nichts ausrichten oder erreichen zu können. Viele gestörte Familien, die in einer destruktiven Spirale gefangen sind, bestärken dies in ihren Kindern. Aber wenn Sie erwachsen werden und andere Möglichkeiten erkennen, die einen Unterschied machen, müssen Sie nicht in dieser Hilflosigkeit steckenbleiben, die Sie zu Hause gelernt haben. Sie können neue Muster für Beziehungen und des Handelns lernen; das ist die Essenz der persönlichen »Macht« beziehungsweise Befähigung, die Gott für Sie ermöglicht.

7. Vergangene Trennungen noch einmal aufarbeiten. Es kommt oft vor, dass die Furcht oder die Traurigkeit, die man wegen einer Veränderung oder eines Verlustes empfindet, viel größer erscheint, als es nach Ihrem mittlerweile erreichten Entwicklungsstand nötig wäre. Ein Teil dieser unangemessenen Emotionen können aus früheren Trennungen oder durch die Erinnerung an Veränderungen hervorgerufen werden.

   Wenn Sie in der Vergangenheit einen ernsthaften Verlust erlebt haben, zum Beispiel den Verlust von Freunden durch häufige Umzüge, kann es sein, dass Sie Dinge anzapfen, die in der Vergangenheit nicht verarbeitet wurden. Finden Sie jemanden, der genug Weisheit besitzt und Ihnen helfen kann, herauszufinden, ob die Furcht und der Schmerz, den Sie in der Gegenwart empfinden, von etwas Vergangenem herrührt. Das wird ihnen helfen, Ihre Gefühle und Wahrnehmungen in den richtigen Blickwinkel zu bekommen. Es kann sein, dass Sie die Welt durch die Augen eines Sechsjährigen sehen, anstatt durch die des Fünfunddreißigjährigen, der Sie sind. Arbeiten Sie die Vergangenheit so auf, dass sie nicht zu Ihrer Zukunft wird.

8. Struktur. Für viele Menschen sind Veränderungen wegen des Verlustes an Strukturierung ihres bisherigen Lebens unerträglich. Bei solchen Veränderungen verlieren wir oft innere und äußere Zusammenhänge. Dinge, auf die wir uns bisher verlassen haben, sind nicht länger da, und Menschen, Orte und Dinge, die uns äußerlich Sicherheit vermittelt haben, sind verschwunden. Dies kann uns in einem Zustand des Chaos zurücklassen.

   In solchen Zeiten der Reorganisation hilft es, innere und äußere Verhältnisse zu schaffen, in denen wir uns in Zukunft diesmal auch zurechtfinden. Innere Struktur folgt aus dem Setzen von Grenzen, so wie wir es in diesem Buch beschrieben haben. Zusätzlich wird Struktur dadurch geschaffen, dass wir neue Werte und Meinungen erlangen, tiefere geistliche Prinzipien und Informationen erlernen, neue Disziplin und Pläne entwickeln und daran festhalten und die Kommunikation über unsere Belastungen mit anderen üben. Während Sie all diese Dinge tun, werden Sie auch eine starke äußere Struktur benötigen. Setzen Sie eine bestimmte Zeit fest, um jeden Tag mit einem Freund oder einer Freundin zu telefonieren, planen Sie wöchentliche Treffen mit Ihrer jeweiligen Gruppe, z.B. die Teilnahme an einer regelmäßigen Bibelstunde. In chaotischen Zeiten brauchen Sie möglicherweise genau solcherart Strukturen, um die Orientierung nicht zu verlieren. Unterschätzen Sie das nicht. Wenn Sie stabiler geworden sind, wenn die veränderte Situation Sie nicht mehr beunruhigen kann, können Sie einen Teil dieser Struktur wieder aufgeben.

9. Daran denken, was Gott getan hat. Viele Male erinnert Gott in der Bibel sein Volk daran, was er für sie schon getan hat, damit sie eine Hoffnung für die Zukunft haben. Hoffnung wurzelt in der Erinnerung. Wir erinnern uns daran, in der Vergangenheit Hilfe erhalten zu haben, und das gibt uns Hoffnung für die Zukunft. Manche Menschen haben keine Hoffnung, weil sie keine Erinnerung an Erfahrungen haben, wo ihnen früher schon einmal echte Hilfe zuteil wurde. Bringen Sie sich zu Bewusstsein, wer Gott ist und was er getan hat. Wenn Sie schon lange Zeit Christ sind, schauen Sie auf Ihr Leben zurück und denken Sie daran, wie er eingegriffen, aus welchen Situationen er Sie errettet und nicht im Stich gelassen hat. Hören Sie anderen zu. Denken Sie an die Gnade, die er uns durch seinen Sohn gegeben hat. Er hat das nicht umsonst getan; er tat es für unsere Erlösung und für unsere Zukunft.

Wenn es Ihnen scheint, dass Gott Sie im Stich gelassen hat oder es Ihnen so vorkommt, dass er nie etwas für Sie getan hat, erlauben Sie ihm, jetzt anzufangen und zu Ihnen zu reden. Oft ließ Gott über lange Zeit schreckliche Dinge zu, bevor er sein Volk gerettet hat. Wir kennen Gottes Zeitplan nicht, aber wenn Sie jetzt mit innerer Genesung begonnen haben, bewegt er etwas in Ihrem Leben. Die Zeit Ihrer Rettung ist nahe. Halten Sie durch und lassen Sie Gott für Sie tun, was er schon für so viele getan hat. »Darum werft euer Vertrauen nicht weg, welches eine große Belohnung hat. Geduld aber habt ihr nötig, damit ihr den Willen Gottes tut und das Verheißene empfangt« (Hebr 10,35-36).

Nicht vergeben

»Irren ist menschlich, vergeben ist göttlich.« Und nicht zu vergeben ist das dümmste, was wir tun können. Vergebung ist sehr schwer. Es bedeutet, etwas loszulassen, das jemand uns »schuldet«. Vergebung ist Freiheit von der Vergangenheit; es bedeutet zum Beispiel das Freisein von dem Menschen, der uns verletzt hat.

Die Bibel vergleicht das Vergeben damit, einen Menschen von einer »rechtlichen« Schuld freizusprechen. Wenn eine Schuld begangen wird, wenn Menschen in Ihren persönlichen »Besitz« eindringen, entsteht eine echte Schuld. In den »Büchern« Ihrer Seele ist aufgezeichnet, wer Ihnen was schuldet. Ihre Mutter hat Sie kontrolliert und schuldete Ihnen, es wieder in Ordnung zu bringen. Ihr Vater dominierte Sie und schuldete Ihnen eine Wiedergutmachung. Wenn Sie lediglich »unter dem Gesetz stehen«, sind Sie motiviert, diese Schulden bei ihnen einzutreiben. »Gesetz« umfasst ganz einfach alle Zwangsläufigkeit an Folgen, die sich bei irgendeiner Verletzung der Regeln – egal welcher, es gibt immer welche – menschlichen Zusammenlebens ergeben.

Der Versuch, diese »Schulden einzutreiben«, kann viele Formen annehmen. Es kann sein, dass Sie versuchen, ihnen zu gefallen, und ihnen so helfen wollen, Sie zurückzuzahlen. Sie glauben, wenn Sie nur ein bisschen mehr tun, werden sie ihre Schuld bezahlen und Sie so lieben, wie sie es Ihnen schulden. Oder Sie meinen, dass Sie sie nur genügend konfrontieren müssen, damit sie ihr falsches Verhalten einsehen und es in Ordnung bringen. Oder dass Sie nur genügend Leuten klarmachen müssen, wie schlecht es Ihnen gegangen ist und wie furchtbar Ihre Eltern waren, um das Defizit auf Ihrem Konto auszugleichen. Oder Sie wollen das Konto so ausgleichen, dass Sie andere oder sogar sie selber so behandeln, wie sie Sie behandelt haben. Oder Sie versuchen, sie davon zu überzeugen, wie schlecht sie sind. Sie denken möglicherweise: Wenn sie es nur verstehen könnten, würden sie es wiedergutmachen. Sie würden dann endlich wiedergutmachen, was sie Ihnen schulden.

Es ist nicht verkehrt, zu wollen, dass Dinge in Ordnung gebracht werden. Das Problem ist, dass Dinge nur auf eine Art wirklich wieder gut werden: durch Gnade und Vergebung. Auge um Auge, Zahn um Zahn funktioniert einfach nicht. Das Schlechte kann niemals ungeschehen gemacht werden. Aber es kann vergeben und in seiner fortgesetzten Wirkung auf uns machtlos gemacht werden. Zu vergeben heißt, etwas »abzuschreiben«. Lassen Sie es gehen, zerreißen Sie den Schuldschein. Es heißt, die Schuld für verfallen zu erklären. »Er hat den Schuldbrief getilgt, der mit seinen Forderungen gegen uns war, und hat ihn weggetan und an das Kreuz geheftet« (Kol 2,14).

Zu vergeben heißt einzusehen, dass wir niemals erhalten werden, was die betreffende Person uns schuldet. Das ist es, was wir nicht mögen, denn es bedeutet, dass wir um das, was nie sein wird, trauern müssen: Die Vergangenheit wird sich niemals verändern. Für manche bedeutet das, die Kindheit zu betrauern, die sie nie hatten. Oder es bedeutet etwas anderes; aber an einer Schuldforderung festzuhalten heißt in der Nichtvergebung zu verharren, und das ist das Destruktivste, was wir uns selbst antun können.

Jedoch muss man beachten, dass Vergebung noch nicht gleichbedeutend damit ist, in seinen Verhaltensmustern für die Zukunft auch schon Tür und Tor vor weiterer Misshandlung vorgeschoben zu haben. Vergebung hat mit der Vergangenheit zu tun – Versöhnung und Grenzen dagegen haben mit der Zukunft zu tun. Grenzen schützen meinen Besitz, bis jemand Buße getan hat und Veränderung auch für sich erfährt, und ich bei einem erneuten Besuch vielleicht anfangen kann, wieder etwas zu vertrauen. Und wenn er sündigt, werde ich wieder vergeben, siebzig Mal sieben Mal. Aber ich werde ihm keine neue Kontrolle über mich ermöglichen. Meine Vergebung hat mit mir zu tun, versöhnen kann ich mich mit ihm höchstens dann, wenn die Änderungen in seinem Leben deutlich und dauerhaft geworden sind (was leider wohl nicht immer der Fall sein wird).

Denn ich möchte mit Menschen zu tun haben, die selbst dann ehrlich sind, wenn sie mich mal im Stich lassen müssen, nicht mit solchen, die unehrlich verleugnen, dass sie mich verletzt haben, und die gar nicht vorhaben, sich je zu ändern. Das ist für beide Seiten destruktiv. Wenn Menschen ihre Sünde eingestehen, lernen sie durch ihr Versagen. Damit können wir dann umgehen. Sie wollen es besser machen, und Vergebung kann dabei helfen. Aber wenn jemand verleugnet oder nur ein Lippenbekenntnis darüber ablegt, sich bessern zu wollen, ohne tatsächlich Veränderungen anzustreben oder Hilfe zu suchen, muss ich meine Grenzen beibehalten, obwohl ich ihm vergeben habe.

Vergebung schafft mir Grenzen, weil es mich von dem, der mich verletzt, losreißt, und ich mich dann verantwortungsvoll und umsichtig benehmen kann. Wenn ich nicht vergeben kann, bin ich noch in einer destruktiven Beziehung zu demjenigen verfangen.

Nehmen Sie Gottes Gnade in Anspruch, und lassen Sie die Schulden anderer in ihrem Leben endlich los. Versuchen Sie nicht weiter, ein leeres Konto auszugleichen. Lassen Sie es los, und gehen Sie hin und holen Sie sich diesmal, was Sie brauchen, von Gott und von den Menschen, die etwas zu geben haben. Das ist ein besseres Leben. Nicht zu vergeben zerstört Grenzen. Vergebung baut sie auf, denn sie entfernt eine Schuldeinschreibung von ihrem Lebensbesitz.

Eine letzte Sache dürfen Sie nicht vergessen: Vergebung heißt nicht Verleugnung. Sie müssen die Sünde gegen Sie benennen, um sie vergeben zu können. Gott hat nicht verleugnet, was wir ihm angetan haben. Er hat es durchgearbeitet. Er benannte es. Er teilte uns seine Gefühle darüber mit. Er weinte, und er war zornig. Und dann ließ er es gehen. Und das tat er alles in einer Beziehung. Innerhalb der Dreieinigkeit war er nie allein. Gehen Sie hin und tun Sie das gleiche. Und halten Sie die Augen offen für den Widerstand gegen Ihren neugewonnenen Kampf, der Sie in der Vergangenheit festhalten will, in dem Versuch, etwas einzutreiben, das nicht einzutreiben ist.

Nicht auf andere schauen

Die Menschen tendieren dazu, ein bestimmtes Problem immer außerhalb ihrer selbst zu suchen. Solche nach außen gerichtete Perspektive macht uns jedoch zum Opfer. Sie bewirkt ungefähr folgende Sichtweise, dass wir nämlich nie in Ordnung sein können, bevor nicht andere sich ändern (auf die wir schauen). So kann man selber machtlos bleiben, und der andere trägt weiterhin alle Schuld, einschließlich vielleicht der eigenen. Möglicherweise gibt uns dies der anderen Person gegenüber ein Gefühl moralischer Überlegenheit, aber es löst niemals »das« Problem.

Erkennen wir daher ein für alle Mal unseren Widerstand gegenüber der Tatsache, dass wir selbst uns ändern müssen! Es ist wichtig, dass wir uns selbst richtig einschätzen, denn damit beginnt der Bau von Grenzen. Verantwortung beginnt mit der Konzentration nach innen, auf Bekenntnis und Buße. Wir müssen die Wahrheit über die Arten, in der wir unsere Grenzenlosigkeit weiterführen wollen, bekennen und uns von diesem Verhalten ganz abwenden. Wir dürfen uns selber anschauen und dem inneren Widerstand, dem Wunsch, dass das Problem außerhalb von uns liegen müsse, ins Auge sehen.

Schuldgefühl

Schuldgefühl ist eine schwierige Emotion, denn es ist nicht wirklich ein echtes Gefühl, wie Traurigkeit, Zorn oder Angst. Es ist ein Zustand der inneren Verdammung. Es ist die strafende Natur unseres sündigen Gewissens, die sagt: »Du bist schlecht«. Für diesen Zustand ist Jesus gestorben, um uns in einen Zustand des »Nicht-verdammt-Seins« zu versetzen. Die Bibel lehrt, dass wir aus der Verdammnis erlöst sind und dass Schuld daher unser Handeln nicht motivieren sollte. Wir sollen von der Liebe motiviert sein.

Das Gefühl aber, das sich aus Liebe ergibt, wenn wir doch versagen, wird in der Bibel »die Traurigkeit nach Gottes Willen« (2Kor 7,10) genannt. Sie wird der »Traurigkeit der Welt« gegenübergestellt, dem Schuldgefühl, das »den Tod wirkt«. Dieses Gefühl der Schuld entspringt überwiegend dem, was wir in unserer frühen sozialen Entwicklung empfangen haben.

Deswegen auch sind unsere Schuldgefühle nicht unfehlbar. Sie können auftauchen, wenn wir überhaupt nichts Böses getan, vielleicht nur eine innere Grenze übertreten haben, die man uns irgendwann einmal beigebracht hatte. Wir müssen sehr vorsichtig sein, auf Schuldgefühle zu hören, die uns sagen, dass wir falsch gehandelt haben, denn oft sind die Schuldgefühle selber falsch. Außerdem sind Schuldgefühle ohnehin keine gute Motivation. Es ist schwer, aus einer Stellung des Verdammtseins zu lieben.

Wir brauchen das Gefühl, nicht verdammt zu sein, damit wir die Traurigkeit nach Gottes Willen empfinden können. Damit wir ohne Schuldgefühle mit etwas fertig werden können und dennoch vor unserer Seele glaubhaft sind. Die göttliche Traurigkeit lässt uns sehen, wie wir jemand verletzt haben, ohne darauf hinzuweisen, »wie schlecht wir sind«. Schuldgefühle dagegen verzerren die Realität, führen uns weg von der Wahrheit und weg von dem, was für einen anderen das Beste ist.

Das bewahrheitet sich besonders dann, wenn es um Grenzen geht. In diesem Buch haben wir wieder und wieder gesehen, wie es Gottes großes Anliegen ist, dass wir gute Grenzen haben. Wenn wir Konsequenzen durchsetzen, Grenzen setzen, reif werden und uns von unseren Ursprungsfamilien ablösen und nötige »Neins« einüben, tun wir das Rechte. Diese Grenzen sind Handlungen, die ein Menschenbild der Liebe hinter sich haben. Sie sind nicht immer schmerzfrei, aber in jedem Fall hilfreich, auch für andere.

Aber unser Gewissen kann uns sagen, dass wir etwas Schlechtes oder Gemeines tun, wenn wir Grenzen setzen. Die Menschen, bei denen wir Grenzen setzen, werden uns Dinge sagen, die unser schlechtes Gewissen verstärken. Wenn Sie in einer Familie großgeworden sind, die direkt oder indirekt vermittelt hat, dass Grenzen schlecht sind, wissen Sie, was ich meine. Wenn Sie auf eine Bitte negativ reagieren, haben Sie ein schlechtes Gewissen. Wenn Sie einer Person nicht erlauben, Sie auszunutzen, haben Sie ein schlechtes Gewissen. Wenn Sie sich von Ihrer Familie trennen, um ein eigenes Leben zu führen, haben Sie ein schlechtes Gewissen. Wenn Sie jemanden, der unverantwortlich ist, nicht retten, haben Sie ein schlechtes Gewissen. Und so weiter und so fort.

Schuldgefühle werden Sie davon abhalten, das Richtige zu tun, und Sie festhalten. Viele Menschen haben schlechte Grenzen, weil sie sich fürchten, der inneren elterlichen Stimme nicht zu gehorchen.

Es gibt etliche Schritte, die Sie unternehmen können, um diese Schuldgefühle zu vermeiden, aber Sie müssen mit einer Erkenntnis anfangen: Die Schuldgefühle sind Ihr Problem. Viele, die keine Grenzen haben, beschweren sich endlos darüber, wie »der und die mir Schuldgefühle einreden, wenn ich nein sage«, als ob die andere Person irgendeine Macht über sie hätte. Diese Phantasievorstellung kommt aus der Kindheit, als die Eltern so mächtig erschienen. Keiner hat die Macht, Ihnen Schuldgefühle einzuflößen. Ein Teil von Ihnen stimmt mit der Botschaft überein, weil sie starke elterliche Botschaften in Ihrem emotionalen Gehirn anzapft. Und das ist Ihr Problem, das ist auf Ihrem Territorium, und Sie müssen die Kontrolle darüber gewinnen. Erkennen Sie, dass es Ihr Problem ist, wenn man Sie manipuliert, und Sie werden in der Lage sein, damit umzugehen:

1. Stehen Sie für die Sünde ein.
2. Nehmen Sie kompetente Hilfe in Anspruch.
3. Finden Sie heraus, von wo die Schuldbotschaften herkommen.
4. Werden Sie sich Ihres Zorns bewusst.

5. Vergeben Sie dem, der Sie kontrolliert hat.
6. Setzen Sie in Übungssituationen zusammen mit Ihren Freunden Grenzen, und setzen Sie sie dann allmählich in schwierigeren Situationen. Das wird Ihnen helfen, Kraft zu schöpfen, und Ihnen die Unterstützung sichern, die Sie brauchen, um Ihr Gewissen umzuformen.
7. Bringen Sie neue Informationen in Ihr Gewissen ein. Bücher, so wie dieses, zu lesen und vor allem in Gottes Wort selbst nachzuforschen, was er über Ihre Grenzen sagt, wird Ihnen neue Informationen liefern, die die alten Gewissensstrukturen ersetzen. Gottes Wege lernen, kann Ihre Seele erfrischen und Ihr Herz zum Jubeln bringen, anstatt dass Sie die kontrollierende, elterliche Schuld empfinden.
8. »Werden Sie schuldig«. Sie werden Ihrem elterlichen Gewissen ungehorsam sein müssen, um gesund zu werden. Sie werden Dinge tun müssen, die richtig sind, Ihnen aber weitere Schuldgefühle verursachen. Lassen Sie nicht länger zu, dass diese alte Schuld Sie kontrolliert. Setzen Sie Grenzen.
9. Bleiben Sie in Ihrer Selbsthilfegruppe oder in Ihrem Bibelkreis. Schuld wird nicht einfach durch das Umschulen Ihres Verstandes aufgelöst. Sie brauchen die neuen Beziehungen, um die aktuellen Vorgaben zu verinnerlichen.
10. Seien Sie nicht von neuen Gefühlen der Traurigkeit überrascht. Das ist sicher nicht einfach, aber lassen Sie zu, dass andere Sie während dieses Prozesses lieben. Trauernde können getröstet werden.

Sich nicht in einem Vakuum bewähren müssen

In Kapitel 4, dem Abschnitt über die Entwicklung, haben wir gelernt, dass Grenzen entsprechend unseren frühen Bindungen ihren Platz einnehmen, mit anderen Worten auch, ohne Beziehungen keine Grenzen. Gott hat den Lernprozess so vorgesehen. Babys müssen sich sicher fühlen, bevor sie Grenzen lernen, sodass das Lernen von Eigenständigkeit nicht ängstigt, sondern neu und aufregend ist. Kinder, die gute Bindungen haben, fangen ganz natürlich an, Grenzen zu setzen und Unabhängigkeit zu lernen. Aber wenn man keine sichere Bindung hat, ist das Setzen von Grenzen einfach zu beunruhigend. Viele Menschen verharren leider in ihren destruktiven Beziehungen, weil sie fürchten, verlassen zu werden. Sie befürchten, dass sie ganz allein in der Welt sein werden, wenn sie für sich selber einstehen. Sie würden lieber keine Grenzen und etwas Bindung haben, als Grenzen setzen und ganz alleine sein.

Grenzen werden niemals in einem Vakuum gebaut. Sie müssen von starken Bindungen und erfahrenen Menschen gestützt sein, sonst werden sie versagen. Wenn Sie eine gute Selbsthilfegruppe haben und gerade Grenzen bei einem Ihrer Lieben setzen, werden Sie nicht alleine sein. Sie brauchen die »Entwicklungshilfe« des »fest gegründet und verwurzelt Seins« in der Liebe des Volkes Gottes und von Gott selbst, um das Risiko des Grenzensetzens einzugehen. Menschen schwanken oft zwischen Nachgiebigkeit und Isolation. Keines ist auf Dauer gesund oder lässt sich länger aufrechterhalten.

Wir haben in unserer Klinik immer wieder Menschen erlebt, die in destruktiven Mustern verfangen waren und keine Grenzen setzen konnten, weil sie es die ganze Zeit davor in einem beziehungsmäßigen Vakuum probiert hatten. Sie sagten oft, dass die verständnisvolle Unterstützung, die sie in dem Programm erhielten, ihnen erst ermöglichte, die schweren Schritte in Angriff zu nehmen, die sie alleine nicht geschafft haben.

Wenn es leicht wäre, hätten wir es schon längst getan

Dieses Kapitel handelt von Schwierigkeiten. Schwierigkeiten der Art, vor denen Jesus uns gewarnt hat. »In der Welt habt ihr Angst, aber seid getrost, ich habe die Welt überwunden« (Joh 16,33). Wenn Sie anfangen, die Dinge auf Jesu Art zu tun, werden Sie Ängsten und Schwierigkeiten begegnen – von außen und von innen –, aber auch begegnen können. Die Welt, Satan und sogar Ihr eigenes Selbst werden Ihnen widerstehen und Sie unter Druck setzen, Dinge auf die falsche Art zu bewältigen.

Auf die falsche Art wird nichts daraus. Es richtig zu tun, wird schwer sein, aber deswegen hat uns Jesus gewarnt. »Eng ist die Pforte und schmal ist der Weg, der zum Leben führt, und wenige sind's, die ihn finden« (Mt 7,14). Sich einen gottgewollten Lebensstil zu erarbeiten erfordert Mut und viel Arbeit an sich selbst. Und viele Schlachten. Auf Widerstand zu stoßen ist ein gutes Anzeichen dafür, dass Sie tun, was Sie tun müssen. Es wird es wert sein. Denken Sie an die klare Botschaft der Bibel: Wenn Sie auf Widerstand stoßen, wird das Durchhalten bis zum Ende großen Lohn bringen. »Wenn ihr das Ziel eures Glaubens erlangt, nämlich der Seelen Seligkeit« (1Petr 1,9). Oder wie Jakobus sagt: »Meine lieben Brüder, erachtet es für eitel Freude, wenn ihr in mancherlei Anfechtungen fallt, und wisst, dass euer Glaube, wenn er bewährt ist, Geduld wirkt. Die Geduld aber soll ihr Werk tun bis ans Ende, damit ihr vollkommen und unversehrt seid und kein Mangel an euch sei (Jak 1,2-4).

Diese Widerstände werden sicherlich kommen. Ich versichere es Ihnen. Wenn sie nicht kommen würden, hätten Sie schon vor langer Zeit Grenzen gebaut. Sehen Sie sie, wenn sie dann kommen, in ihrer biblischen Perspektive. Sie sind ein Teil der langen Geschichte Ihrer Brüder und Schwestern – Menschen, die vielen Schwierigkeiten begegnet sind, als sie sich auf den Weg des Glaubens begeben haben, um ein besseres Land zu suchen. Diese Reise ist immer mit Schwierigkeiten verbunden, allerdings auch mit dem Versprechen unseres Hirten, uns durchzutragen, wenn wir unseren Teil dazu beitragen. Machen Sie sich auf den Weg!

15. Den Erfolg von Grenzen messen

Johanna saß am Küchentisch und sinnierte in den Dampf ihrer Teetasse hinein. Es war ein ungewohntes Gefühl, aber ein sehr angenehmes, was sie gerade hatte. Sie dachte noch einmal zurück an den Verlauf ihres Vormittags. Ihr achtjähriger Sohn Markus hatte den Tag mit seinen üblichen Aufstehsperenzchen begonnen. Er schmollte und meckerte und verkündete beim Frühstück: »Ich gehe nicht in die Schule, und keiner kann mich zwingen!«

Normalerweise hätte Johanna versucht, ihn zu überreden, doch in die Schule zu gehen, oder ihn frustriert angebrüllt. Aber an diesem Morgen sagte sie ihm einfach: »Du hast recht, Schatz. Keiner kann dich zwingen, zur Schule zu gehen. Das ist etwas, wozu du dich selber entscheiden musst. Wenn du dich dagegen entscheidest, zur Schule zu gehen, entscheidest du dich dafür, den ganzen Tag ohne Fernsehen in deinem Zimmer zu verbringen. Das musst du für dich selbst entscheiden, wie letzte Woche.«

Markus unterbrach seinen Wutausbruch. Er dachte daran, wie er letzte Woche in seinem Zimmer bleiben und auf sein Abendessen verzichten musste, weil er sich geweigert hatte, den Tisch zu decken. Schließlich sagte er: »Na gut, ich gehe, aber gefallen tut es mir nicht!« »Ganz genau!« stimmte Johanna ihm zu. »Vieles gibt es in der Schule, das dir nicht gefallen muss. Aber ich bin sicher, dass du die richtige Entscheidung getroffen hast.« Sie half ihm mit seiner Jacke und schaute ihm noch eine Weile nach. Keine zehn Minuten später erhielt Johanna einen Anruf von ihrem Mann, der früh zur Arbeit gefahren war. »Schatz, ich habe eben erfahren, dass ich nach der Arbeit noch eine Besprechung habe. Das letzte Mal, als ich zum Essen zu spät kam, war nichts mehr für mich übrig. Könntest du diesmal etwas für mich aufheben?«

Johanna lachte: »Letztes Mal hast du mir nicht Bescheid gesagt. Ich schätze sehr, dass du mich vorher anrufst. Ich werde den Kindern zu essen geben, und du und ich können später dann ungestört zusammen essen.«

Mein Sohn schafft es zur Schule, wenn auch mit einer mürrischen Einstellung. Mein Mann ruft mich an, um mich von seiner Terminänderung zu informieren. Träume ich, Herr?

Nein, Johanna träumte nicht. Zum ersten Mal in ihrem Leben erlebte sie die Belohnung dafür, dass sie klare Grenzen setzte und daran festhielt.

Es war sehr viel harte Arbeit und Risiko damit verbunden gewesen. Aber es war es wert. Sie stand vom Tisch auf und begann, sich für die Arbeit fertig zu machen. Johanna sah sichtbare Beweise dafür, dass ihre Grenzen-Arbeit in ihrem Leben Frucht trug. Dinge veränderten sich. Aber wie war sie von Punkt A (Grenzenlosigkeit) zu Punkt B (reife Grenzen) gekommen? Können wir unseren Fortschritt bei der Entwicklung von Grenzen messen? – Ja.

Eine bestimmte Folge von Veränderungen gehen der Entwicklung von reifen Grenzen voraus. Es ist hilfreich, sich dieser Abfolge bewusst zu sein. Die folgenden zwölf Schritte erlauben Ihnen, Ihr Wachstum zu messen – zu sehen, wo Sie in Ihrer Entwicklung stehen. Benutzen Sie dieses Kapitel als Maßstab für die nächsten fälligen Schritte in Ihrem Wachstum.

Schritt 1: Ärger – unser Frühwarnsystem

Nie zuvor hatte sich Randy über die sarkastischen Sticheleien seines Freundes Willi geärgert. Ärger war für ihn ein neues Gefühl. Es war ihm immer leicht gefallen, die Witzchen auf seine Kosten zu ertragen. Der »gutmütige Randy« konnte immer mitlachen. Aber als Willi nach einem Gottesdienst auf ihn zukam und vor mehreren Beobachtern sagte: »Kaufst du dir kleinere Kleider – oder hast du zugenommen?« konnte Randy nicht mitlachen. Er sagte nichts zu seinem Freund, aber die Bemerkung versetzte ihm einen Stich. Es war ihm peinlich, und er war verletzt. Er konnte es nicht so leicht abschütteln, wie er das jahrelang getan hatte. Das hat mich noch nie so getroffen, dachte Randy bei sich. Warum verletzt es mich heute? Vielleicht werde ich zu empfindlich.

Eines der ersten Zeichen, dass wir anfangen, Grenzen zu entwickeln, ist ein Gefühl des Ärgers, der Frustration oder des Zorns über die subtilen und nicht so subtilen Verletzungen in unserem

Leben. Genauso, wie ein Radarsystem den Anflug eines Geschosses ankündigt, kann unser Ärger uns auf Grenzenverletzungen in unserem Leben aufmerksam machen. Randy war aus einer Familie, die Konflikten und Meinungsverschiedenheiten überwiegend aus dem Weg ging. Streitereien wurden durch Nachgeben ersetzt. Als Randy in den Dreißigern war, suchte er sich Hilfe in einer Therapie für eine Essstörung. Zu seiner Überraschung hatte der Therapeut nicht zuerst über Diät und Fitnesspläne gesprochen, sondern ihn gefragt, wie er auf kontrollierende Personen in seinem Leben reagierte. Zuerst fiel Randy überhaupt keine kontrollierende Person ein. Nach reiflicher Überlegung kam er auf Willi. Wie Willi Randy foppte. Wie Willi Randy vor anderen Freunden demütigte. Wie Willi Randy einfach für gegeben hinnahm. Wie Willi Randy ausnützte.

Diese Erinnerungen waren nicht einfach gedankliche Bilder in seinem Kopf. Sie verursachten ihm Schmerz, Zorn und Ärger. Sie waren Samen für Grenzen in Randys Leben. Menschen, die nicht in der Lage sind, zornig zu werden, wenn sie verletzt, manipuliert und kontrolliert werden, haben ein echtes Handicap. Es gibt keine »Warnlichter«, die sie auf Grenzenprobleme hinweisen. Dieses Licht sollte, wenn es richtig funktioniert, schnell angehen, wenn sie angegriffen werden. Ärger ist wie ein Feuer, das sich in ihrem Herzen entfacht, um sie wissen zu lassen, dass es ein Problem gibt.

Unsere Unfähigkeit, zornig zu werden, ist im Allgemeinen ein Zeichen dafür, dass wir Angst vor dem Getrenntsein haben, welches mit der Wahrheit einhergehen kann. Wir befürchten, dass es einer Beziehung schaden wird, wenn wir die Wahrheit über unsere Unzufriedenheit mit einer Person sagen. Wenn wir aber anerkennen, dass die Wahrheit immer unser Freund ist, geben wir uns oft die Erlaubnis, zornig zu sein. Bevor Sie also etwas Konfrontierendes sagen, ja sogar bevor Sie die erste Grenze setzen, fragen Sie sich: Darf ich mir eingestehen, zornig zu sein, wenn andere mich kontrollieren? Ist es mir bewusst, wann ich verletzt werde? Kann ich mein Frühwarnsignal hören?« Wenn ja, sind Sie auf dem richtigen Weg. Wenn nicht, ist es jetzt eine gute Zeit, einen Schonraum zu suchen, um die Wahrheit im Stillen einmal auszusprechen. Umso besser Sie erst einmal mit Ihrer neu entdeckten Meinungsverschiedenheit umgehen können, umso sinnvoller können Sie, den in Ihnen angestauten Zorn, in die Grenzenbildung umsetzen.

Schritt 2: Die Gesellschaft von Grenzen-Liebhabern vorziehen

Es war ein ganzes Jahr her, seitdem Tamara und Scott ihre Kirchengemeinde gewechselt hatten. Sie waren dabei, über das letzte Jahr nachzudenken. Seit ihrer Hochzeit vor einigen Jahren waren sie zuerst zu einer anderen Gemeinde gegangen. Diese war eine theologisch korrekte und sehr aktive Gemeinschaft. Aber ein Problem, das sich nicht lösen ließ, war die Einstellung der Gemeindeglieder zur Teilnahme an Gemeindeaktivitäten. Sie legten sehr großen Wert auf die Anwesenheit bei jeder Zusammenkunft, von Choraufführungen über Abendversammlungen bis zu wöchentlichen Bibelstunden.

Wenn Scott und Tamara eine Versammlung auslassen mussten, ergaben sich Konflikte. Sie dachten an die Nacht, in der Freunde von außerhalb sie besuchten. Tammy hatte Janice, ihre Bibelstundenleiterin, angerufen, um zu sagen, dass sie nicht kommen würden. »Ich glaube, du hast ein Problem mit deiner Einstellung zu Verpflichtungen, Tamara«, sagte Janice damals. »Wenn wir dir wirklich wichtig wären, würdest du hier sein. Aber geh nur und tu, was du tun musst.« Tamara war natürlich wütend – und verletzt. Janice hatte sie dafür beschämt, dass sie einen Abend mit ihren Freunden verbringen wollte. Diese Unfähigkeit, das Wort Nein zu verstehen, gab den Ausschlag, dass das Paar sich eine andere Gemeinde suchte. Jetzt, ein Jahr später, waren sie und Scott froh über ihre Entscheidung.

Obwohl ihre gegenwärtige Gemeinschaft auch konservativ und aktiv war, viel Wert auf Beteiligung legte, wurden die anderen Gemeindemitglieder nicht kritisch oder verurteilend, wenn Mitglieder Zeit für etwas anderes brauchten. »Stell dir diesen Gegensatz vor«, sagte Scott zu Tamara. »Ich habe Mark angerufen, der gestern unsere Männergebetsgruppe leiten sollte, und habe ihm gesagt, dass ich eben von einem Nachtflug aus Los Angeles zurückkomme. Ich sagte ihm, dass ich völlig erledigt sein würde, wenn ich zum Frühstück kommen würde. Was meinst du, was er zu mir gesagt hat? Er sagte: ›Sieh zu, dass du ins Bett kommst und eine Runde schläfst!‹ Wenn mir solches Verständnis entgegengebracht wird, will ich nächstes Mal auf jeden Fall dabei sein.«

Es gab eine Zeit, da meinten Scott und Tamara beide, dass die Einstellung ihrer ersten Gemeinde richtig war. Es war ihnen noch nicht einmal klar, dass andere ihr Nein verstehen könnten. Aber ein Jahr später konnten sie sich nicht mehr vorstellen, in eine solche Situation zurückzukehren. Menschen, die unausgereifte Fähigkeiten zur Grenzensetzung haben, finden sich oft in der Gesellschaft von Grenzen-Zerstörern wieder. Das können Familienmitglieder, Ehepartner, Kollegen, Gemeindemitglieder, Freunde, Vereinsbrüder und Sonstige sein. Die Verwirrung der Grenzen erscheint ihnen normal, – deswegen sind sie sich der Zerstörung, die sie bei ihnen selbst und anderen verursacht, gar nicht richtig bewusst.

Wenn jedoch Menschen, deren Grenzen verletzt worden sind, anfangen, Grenzen zu entwickeln, verändert sich etwas. Sie fühlen sich von Menschen angezogen, die ihr Nein hören können, ohne gleich vernichtend kritisch zu werden. Die sich nicht verletzt fühlen und es nicht persönlich nehmen. Die ihre Grenzen nicht auf kontrollierende oder manipulierende Art überrollen. Menschen, die einfach sagen: »Gut – wir werden dich vermissen. Bis zum nächsten Mal.« Der Grund für diese Verlagerung liegt in der Art, wie Gott uns geschaffen hat, verborgen. Wir wurden zu einem hauptsächlichen Zweck frei erschaffen: um zu lieben, sinnvoll Gott und anderen nahe zu sein. »Über alles aber zieht an die Liebe, die da ist das Band der Vollkommenheit« (Kol 3,14). Diese grundlegende Wahrheit liegt in den Tiefen unserer Herzen. Und wenn wir Beziehungen finden, in denen wir die Freiheit haben, Grenzen zu setzen, geschieht etwas Wunderbares. Zusätzlich zu der Freiheit, nein zu sagen, finden wir die Freiheit, von ganzem Herzen ein konfliktfreies, dankbares Ja zu anderen zu sagen. Wir fühlen uns von Grenzen-Liebhabern angezogen, weil wir bei ihnen die Erlaubnis finden, ehrliche, echte, liebende Menschen zu werden. Für einen Menschen, dessen Grenzen verletzt sind, hören sich Menschen, die Nein sagen können, oft kurz angebunden und kalt an. Aber wenn ihre Grenzen fester werden, verwandeln sich diese vermeintlich kalten und kurz angebundenen Leute in erfrischend ehrliche und fürsorgliche Menschen.

Wir müssen mit Grenzen-Liebhabern tiefe, sinnerfüllte Bindungen eingehen. Grenzen können eben nicht in einem Vakuum entwickelt werden. Wir entwickeln Beziehungen zu dieser Sorte Menschen, indem wir um Unterstützung und Verständnis bitten, und durch sie gibt uns Gott die Kraft und die Gnade, die harte Arbeit des Grenzenziehens besser zu bewältigen. Auch die Beziehung zu Gott wird in diese Vorliebe für Menschen mit Grenzen einbezogen. Man beginnt zu sehen, dass der heilige, gerechte Gott, über den man im Alten Testament liest, weder ungerecht noch furchterregend ist. Er hat einfach nur sehr klare Grenzen: »Soviel der Himmel höher ist als die Erde, so sind auch meine Wege höher als eure Wege und meine Gedanken als eure Gedanken« (Jes 55,9).

Schritt 3: Sich der Familie anschließen

Wir entdecken, dass wir uns eher zu klaren, definierten Menschen hingezogen fühlen, als zu solchen mit verwischten Grenzen, und fangen deshalb Beziehungen zu Menschen an, die ebenso klare Grenzen zeigen. Wir fangen an, entweder mit Grenzen in unseren Beziehungen zu wachsen oder uns neuen Kontakten zuzuwenden, in die wir investieren, oder sogar beides. Gleichgesinnte im konstruktiven Sinne sind eine entscheidende Phase in der Entwicklung von Grenzen.

Warum ist es so wichtig, Teil der Familie der Grenzen-Setzer zu werden? Hauptsächlich weil, wie bei allen geistlichen Disziplinen, Grenzen nicht in einem Vakuum entstehen können. Wir brauchen andere, mit denselben biblischen Wertvorstellungen von Grenzen und Verantwortung. Die uns ermutigen, mit uns zu üben und bei uns zu bleiben.

Das ist es, was Walter entdeckte. Walter konnte die Veränderung einfach nicht glauben. In den letzten Monaten war ihm sein Mangel an Grenzen auf seiner Arbeitsstelle bewusst geworden. Während die anderen Angestellten nach Hause gingen, wurde er gebeten, Überstunden zu machen. Er wollte seinem Chef sagen, dass seine Aufgaben jetzt enger und realistischer gesetzt werden müssten. Aber jedesmal, wenn er ihn ansprechen wollte, verschlug ihm die Angst die Sprache, und er brachte nichts heraus.

Walter zweifelte, ob er jemals reifere Arbeitsgrenzen entwickeln würde. Ungefähr um diese Zeit wurde er Mitglied einer Selbsthilfegruppe in seiner Kirchengemeinde. Seine Beziehung zu der Gruppe vertiefte sich, und er begann, den Mitgliedern zu vertrauen. Schließlich war er in der Lage, sie an dem Tag, an dem er sich mit seinem Chef hinsetzte und mit ihm über den Arbeitszeitkonflikt sprach, emotional »mitzunehmen«. Es waren die Unterstützung und die Sicherheit der Gruppe, die Walter die Kraft gaben, auf der Arbeit offen zu sein.

Jesus hat Gemeinschaft genau so definiert, dass wo zwei oder drei in seinem Namen versammelt sind, er dann mitten unter ihnen sei (Mt 18,20). Es ist diese Kombination seines Geistes und der emotionalen Erinnerung an die, die an uns glauben, die uns hilft, feste Grenzen zu halten. Warum? Weil wir wissen, dass wir ein geistliches und ein emotionales Zuhause haben. Egal, wie giftig die Kritik oder wie schlimm die Zurückweisung ist, wir sind nicht allein. Und das macht den Unterschied, wenn wir Grenzen setzen.

Schritt 4: Unsere Schätze wertschätzen

Wenn Sie sich bei Menschen sicher fühlen, die glauben, dass Gnade und Wahrheit gut sind (Joh 1,17), werden sich Ihre Werte verändern. Sie fangen an zu erkennen, dass es gesund ist, Verantwortung für sich selbst zu übernehmen, und zu verstehen, dass es destruktiv ist, die Verantwortung für andere Erwachsene zu übernehmen. Wenn Menschen lange genug wie Objekte behandelt wurden, beginnen sie, sich selber als den Besitz eines anderen zu sehen. Sie können Selbstverwaltung nicht schätzen, weil sie mit sich selber lediglich derart umgehen, wie mit ihnen umgegangen worden ist. Vielen Menschen ist immer und immer wieder gesagt worden, dass es egoistisch und falsch ist, auf die eigene Seele zu achten und sie zu erhalten. Nach einer Weile entwickeln sie die tiefe Überzeugung, dass dies wahr ist. Und danach legen sie wenig Wert darauf, auf die Gefühle, Talente, Gedanken, Einstellungen, Verhaltensweisen, den Körper und andere Gaben, die Gott ihnen anvertraut hat, zu achten.

Dieses Prinzip wird in der Bibel gelehrt: »Wir lieben, weil er uns zuerst geliebt hat« (1Joh 4,19). Mit anderen Worten: Lernen wir zu lieben, weil wir Geliebte sind. Gnade muss von außen kommen, damit wir sie in uns selber ausreifen lassen können. Die Kehrseite dieser Wahrheit ist: Wir können nicht lieben, wenn wir nicht geliebt werden. Weitergedacht heißt das, wir können unsere Seele nicht wertschätzen, wenn sie zuvor nicht wertgeschätzt worden ist. Das ist ein

Grundprinzip. Unser Lebensgefühl dafür, was echt und wahr an uns ist, kommt von unseren wesentlichen primären Beziehungen. Das ist der Grund, warum so viele Menschen, die in ihrer Kindheit mehr oder weniger ungeliebt waren, im Erwachsenenalter von anderen mit Liebe geradezu überhäuft werden können und trotzdem nie das Gefühl haben, richtig wertvoll und liebenswert zu sein.

Helens Vater missbrauchte sie als Kind sexuell. Die Misshandlung hatte sie furchtbar traumatisiert, aber sie versuchte, das Geheimnis zu wahren und die Familie davor zu schützen. Als sie jedoch ins Teenageralter kam, begann Helen unabsichtlich durch ihr Verhalten über ihr Familienproblem »die Wahrheit zu sagen«. Sie wurde sehr früh sexuell aktiv. Als Erwachsene dachte Helen in der Therapie über ihre wilden Teenagerjahre nach. »Ich kann mich noch nicht einmal an die Gesichter der Jungs erinnern. Ich wusste nur, dass jemand etwas von mir wollte, und ich hatte das Gefühl, dass es meine Pflicht war, es zu geben – aus keinem anderen Grund, als dass sie es wollten! Ich dachte, dass ich in der Sache nichts zu sagen hatte.«

Helen war von einer der Personen, die sie am meisten hätte schätzen und umsorgen sollen, nicht wertgeschätzt worden. Das Ergebnis war, dass sie sich selber nicht schätzte. Sie erbrachte sexuelle Leistungen für fast jeden, der danach fragte. Sie hatte kein Gespür dafür, dass ihr Körper und ihre Gefühle »eine kostbare Perle« waren (Mt 13,46), ihr von Gott geschenkt, um sie zu schützen und zu entwickeln.

Wenn Christen anfangen, das Gesundwerden, die Heilung und sich selbst zu einem Abbild Gottes formen zu lassen und zu schätzen, verschiebt sich etwas in ihrem Denken. Sie beginnen eine Auszahlung auf Gottes Investition zu ersehnen (wieder das Gleichnis von den Talenten in Matthäus 25,14-30). Es wird wichtig, für sich selbst zu sorgen.

Steve kam eines Tages ganz aufgeregt auf mich zu. Da er seine Gefühle normalerweise nicht emotional zur Schau stellte, wusste ich, dass etwas Besonderes passiert sein musste. Er zeigte mir seine Bibel, in der er 1. Korinther 8,11 gelesen hatte: »Und so wird durch deine Erkenntnis der Schwache zugrunde gehen, der Bruder, für den doch Christus gestorben ist.« Er sagte: »In mir verändert sich etwas. Jahrelang habe ich mich schuldig gefühlt, wenn ich diese Stelle las. Ich dachte, sie verurteilt mich alleine schon dafür, wenn ich durch mein unzureichendes Vorbild schwächere Christen zu irgendeiner Sünde verführt oder ihren Glauben nicht bestärkt habe.«

»Das sagte es ja auch«, erwiderte ich, »aber du hast etwas anderes entdeckt«. »Stimmt«, erwiderte Steve. »Ich sehe, dass ich auch ein Bruder bin, für den Christus starb. Das bedeutet, dass ich um mich genauso besorgt und vorsichtig sein soll wie um andere. Es gibt keinen Unterschied zwischen dem, was Gott über sie denkt, und dem, was er über mich denkt.« Steve war ein wichtiger biblischer Aspekt aufgefallen. Jahrelang ist Christen beigebracht worden, dass es egoistisch ist, ihren geistlichen und emotionalen Status zu schützen.

Sie können anderen jedoch nur geben, was Sie selber haben. Also achten Sie darauf, was Sie haben, was Sie Ihr Eigen nennen. Haben Sie erlebt, was Steve erlebt hat? Ist es Ihnen wichtig, Hilfe zu erlangen und zu lernen, sich selbst zu schützen und bibelgemäße Grenzen zu entwickeln? Sonst wird es schwer sein, wenn nicht unmöglich, die harte Arbeit des Grenzenziehens durchzuhalten. Wenn es sich anbietet, sollten Sie unbedingt Zeit mit Menschen verbringen, die gute Grenzen haben und von ihrem Vorbild lernen. Der Psalmist illustriert dieses Prinzip, indem er sagt: »Behüte dein Herz mit allem Fleiß, denn daraus quillt das Leben« (Spr 4,23). Wenn wir unser Herz hüten (da wo unsere Schätze sind), wachen wir auch darüber. Wir sollen unsere Schätze so wertschätzen, dass wir sie beschützen. Was wir nicht wertschätzen, das bewachen wir auch nicht richtig. Die Sicherheitsvorkehrungen einer Bank sind erheblich größer, als auf einem Schrottplatz! Machen Sie eine Liste von Ihren »Schätzen«: Ihre Zeit, Ihr Geld, Ihre Gefühle, Ihr Glauben. Wie wollen Sie, dass Sie von anderen behandelt werden? Wie wollen Sie, dass andere Sie nicht behandeln?

Schritt 5: Neins im Kleinen üben

Die Gruppe war ruhig. Nach vielen Sitzungen, in denen sich Marion die Möglichkeit nur überlegt hatte, wollte sie jetzt den Versuch wagen, zum ersten Mal in ihrem Leben eine Grenze zu setzen. Die Gruppe betete innerlich für sie um Kraft, die Wahrheit zu sagen.

Ich hatte Marion aufgegeben, irgendeinem Gruppenmitglied etwas mitzuteilen, was sie in den letzten Sitzungen gestört haben konnte. Obwohl sie furchtbare Angst hatte, versprach sie, es zu versuchen. Zuerst sagte sie gar nichts, nahm offensichtlich ihren ganzen Mut zusammen. Dann wandte sie sich langsam an die Frau, die neben ihr saß, und sagte: »Carolyn, ich weiß nicht recht, wie ich das sagen soll, aber… es stört mich, wenn du dir in der Therapiestunde immer den besten Sessel nimmst.« Sie duckte sich, erwartete eine harte Erwiderung. Aber es kam keine, jedenfalls nicht wie Marion es erwartet hatte.

»Ich habe schon lange darauf gewartet, dass du etwas sagst«, meinte Carolyn. »Ich habe gemerkt, dass du in letzter Zeit kühl zu mir warst, aber ich wusste nicht, warum. Es hilft mir, das zu wissen, und ich fühle mich dir näher. Du bist ein Risiko eingegangen, um mich zu konfrontieren. Wer weiß, vielleicht laufe ich nächstes Mal wegen des Sessels mit dir um die Wette!«

Hört sich das alles nur nach einem unbedeutenden Problem an? Ist es aber nicht. Marion hatte eine Mutter, die ihr ein schlechtes Gewissen einredete, sooft sie Grenzen ziehen wollte, und einen Vater mit Wutanfällen, wenn sie zu widersprechen wagte. Für sie war das, was sie sagte, wirklich waghalsig. Grenzen standen für sie einfach nicht zur Debatte, bis Angst und Depression ihr Leben völlig aus der Bahn geworfen hatten. Deswegen war auch der beste Ort für Marion mit ihrer Grenzen-Arbeit anzufangen, ihre Therapiegruppe. Das Wachstum im Setzen von emotionalen Grenzen muss sich immer daran orientieren, wie stark die Verletzungen der Vergangenheit sind. Sonst könnten Sie massiv versagen, bevor Sie feste Grenzen entwickelt haben.

»Diese Grenzengeschichte funktioniert nicht«, sagte Frank in einer Therapiesitzung. »Warum nicht?« fragte ich ihn. »Naja, sobald ich verstanden hatte, dass ich keine guten Grenzen setze, habe ich meinen Vater angerufen und ihm meine Meinung gesagt. Wissen Sie, was er getan hat? Er hat einfach aufgelegt! Es ist wirklich prima. Einfach fantastisch. Grenzen haben alles nur noch schlimmer gemacht.« Frank ist wie ein übereifriges Kind, das zu ungeduldig ist, das Fahrradfahren erst noch mit Stützrädern zu üben. Erst nach mehreren Stürzen und aufgeschlagenen Knien fällt ihm auf, dass er möglicherweise ein paar Lernschritte übersprungen hat.

Der folgende Vorschlag hilft Ihnen vielleicht, diesen Schritt zu bewältigen. Bitten Sie Ihre Selbsthilfegruppe oder gute Freunde, mit Ihnen Grenzen zu üben. Sie werden zudem durch ihre Reaktion auf Ihr Anliegen und Ihre Ehrlichkeit ihren wahren Wert zeigen. Entweder werden sie Sie darin ermutigen, auch mal eine andere Meinung zu haben und sie zu konfrontieren, oder sie werden ablehnen. So oder so werden Sie etwas lernen. In einer guten unterstützenden Beziehung wird das Nein aller Beteiligten geschätzt. Die Beteiligten wissen, dass die wahre Intimität aus der Freiheit erwächst, eine andere Meinung zu haben: »Falsche Lippen bergen Hass« (Spr 10,18). Beginnen Sie damit, Ihr Nein mit den Menschen zu üben, die es respektieren und das auch mit der Motivation der Liebe tun.

Schritt 6: Schuldgefühle als Indikatoren

Es mag sich eigenartig anhören, aber oft ist ein Gefühl der Selbstverurteilung, das Empfinden, dass Sie irgendwelche wichtigere Regeln bei Ihrem Grenzenziehen übertreten haben, ein Zeichen dafür, dass Sie wachsen. Viele Menschen erleben eine Zeit der intensiven Selbstkritik, wenn sie anfangen, ehrlich zu sein darüber, was ihre biblische Verantwortung ist und was sie nicht ist. Warum? Lassen Sie uns einmal als Bild dafür die Sklaverei im Gegensatz zur Freiheit nehmen.

Grenzenverletzte Menschen sind wie Sklaven. Sie haben Schwierigkeiten, wenn sie eine moralische Entscheidung treffen sollen, und reflektieren meistens die Wünsche ihrer Umgebung. Und selbst wenn sie von Grenzen-Liebhabern umgeben sind, haben sie trotzdem noch Probleme damit, Grenzen zu setzen. Schuld an dieser Problematik ist ein noch zu schwaches Gewissen oder ein überaktiver und auch nicht bibelgemäßer innerer Richter. Wir brauchen einen inneren »Beurteiler«, damit wir Falsch und Richtig unterscheiden können, aber zu viele tragen ein extrem selbstkritisches Gewissen mit sich herum.

Wegen dieses überaktiven inneren Richters haben Menschen mit verletzten Grenzen die größten Schwierigkeiten damit, Grenzen zu ziehen. Sie fragen sich Dinge wie: »Bist du nicht zu hart?« oder »Wie kannst du nicht zu der Party gehen wollen? Wie egoistisch von dir!« Man kann sich das Durcheinander vorstellen, wenn eine solche Person eine Grenze zieht. Und sei es nur eine kleine. Das Gewissen macht dafür Überstunden, weil seine unrealistischen Vorstellungen nicht erfüllt werden können.

Die Rebellion gegen ehrliche Grenzen wird vom übereifrigen Gewissen als Bedrohung empfunden. Es greift daraufhin die Seele massiv an, in dem Versuch, die Person seinen unehrlichen Regeln wieder zu unterwerfen. Auf eine etwas verquere Art ist ein schlechtes Gewissen also ein Zeichen des geistlichen Wachstums. Ein Signal, dass Sie sich möglicherweise gegen unbiblische Einschränkungen sträuben. Wenn das Gewissen still wäre und keine Schuldbotschaften senden würde, könnte es bedeuten, dass Sie noch diesem »innerlichen Richter« versklavt sind. Deswegen ermutigen wir Sie, über solche – hoffentlich vorübergehenden – Schuldgefühle nicht ärgerlich zu sein. Sie bedeuten, dass Sie sich vorwärtsbewegen – in die richtige Richtung.

Schritt 7: Erwachsene Neins üben

Denken Sie einen Moment lang über diese Frage nach: Wer ist bei Ihnen der Grenzen-Brecher Nummer eins? Bei wem fällt es Ihnen am schwersten, Grenzen zu ziehen? Es kann sein, dass Ihnen mehr als eine Person einfällt. Dieser Schritt beinhaltet den Umgang mit solchen unserer Beziehungen, die besonders kompliziert, konfliktreich und angsterregend sind. Aber gerade diese Beziehungen zu bewältigen ist eines der Hauptziele auf dem Weg, ein Mensch mit Grenzen zu werden.

Die Tatsache, dass dies der siebte und nicht der zweite Schritt ist, verdeutlicht, wie wichtig es ist, erst unsere »Hausaufgaben« zu machen und zu üben. Wichtige Grenzen bei für uns bedeutenden Personen zu ziehen ist erst die Frucht von viel Arbeit und Reife.

Es ist wichtig, in diesem Zusammenhang nicht unsere Ziele durcheinanderzubringen. Nicht selten sind Christen, deren Grenzen verletzt worden sind, der Meinung, dass es ihr Ziel sein muss, Grenzen in diesen wichtigen Lebensbereichen zu setzen und das Leben wieder zu stabilisieren. Sie leben für den Tag, an dem sie »Mutter Nein sagen können« oder dafür, dass sie »der Trinksucht meines Mannes Grenzen setzen« können. Diese Art von Konfrontation ist sehr wichtig (Jesus spricht davon in Matthäus 18,15-20), aber nicht die Hauptsache beim Erlernen von Grenzen. Unser wahres Ziel ist es, Reife zu erlernen – die Fähigkeit, erfolgreich zu lieben und erfolgreich zu arbeiten, so wie Gott das tut. Das Ziel ist, Gott ähnlicher zu werden:

»Meine Lieben, wir sind schon Gottes Kinder; es ist aber noch nicht offenbar geworden, was wir sein werden. Wir wissen aber:

wenn es offenbar wird, werden wir ihm gleich sein; denn wir werden ihn sehen, wie er ist« (1 Joh 3,2).

Das Setzen von Grenzen ist ein großer Teil des Reiferwerdens, wie es eigentlich jeder Mensch durchlaufen muss. Wir können nicht wirklich lieben, bis wir Grenzen haben – wir lieben sonst aus Nachgiebigkeit oder Schuldgefühlen heraus. Und wir können ohne Grenzen mit unserer Arbeit, unserem ganzen Lebenserfolg nicht völlig produktiv sein, solange wir damit beschäftigt sind, die Pläne anderer zu erfüllen. Wir sind praktisch gespalten und unsicher (Jak 1,8). Das Ziel ist, eine Charakterstruktur zu entwickeln, die Grenzen hat und zu den richtigen Zeiten Grenzen bei sich selber und anderen zu setzen vermag. Wenn Sie innere Grenzen haben, entwickeln Sie unweigerlich Grenzen nach außen.

Dieser siebte Schritt – ein Nein zu allen kritischen Situationen zu besitzen – ergibt sich aus der Entwicklung einer gut definierten und zielgerichteten Charakterstruktur. Wenn Sie soweit sind, haben Sie die Zeit gehabt, sich auch auf die großen angstmachenden Neins mit viel Arbeit und Geduld vorzubereiten.

Natürlich wird auch ein großes Nein manche Krise auslösen. Jemand, der Ihnen wichtig ist, wird zornig. Oder verletzt. Oder aggressiv. Die Wahrheit wird Risse in der Beziehung freilegen. Die Konflikte und Meinungsverschiedenheiten existieren ja nicht erst seit heute. Grenzen bringen sie einfach nur an die Oberfläche. Erstellen Sie mit viel Gebet eine Liste Ihrer bedeutendsten Beziehungen. Schreiben Sie dazu, welche spezifischen Schätze von Ihnen durch diese Beziehungen verletzt werden. Welche Grenzen brauchen Sie, um diese Schätze gleichzeitig zu schützen?

Schritt 8:
Frei von Schuldgefühlen: Freuen Sie sich

Schritt 6 beinhaltete, dass Ihre ersten Schritte zu einem Lebensstil mit Grenzen den erbitterten Widerstand eines überaktiven und schwachen Gewissens hervorrufen würden. Aber mit beständiger Arbeit und ausreichend Unterstützung lassen die Schuldgefühle nach. Wir sind besser in der Lage, »das Geheimnis des Glaubens mit reinem Gewissen zu wahren« (1Tim 3,9).

Diesen Schritt können Sie jetzt tun, weil Sie geistlich und emotional Ihre Loyalitäten verschoben haben. Sie hören nicht mehr auf Ihren »inneren Richter«, sondern reagieren auf die biblischen Werte, wie Liebe, Verantwortung und Vergebung. Und diese Werte haben Sie verinnerlicht durch viele, viele Erfahrungen mit Menschen, die diese Werte verstehen. Ihr Herz kann sich eine Einschätzung an noch anderer Stelle holen als nur bei einem kritischen Gewissen. Das Herz ruht in dem emotionalen Erinnerungsgehäuse an liebende, wahrhaftige Menschen. Evelyn wusste, dass innerlich eine Veränderung eingetreten war, als sie ihren Mann mit seinen kritischen Tiraden konfrontierte. »Das reicht jetzt, Paul«, sagte sie, ohne laut zu werden. »Wenn du nicht in zehn Sekunden anfängst, normal und höflich mit mir zu sprechen, werde ich den Abend bei meiner Freundin Nanny verbringen. Entscheide dich, denn diesmal bluffe ich nicht.« Paul, der gerade zu einer weiteren Wortattacke ansetzen wollte, machte seinen Mund wieder zu. Selbst er spürte, dass es Evelyn diesmal ernst meinte. Er setzte sich auf die Couch und wartete ab, was Evelyn als nächstes tun würde. Was Evelyn überraschte, waren die fehlenden Selbstvorwürfe, nachdem sie diese Grenze gezogen hatte. Meistens warf sie sich vor, dass sie Paul nicht genügend Chancen eingeräumt hätte oder dass sie nicht so empfindlich sein sollte oder dass er ja hart arbeitete und gut zu den Kindern war. Ihre Selbsthilfegruppe hatte geholfen. Ihr Üben hatte sich bezahlt gemacht. Und ihr Gewissen hatte angefangen, erwachsen zu werden.

Schritt 9: Die Grenzen anderer lieben

Ein Patient fragte mich einmal: »Gibt es einen Weg, bei meiner Frau Grenzen zu setzen, ohne dass sie bei mir welche setzt?« Obwohl ich diese Offenheit bewunderte, war die Antwort natürlich nein. Wenn wir erwarten, dass andere unsere Grenzen respektieren, müssen wir ihre aus mehreren Gründen akzeptieren.

Die Grenzen anderer zu lieben, konfrontiert uns mit unserem Egoismus und unserem Wunsch nach Allmacht. Wenn wir uns darum sorgen, auch die Schätze anderer zu schützen, arbeiten wir der Selbstsucht, die ein Teil unserer gefallenen Natur ist, entgegen. Wir konzentrieren uns mehr auf andere. Die Grenzen anderer zu lieben steigert unsere Fähigkeit, auch um andere zu sorgen. Es ist nicht schwer, die angenehmen Seiten anderer zu lieben. Es ist jedoch etwas anderes, wenn wir auf den Widerstand, die Konfrontation oder die Eigenständigkeit eines anderen stoßen. Wir finden uns möglicherweise in einem Konflikt wieder oder bekommen nicht das, was wir von einem anderen haben wollen.

Wenn wir die Grenzen anderer lieben und respektieren können, schaffen wir damit zweierlei. Erstens liegt uns die andere Person wirklich am Herzen, weil wir nichts davon hätten, jemandem zu helfen, zu uns nein zu sagen. Wenn unsere Motivation ausreichend uneigennützig ist, würde es ihm oder ihr ja gar nichts bringen, uns abzulehnen! Der zweite Vorteil, der darin liegt, die Grenzen anderer zu lieben, ist, dass es uns Mitgefühl lehrt. Es zeigt uns, dass wir andere so behandeln sollen, wie wir selbst behandelt werden wollen: »Das ganze Gesetz ist in einem Wort erfüllt: Liebe deinen Nächsten wie dich selbst« (Gal 5,14). Wir sollten selbst um das Nein des anderen genauso kämpfen, wie wir für unser eigenes kämpfen – auch wenn es uns etwas kostet.

Schritt 10: Unser Nein und unser Ja befreien

»Ich liebe dich, Peter«, sagte Sylvia zu ihrem Freund, als sie beim Essen saßen. Es war ein wichtiger Augenblick. Peter hatte Sylvia eben gebeten, seine Frau zu werden. Und sie war sehr von ihm angezogen; sie schienen sich auf so vielerlei Art zu ergänzen. Es gab nur ein Problem: Sie kannten sich erst ein paar Wochen. Peters impulsive Frage schien Sylvia ein wenig verfrüht.

»Und obwohl ich dich liebe«, fuhr sie fort, »brauche ich mehr Zeit mit dir zusammen, bevor wir uns verloben. Weil ich dir nicht Ja sagen kann, sage ich vorläufig nein.« Bei Sylvia zeigen sich die Früchte von reifenden Grenzen. Menschen, die unentwickelte Fähigkeiten zur Grenzsetzung haben, tun das Gegenteil. Sie sagen zu schnell ja, nur weil sie sich unsicher sind. Wenn sie sich dann dem Plan eines anderen verpflichtet haben, wird ihnen klar, dass sie sich gar nicht in der Situation befinden wollen. Aber dann ist es zu spät.

Eine Zeit lang arbeitete ich als Hausvater in einem Kinderheim. Während der Ausbildung sagte uns ein erfahrener Psychologe: »Man kann auf zwei Arten mit Teenagern anfangen: Erstens, man kann zu allem Ja sagen. Beginnt man dann, bestimmte Regeln aufzustellen, werden sie einen hassen und rebellieren. Oder man kann mit klaren und strengen Regeln anfangen. Wenn sie sich an diesen Stil gewöhnt haben, kann man die Dinge etwas lockern. Sie werden einen ewig lieben.« Offensichtlich funktionierte die zweite Methode besser. Sie stellte nicht nur meine Grenzen für die Kinder klar, sondern sie lehrte mich, mein eigenes Nein freier zu sehen.

Dabei liegt dieses Prinzip hier zugrunde: Unser Nein wird so frei sein wie unser Ja. Mit anderen Worten, wenn Sie sich genauso frei fühlen, auf eine Bitte nein zu antworten, wie Sie Ja sagen, sind Sie auf dem besten Wege zur Grenzen-Reife. Es gibt keinen Konflikt, keine Gewissensbisse, keine Hemmungen, sowohl das eine wie auch das andere Wort zu benutzen. Denken Sie einen Moment über das letzte Mal nach, bei dem Sie jemand um etwas bat. Vielleicht war es eine Bitte um Zeit, von der Sie nicht sicher waren, dass Sie sie geben konnten. Stellen Sie sich vor, die Person war weder egoistisch, manipulativ oder kontrollierend. Also, Sie wurden ganz normal um etwas gebeten, von dem Sie nicht sicher waren, dass Sie es geben konnten. Sie waren nicht sicher, dass Sie es mit »frohem Herzen« geben konnten (2Kor 9,7). Was als nächstes passierte, ist grundlegend für dieses Prinzip. Sie haben wahrscheinlich eines von zwei Dingen getan:

1. Da Sie unsicher waren, sagten Sie ja.
2. Da Sie unsicher waren, sagten Sie nein.

Welches davon war die reifere Reaktion? In den meisten Fällen wäre es die zweite Möglichkeit gewesen. Warum? Weil es sinnvoller ist, aus unserem Fundus von Kräften zu geben, als etwas zu versprechen, was wir vielleicht nicht geben können. Jesus sagte, dass wir die Kosten unserer Unternehmungen überschlagen sollen: »Denn wer ist unter euch, der einen Turm bauen will und setzt sich nicht zuvor hin und überschlägt die Kosten, ob er genug habe, um es auszuführen? damit nicht, wenn er den Grund gelegt hat und kann's nicht ausführen, alle, die es sehen, anfangen über ihn zu spotten und sagen: Dieser Mensch hat angefangen zu bauen und kann's nicht ausführen« (Lk 14,28-30).

Menschen mit verletzten Grenzen versprechen etwas und tun dann eins von zwei Dingen: (1) Sie lösen das Versprechen voller Groll ein oder (2) sie versagen darin, es einzulösen. Menschen mit entwickelten Grenzen lösen ein Versprechen frei und gerne ein. Oder sie versprechen erst gar nichts. Verantwortung durchzuhalten, die ich mir aus Schuldgefühl oder Nachgiebigkeit aufgehalst habe, kann eine teure, leidvolle und unbequeme Sache sein. Man muss lernen, nicht zu viel zu versprechen, bevor man nicht geistlich und emotional die Kosten überschlagen hat.

Schritt 11: Reife Grenzen – Zielsetzung auf der Grundlage von Werten

Ben legte seinen Stift zufrieden auf den Tisch und schaute zu seiner Frau hinüber. Er und Jane hatten gerade den Tag damit verbracht, das letzte Jahr durchzugehen und für das nächste zu planen. Diese alljährliche Tradition hatte sich erst seit drei Jahren bei ihnen entwickelt. Es war ein Weg, ihnen das Gefühl zu geben, dass ihr Leben ein Ziel und einen Sinn hatte. Bevor sie angefangen hatten, zusammen Ziele zu setzen, war das Leben chaotisch gewesen. Ben war kontrollierend und impulsiv gewesen. Wegen seiner schlechten Gewohnheiten, was das Geldausgeben betraf, konnten sie nicht viel sparen. Und obwohl sie mit Geld gut umgehen konnte, war Jane nachgiebig gewesen und konfrontierte nicht gerne. Je mehr Ben ausgab, desto mehr zog sie sich zurück und beschäftigte sich außerhalb des Heims mit ehrenamtlichen Tätigkeiten.

Nach sehr viel harter Arbeit mit einem Eheberater begann Jane schließlich, bei Bens außer Kontrolle geratenen Ausgaben Grenzen zu ziehen. Sie wälzte weniger die Schuld ab, wurde ehrlicher und hegte viel weniger Groll. Ben fing an, ein größeres Gefühl der Verantwortung für die Familie zu empfinden. Er entwickelte sogar zärtlichere Gefühle für seine Frau – auch nachdem sie ihn mehrere Male wegen seiner Unverantwortlichkeit angesprochen hatte.

Jetzt lächelte Ben: »Schatz, dieses Jahr ist ein ganz anderes als das Jahr davor gewesen. Wir haben Geld gespart. Wir haben einige finanzielle Ziele geschafft. Wir sind ehrlicher zueinander. Wir mögen uns mehr. Und du rennst nicht mehr weg, um jedem Komitee in der Stadt, das einen Freiwilligen braucht, zu helfen!« Jane erwiderte: »Ich brauche das ja auch nicht mehr. Ich habe hier mit dir und den Kindern, unserer Selbsthilfegruppe in der Gemeinde und den

Diensten, die wir bereits tun, das, was ich will. Weißt du was, lass uns planen, was wir tun wollen, mit uns selbst, mit dem Herrn, mit unserem Geld und mit unseren Freunden – und es nächstes Jahr noch besser machen!« Ben und Jane ernteten die Früchte jahrelanger Arbeit. Ihre wachsenden Fähigkeiten, Grenzen zu setzen, machten sich auf vielerlei Art bezahlt. Schließlich ist das letztendliche Ziel von Grenzen, uns selbst zu befreien, damit wir das Leben, über das uns Gott zum Verwalter eingesetzt hat, schützen, wachsen lassen und entwickeln. Grenzen zu setzen ist eine reife, initiative und proaktive Handlung. Es bedeutet die Kontrolle über unser Leben.

Menschen mit Grenzen sind nicht hektisch, haben es nicht eilig und sind nicht außer Kontrolle. Sie haben in ihrem Leben eine Richtung, sie bewegen sich beständig auf ihre Ziele zu. Sie planen im Voraus. Die Belohnung für ihre weisen Grenzen ist die Freude, erfüllte Lebenswünsche zu haben. Das, was sie in die Jahre, die Gott ihnen gegeben hat, investierten, zahlt Dividende. Paulus dachte am Ende seines Lebens über Ähnliches nach: »Die Zeit meines Hinscheidens ist gekommen. Ich habe den guten Kampf gekämpft, ich habe den Lauf vollendet, ich habe Glauben gehalten« (2Tim 4,6-7).

Aber unterbricht das Leben nicht auch den Fortschritt eines Menschen mit Grenzen? Wird es nicht Schwierigkeiten und Komplikationen geben, Menschen, die wollen, dass ich nach ihrer Pfeife tanze und nicht nach Gottes Willen lebe? Selbstverständlich. Unsere Tage sind wahrlich vielmehr eher böse, als nur gut und einfach. Es wird alle möglichen Widerstände gegen unsere Grenzen und Ziele geben. Aber der Mensch mit reifen Grenzen versteht das, schafft dafür Raum und kalkuliert das ein. Und sie oder er wissen, dass ein Nein in ihrem Herzen wartet – früher oder später gebrauchsfertig, sollte es gebraucht werden. Nicht um anzugreifen. Nicht um andere zu bestrafen. Aber um zu schützen und um Talente und Schätze zu entwickeln, die Gott uns während unserer Zeit hier auf der Erde zugesprochen hat (Ps 90,10).

16. Ein Tag in einem Leben mit Grenzen

Erinnern Sie sich an Sandra zu Beginn von Kapitel 1? Sie ließ sich relativ unkontrolliert und eher dem Zufallsprinzip folgend durch ihren Tag treiben. Stellen Sie sich jetzt vor, dass Sandra dieses Buch gelesen hat. Sie hat sich entschieden, ihr Leben mit klaren Grenzen, so wie wir sie dargelegt haben, neu zu strukturieren. Ihr Tag wird jetzt von Freiheit, Selbstbeherrschung und Intimität geprägt. Wir wollen mal schauen, wie ihr Leben jetzt mit Grenzen aussieht.

6.00 Uhr

Der Alarm schrillte. Sandra langte hinüber und schaltete ihn aus. Ich wette, ich könnte auch ohne den Wecker auskommen, dachte sie. Ich bin schon seit fünf Minuten wach. Es war schon lange ein Traum von Sandra gewesen, nachts sieben oder acht Stunden schlafen zu können. Sie hatte das mit einer Familie immer für unrealistisch gehalten. Aber die Möglichkeit dazu hatte sich erst allmählich ergeben. Die Kinder gingen jetzt früher ins Bett, seitdem sie und Walter angefangen hatten, bei ihnen bessere Zeitlimits zu setzen. Walter und sie hatten sogar abends ein wenig Zeit miteinander, bevor sie ins Bett gingen.

Ihr gewünschtes Schlafpensum war jedoch nicht ohne einen Preis erreicht worden. So wie neulich abends, als Sandras Mutter wieder einer ihrer unerwarteten Besuche machte. Dieses Mal erschien sie, als Sandra an einem Erdkundeprojekt mit Todd arbeiten musste. Sandra war selten etwas so schwer gefallen, als sie doch sagte: »Mutter, ich würde mich gerne mit dir unterhalten. Aber jetzt ist wirklich eine schlechte Zeit. Ich bin gerade dabei, Todd bei seinem Erdkundeprojekt zu helfen, und er braucht meine ganze Aufmerksamkeit. Wenn du möchtest, kannst du hereinkommen und zuschauen, oder ich rufe dich morgen an, und wir machen dann eine Zeit aus, um uns zu treffen.« Sandras Mutter hatte darauf nicht gut reagiert. Das Märtyrersyndrom hatte sich in seinem ganzen Ausmaß bemerkbar gemacht: »Es ist genauso, wie ich es mir immer gedacht habe, meine Liebe. Wer will schon mit einer einsamen alten Frau Zeit verbringen? Na ja, ich gehe halt nach Hause und bin alleine. Wie an jedem anderen Abend.« Es gab eine Zeit, zu der Sandra bei diesem meisterhaften Angriff dem Druck nachgegeben hätte. Aber Sandra hatte sich mit viel Unterstützung ihrer Selbsthilfegruppe genau überlegt, wie sie mit den unerwarteten Besuchen ihrer Mutter umgehen wollte. Und sie fühlte sich nicht mehr so schuldig. Mutter würde am nächsten Morgen wieder ganz in Ordnung sein – und Sandra würde einen guten Abend verbracht haben.

6.45 Uhr

Sandra schlüpfte in ihr neues Kleid. Es passte wie angegossen – zwei Größen kleiner, als sie noch vor ein paar Monaten getragen hatte. Danke Herr für meine neuen Eigengrenzen, betete sie. Ihr Diät- und Fitnessprogramm hatte endlich angefangen zu funktionieren, nicht, weil sie irgendwelche neuen Geheimnisse gelernt hatte, sondern weil sie erkannt hatte, dass es nicht egoistisch war, sich um ihren Körper zu kümmern. Sie hörte auf, darüber Schuldgefühle zu empfinden, dass sie Zeit von anderen Dingen abzweigte, um sich in Form zu bringen. Sie fühlte sich dadurch besser als Ehefrau, Mutter und Freundin. Und sie mochte sich selber besser leiden.

7.15 Uhr

Amy und Todd waren mit ihrem Frühstück fertig und stellten ihre Teller in die Geschirrspülmaschine. Es war inzwischen zu einer guten Gewohnheit für die ganze Familie geworden, im Haushalt mitzuhelfen. Zuerst hatten sich Walter und die Kinder gesträubt, aber dann hatte Sandra aufgehört, das Frühstück zu machen, bis sie bereit waren, ihr beim Aufräumen zu helfen. Das hatte Wunder gewirkt. Sie hatten eingesehen, dass sie nicht essen würden, wenn sie nicht arbeiteten.

Und noch befriedigender war es zu sehen, wie die Kinder rechtzeitig und in aller Ruhe zur Schule aus dem Haus gingen, sie waren sogar ein wenig früh dran. Betten gemacht. Hausaufgaben erledigt. Pausensnacks eingepackt. Unglaublich. Natürlich war der Weg dahin auch schwierig gewesen. Am Anfang hatte Sandra die Fahrer der Mitfahrgelegenheit für ihre Kinder bitten müssen, höchstens 60 Sekunden auf ihre Kinder zu warten und dann loszufahren. Und sie taten es. Als Amy und Todd ihre Fahrgelegenheit verpassten, hatten sie Sandra beschuldigt, sie verraten und gedemütigt zu haben: »Was mit uns passiert, ist dir egal!« Harte Worte für eine liebende Mutter, die versuchte, das Grenzensetzen zu erlernen.

Aber mit viel Gebet und der Unterstützung ihrer Selbsthilfegruppe hielt Sandra an ihren Grenzen fest. Nach ein paar Tagen, an denen die Kinder laufen mussten und zu spät in die Schule kamen, begannen sie, ihre eigenen Wecker zu stellen.

7.30 Uhr

Sandra beendete ihr Make-up vor ihrem Schminktisch. Nach so vielen Jahren des Schminkens im Autorückspiegel hatte sie sich immer noch nicht ganz daran gewöhnt. Aber sie genoss die Ruhe und ging dann ohne Hektik aus dem Haus.

8.45 Uhr

Sandra betrat den Konferenzraum von McAllister Enterprises, wo sie inzwischen als Chefin der Modedesign-Abteilung arbeitete (die Beförderung hatte sie wegen ihrer Effektivität als Menschenführer bekommen), und schaute auf die Uhr. Die Sitzung würde gleich anfangen – mit ihr als Gesprächsleiterin. Sie blickte sich im Zimmer um und bemerkte, dass drei wichtige Kollegen noch nicht da waren. Sie nahm sich vor, mit ihnen zu sprechen, vielleicht hatten sie Grenzenprobleme, bei denen sie ihnen sogar helfen konnte.

Sandra lächelte. Sie konnte sich an die Zeit erinnern, als sie selbst nur allzu froh gewesen wäre, wenn jemand ihr angeboten hätte, ihr bei ihren Problemen zu helfen. Danke, Herr, für eine Gemeinde, die eine biblische Sicht von Grenzen hat, betete sie. Und begann mit der Sitzung. Pünktlich.

11.59 Uhr

Sandras Telefon klingelte. Sie hob ab: »Sandra Phillips« – »Sandra, Gott sei Dank bist du da! Ich weiß nicht, was ich getan hätte, wenn du schon zu Mittag gegangen wärst!« Diese Stimme war nicht zu verkennen. Sie gehörte Luise. Es war inzwischen ungewöhnlich für Luise, anzurufen. Sie rief nicht mehr so oft an, seitdem Sandra begonnen hatte, das Ungleichgewicht in der Beziehung anzusprechen. Sie hatte bei einer Tasse Kaffee mit ihr darüber gesprochen: »Luise, es kommt mir so vor, dass du immer mit mir reden willst, wenn du Schwierigkeiten hast. Und das ist in Ordnung. Aber wenn ich Probleme habe, bist du entweder nicht greifbar, abgelenkt oder einfach uninteressiert.«

Luise hatte protestiert, dass das alles nicht stimme. »Ich bin dir eine wahre Freundin, Sandra«, sagte sie. »Das werden wir sicherlich herausfinden. Ich muss wissen, ob unsere Freundschaft darauf aufgebaut ist, was ich für dich tue – oder auf gegenseitiger Freundschaft. Und ich möchte, dass du weißt, dass ich ein paar Grenzen für uns setzen werde. Erstens werde ich nicht immer in der Lage sein, für dich alles fallenzulassen, Luise. Ich mag dich wirklich, aber ich kann einfach nicht eine solche Verantwortung für deinen Schmerz übernehmen. Und zweitens wird es Zeiten geben, wenn ich wirklich leide – und dann werde ich dich anrufen und dich um deine Unterstützung bitten. Ich weiß gar nicht, ob du mich und meine Probleme überhaupt kennst. Das ist etwas, was wir beide herausfinden müssen.«

In den folgenden Monaten hatte Sandra sehr viel über diese Freundschaft erfahren. Wenn sie Luise in einer ihrer chronischen Krisen nicht tröstete, zog sich Luise schmollend zurück. Wenn es Luise gutging, ignorierte sie Sandra. Luise rief niemals an, nur um zu erfahren, wie es Sandra ging. Und wenn Sandra mal Luise mit einem Problem anrief, wollte Luise nur über sich selber sprechen. Es war traurig herauszufinden, dass eine Freundschaft aus der Kinderzeit niemals wirklich zu einem reifen Miteinander geworden war. Luise konnte einfach nicht lange genug aus ihrer Egozentrik herauskommen, um Sandras Welt verstehen zu wollen. Aber zurück zu dem Anruf. Sandra antwortete: »Luise, ich bin froh, dass du angerufen hast. Aber ich bin auf dem Weg zur Tür hinaus. Kann ich dich später zurückrufen?«

»Aber ich muss jetzt mit dir reden«, schmollte Luise. »Luise, ruf mich später wieder an, wenn du möchtest. Ich sage dir ein paar bessere Zeiten durch.« Sie sagten sich auf Wiedersehen und legten auf. Vielleicht würde Luise zurückrufen, und vielleicht auch nicht. Wahrscheinlich waren Luises andere Freundinnen alle beschäftigt, und Sandra war einfach die nächste auf ihrer Liste gewesen. *Na ja, es tut mit leid, dass Luise mit mir nicht zufrieden gewesen ist, aber die Menschen waren mit Jesus wahrscheinlich auch nicht so zufrieden, als er sich zurückzog, um Zeit mit seinem Vater zu verbringen. Die Verantwortung für Luises Probleme zu übernehmen war der Versuch, etwas zu übernehmen, was Gott nie für mich vorgesehen hatte.* Mit diesem Gedanken ging sie zu Mittag.

16.00 Uhr

Sandras Nachmittag ging ziemlich ruhig vorüber. Sie verließ gerade ihr Büro auf dem Weg nach Hause, als ihr Assistent Frank sie ansprach. Ohne ihren Schritt zu verlangsamen, sagte Sandra zu ihm: »Hallo Frank – schreib mir eine Notiz, ja? Ich muss in 30 Sekunden im Auto sein.« Frustriert ging Frank, um eine Notiz zu schreiben.

Was für eine Veränderung in den letzten Monaten eingetreten war! Sandra hatte nicht erwartet, dass ihr Chef einmal zu ihrem Assistenten werden würde. Aber als sie angefangen hatte, in ihrem Job Grenzen zu setzen und Franks Nachlässigkeiten nicht immer wieder aufzufangen, hatte Franks Produktivität erheblich nachgelassen. Seine Unverantwortlichkeit und sein Mangel an Durchhaltevermögen waren offensichtlich geworden. Seine eigenen Vorgesetzten hatten zum ersten Mal bemerkt, dass das Problem bei ihm lag. Es war ihnen aufgefallen, dass Sandra die treibende Kraft in der Designabteilung war. Sie war diejenige, die dafür sorgte, dass die Dinge richtig liefen. Obwohl Frank sich den Erfolg für die Arbeit an die Brust heftete, hatte er ihr alles überlassen und sich den ganzen Tag am Telefon mit seinen Freunden unterhalten. Die Grenzen, die Sandra setzte, hatten ihre Aufgabe erfüllt: sie hatten seine Unverantwortlichkeit aufgedeckt. Sie hatten klargestellt, wo das eigentliche Problem lag. Und Frank hatte angefangen, sich zu verändern.

Zuerst war er zornig und verletzt gewesen. Er hatte gedroht, die Firma zu verlassen. Aber endlich hatten sich die Dinge etwas beruhigt. Und Frank hatte tatsächlich angefangen, etwas pünktlicher zu sein. Er begann, sich auf seine Arbeit zu konzentrieren. Die Tatsache, dass er rückversetzt wurde, hatte ihm die Augen dafür geöffnet, dass er versuchte, auf Kosten anderer durchs Leben zu kommen.

Sandra und Frank hatten immer noch Probleme miteinander. Er konnte von ihr nur schwer ein Nein akzeptieren. Und es war für Sandra belastend, seinen Groll zu ertragen. Aber sie würde niemals diese Probleme mit denen tauschen wollen, die sie in der Zeit vor diesen Grenzen gehabt hatte.

16.30 Uhr

Der Gesprächstermin mit Todds Lehrerin ging gut. Walter war auch gekommen. Das Wissen darum, dass er sie unterstützte, machte schon einen großen Unterschied. Aber viel wichtiger war es, dass die Grenzen-Arbeit, die Walter und Sandra zu Hause mit Todd leisteten, anfing, Früchte zu tragen. »Sandra«, sagte die Lehrerin, »ich muss zugeben, dass ich Todd unter großen Vorbehalten genommen habe, nachdem ich mit Janine, seiner Lehrerin in der dritten Klasse, gesprochen hatte. Aber ich habe eine sehr deutliche Verbesserung in seiner Fähigkeit, Grenzen zu akzeptieren, bemerkt.« Walter und Sandra lächelten sich an. »Glauben Sie mir«, sagte Walter, »es gab dafür keine Zauberformel. Todd hat es gehasst, seine Hausaufgaben zu machen, uns zu gehorchen und die Verantwortung für Aufgaben im Haushalt zu übernehmen. Aber scheinbar haben beständiges Lob und Konsequenzen geholfen.« Die Lehrerin stimmte dem zu: »Das haben sie wohl tatsächlich. Todd ist zwar kein Engel – er wird immer seine Meinung äußern –, und ich glaube, dass das gut ist für ein Kind. Aber es hat keine großen Probleme gegeben, ihn diesmal im Unterricht zum Mitmachen zu bewegen. Bis jetzt ist es ein gutes Halbjahr gewesen. Ich bin dankbar für Ihre elterliche Unterstützung.«

17.15 Uhr

Während sich Sandra durch den nachmittäglichen Berufsverkehr quälte, war sie erstaunlich dankbar dafür. Ich kann diese Zeit nutzen, um Gott für meine Familie und Freunde zu danken – und ein schönes Wochenende für uns zu planen.

18.30 Uhr

Amy kam auf die Minute genau ins Wohnzimmer. »Es ist Zeit für unser Mutter-Tochter-Gespräch, Mama«, sagte sie. »Komm mit raus.« Sie gingen zusammen aus dem Haus. Diese Spaziergänge zusammen vor dem Abendessen beinhalteten hauptsächlich, dass Sandra einfach zuhörte, wie Amy über Schule, Bücher und Freundinnen daherredete. Das war es, was sie schon immer mit ihrer Tochter hatte tun wollen. Der Spaziergang war immer zu kurz.

Es war nicht immer so gewesen. Sie hatten einen christlichen Therapeuten wegen Amys Verhalten aufgesucht, und der hatte festgestellt, dass Todds auffälliges Verhalten die Aufmerksamkeit der Familie ganz in Anspruch nahm. Amy war nicht »das quietschende Rad«, sodass sie viel weniger Zuwendung von Walter und Sandra erhielt. Sie hatte sich langsam in sich selbst zurückgezogen. Es war halt keiner in der Familie, der ihr etwas zu geben hatte. Ihre Welt hatte sich auf ihr Schlafzimmer beschränkt.

Walter und Sandra hatten das Problem gesehen und sich besonders bemüht, Amy zu ermutigen, über die Dinge zu sprechen, die sie beschäftigten – wenn es sich auch nicht um solche Krisen handelte, wie diejenigen, die mit Todd zu tun hatten. Nach und nach begann Amy, wie eine Blume in der Sonne aufzublühen und mit ihren Eltern wieder zu kommunizieren. Sie fing an, wieder wie ein junges Mädchen zu reagieren. Die Grenzen-Arbeit, die Sandra und Walter mit Todd leisteten, war auch ein Teil von Amys Heilungsprozess.

19.00 Uhr

Während des Abendessens klingelte das Telefon. Nach dem dritten Klingeln ging der Anrufbeantworter an und eine Stimme war zu hören: »Sandra, hier ist Phyllis von der Kirchengemeinde. Kannst du nächsten Monat bei dem Gemeindewochenende aushelfen?« Der Anrufbeantworter war ihre Rettung vor unterbrochenen Mahlzeiten gewesen. Die Familie hatte eine Grenze gesetzt, die hieß: Keine Telefonate bis nach dem Abendessen. Und ihre Zeit miteinander am Esstisch war dadurch sehr bereichert worden. Sandra würde Phyllis später zurückrufen und zu dieser Aufgabe Nein sagen. Walter und sie würden an dem Wochenende die Tage zusammen alleine verbringen. Das half ihnen, ihre Ehe frischzuhalten.

Sandra hatte anfangs interessanterweise ihre Teilnahme an vielen Gemeindeaktivitäten eingeschränkt, als sie begann, ihr chaotisches Leben zu sortieren. Jetzt fühlte sie sich aber immer mehr dazu hingezogen, sich mit dem Dienst an Ehepaaren zu befassen. Es ist wie trösten, wie ich getröstet worden bin, dachte sie bei sich. Aber es war ihr klar, dass sie wahrscheinlich nie so ausschließlich für Phyllis da sein würde, wie Phyllis sich das wünschte. Das war allerdings eine Sache zwischen Phyllis und Gott. Damit hatte Sandra nichts mehr zu tun.

19.45 Uhr

Walter und die Kinder räumten den Tisch ab. Sie wollten das Abendessen am nächsten Abend genausowenig ausfallen lassen wie das Frühstück!

21.30 Uhr

Die Kinder waren im Bett, ihre Hausaufgaben fertig. Sie hatten sogar etwas Zeit zum Spielen gehabt, bevor sie ins Bett mussten. Walter und Sandra setzten sich mit einer Tasse Kaffee zusammen hin und unterhielten sich über die Geschehnisse des Tages. Sie lachten über die kleinen

Missgeschicke, zeigten Mitgefühl für gegenseitiges Versagen, planten das Wochenende und sprachen über die Kinder. Sie schauten sich gegenseitig in die Augen und freuten sich aneinander. Ein Wunder. Und ein hart erarbeitetes. Sandra hatte selbst eine Therapie machen müssen und hatte sich einer Selbsthilfegruppe in ihrer Kirchengemeinde angeschlossen. Es hatte sehr lange gedauert, bis sie sich von der Einstellung lösen konnte, dass sie »Walter trotz seines Zorns lieben« musste. Sie hatte ihre Grenzen sehr viel mit sicheren Menschen üben müssen, bevor sie ihren Mann konfrontieren konnte.

Und es hatte ihr sehr viel Angst verursacht. Walter hatte nicht gewusst, was er mit einer Frau anfangen sollte, die zu ihm sagte: »Ich will, dass du weißt, dass es mich demütigt und verletzt, wenn du mich in der Öffentlichkeit so grausam kritisierst. Wenn du damit weitermachst, werde ich dich sofort konfrontieren. Und ich werde ein Taxi nehmen, um nach Hause zu kommen. Ich werde nicht länger für dich eine Lüge leben. Und ich werde mich ab jetzt schützen.« Hier war plötzlich eine Ehefrau, die nicht länger die Verantwortung für die Wutausbrüche und den Entzug ihre Mannes übernehmen würde. Eine, die sagte: »Wenn du dich mit mir nicht über dein Unglücklichsein unterhalten willst, werde ich nicht versuchen, dich dazu zu zwingen. Solltest du doch reden wollen, werde ich bei ein paar von meinen Freunden sein.« Das war für Walter eine schwere Umstellung gewesen, denn er war es gewohnt, dass Sandra versuchte, ihn zum Reden zu bringen, ihn beruhigte und sich dafür entschuldigte, dass sie nicht perfekt war.

Hier war plötzlich eine Frau, die ihn konfrontierte: »Du bist, was das Zusammensein betrifft, meine erste Wahl. Ich liebe dich, und ich würde dich gerne zur Nummer eins in meinem Herzen machen. Aber wenn du keine Zeit zusammen mit mir verbringen willst, werde ich sie lieber mit meiner Gruppe, meinen Freundinnen in der Gemeinde oder mit den Kindern verbringen. Ich werde nicht mehr im Wohnzimmer sitzen und dir beim Fernsehen zuschauen. Hole dir in Zukunft deine eigenen Knabbereien.« Er hatte gedroht. Er hatte geschmollt. Er hatte sich ihr entzogen. Aber Sandra war dabei geblieben. Mit der Hilfe Gottes, ihrer Selbsthilfegruppe und ihres Therapeuten hatte sie seinen Drohungen widerstanden. Er musste erleben, wie es war, wenn Sandra nicht immer für ihn da war.

Und er fing an, sie zu vermissen. Zum ersten Mal wurde Walter seine Abhängigkeit von Sandra bewusst. Wie sehr er sie brauchte.

Wieviel Spaß es machte, mit ihr zusammen zu sein. Er fing nach und nach an, sich neu in seine Frau zu verlieben – diesmal in eine Frau mit Grenzen. Sie hatte sich auch verändert. Sandra hörte damit auf, für Walter das Opfer zu spielen. Sie bemerkte, dass sie weniger die Schuld auf ihn schob. Sie hegte weniger Groll. Ihre Grenzen halfen ihr, ein erfülltes Leben zu entwickeln, sodass sie einen perfekten Mann nicht mehr brauchte. Nein, es war keine ideale Ehe. Aber sie war jetzt viel fester, mehr wie ein Anker im Sturm. Sie waren mehr zu einem Team geworden, mit gemeinsamer Liebe und gemeinsamer Verantwortung. Sie hatten keine Angst vor Konflikten, sie vergaben einander eher ihre Fehler und respektierten ihre Grenzen.

22.15 Uhr

Als sie an Walter gekuschelt im Bett lag, dachte Sandra über die Grenzen-Arbeit der letzten Monate nach. Sie fühlte sich geborgen und dankbar für die zweite Chance, die Gott ihr gegeben hatte. Eine Bibelstelle fiel ihr ein, eine, die sie schon oft gelesen hatte und gut kannte. Es waren die Worte Jesu in der Bergpredigt: »Selig sind, die da geistlich arm sind; denn ihrer ist das Himmelreich. Selig sind, die da Leid tragen; denn sie sollen getröstet werden. Selig sind die Sanftmütigen; denn sie werden das Erdreich besitzen« (Mt 5,3-5).

Ich werde immer geistlich arm sein, dachte sie. Aber meine Grenzen werden mir helfen, die Zeit zu finden, das Himmelreich zu empfangen. Ich werde die Verluste, die ich im Leben erleide, immer betrauern. Aber Grenzen zu setzen hilft mir den Trost zu finden, den ich von Gott und anderen brauche. Ich werde immer sanftmütig sein. Aber eine eigenständige Person zu sein hilft mir, den Mut zu finden, das Erdreich zu besitzen. Danke, Gott. Danke für die Hoffnung, die du mir gegeben hast, und dafür, dass du mich und meine Lieben auf deinen Weg mitnimmst.

Es ist unser Gebet, dass Ihre biblischen Grenzen Sie in ein Leben der Liebe, der Freiheit, der Verantwortung und des Dienstes führen werden.

Henry Cloud, Ph.D.
John Townsend, Ph.D.